The Fix

How addiction is invading
our lives and taking over your world

依存症ビジネス

「廃人」製造社会の真実

デイミアン・トンプソン 著
Damian Thompson

中里京子 訳
Kyoko Nakazato

ダイヤモンド社

THE FIX
by
Damian Thompson

This edition published by arrangement with HarperCollins Publishers Ltd, London
through Tuttle-Mori Agency, Inc., Tokyo

依存症ビジネス

目次

第1章 社会は私たちを「廃人」にしたがっている

――iPhoneいじりと甘すぎるスイーツに見る病みつきビジネス

第2章 依存症は本当に〝病気〟なのか？

――環境次第でだれもが「依存者」になりうる社会

第3章 なぜ自分を破滅に導く習慣をやめられないのか?

――病みつきビジネスが利用している脳の仕組み

第4章 お買い物とヘロインとお酒の共通点とは？
――自由市場と依存の関係は18世紀ロンドンで始まった

第5章 スイーツはもはやコカインだ！
——スタバの「フラペチーノ」に仕込まれた巧妙な戦略

第6章 どこに行っても安く、大量に酒が手に入る世界で
——社会をアルコール漬けにするメーカーと販売網

第9章 「無料ポルノ革命」の衝撃

――最新テクノロジーを最大限に活かす無秩序な業界とその餌食たち

第10章 われらを誘惑から救いたまえ
――依存の「解毒」ですら商売になる時代で

第1章

社会は私たちを「廃人」にしたがっている

――iPhoneいじりと甘すぎるスイーツに見る病みつきビジネス

カップケーキ、iPhone、鎮痛剤――21世紀をむしばむ「3種の欲望」

21世紀のカップケーキ、それは驚くべき代物だ。たっぷりかけられた砂糖衣やバタークリームの重たい層の下で、素朴なスポンジの土台がうめき声をあげている。それは子どものバースデーケーキに似せて作られたもの。たしかに「誕生日」は、近所のしゃれたベーカリーにいそいそと出かけ、カップケーキを大箱に詰め込んで買ってくるには格好の口実だ。

カップケーキのレトロな魅力は、糖分や脂肪分のとりすぎといった懸念を押しやってくれる。「お母さんの味！」――広告はそう謳《うた》う。たとえお母さんにカップケーキを焼いてもらったことがなくても、お利口さんぶったパステルカラーの砂糖衣を見れば、ひと口食べたとたんに幼い頃の思い出に浸れるような気がしてくる。そんな食べ物が、ジャンクフードのはずがない……そうだろう？

お次は、現代の暮らしのどこにでも顔を出すもう1つの製品、iPhone。もともと、クールさを顕示する自意識過剰なガジェットだったiPhoneも、アップル社の天才的マーケティングのおかげで、今では車の鍵と同じぐらいありふれたものになってしまった。

無数とも思われるiPhoneの所有者は、大量のアプリを使っている。その機能は、GPSを利用した位置情報から、時間を浪費することがわかっていてもどうしてもやってしまうゲームまで、多種多様。iPhoneにそなわっている機能は、携帯電話に必要なものをはるかに超えている。

だとすれば、アップルがつい先日発売した新製品に買い替える必要などないだろう……それとも？
そして、バイコディンがある。アメリカでもっともよく処方されている鎮痛剤。というより、アメリカでもっともよく処方されているお薬だ。２０１０年に発行された、バイコディンの処方箋は１億３０００万枚。そして同じ年、バイコディンが属す麻薬性鎮痛薬のクラス用に発行された処方箋は、合計２億４４００万枚におよんだ。[1]

バイコディンは強い薬だ。ヒドロコドン（習慣性のあるアヘン類縁物質《オピオイド》）とパラセタモール（習慣性はないが、多量に摂取すると肝機能障害を引きおこす）という2種類の鎮痛剤が配合されている。この薬のそもそもの目的は、病院の待合室で悲鳴をあげてしまうほどの激痛、つまり、ぎっくり腰や、虫歯が巣くった親知らず、末期癌といった症状がもたらす耐えがたい痛みの緩和だ。

こうした薬をこれほど大量に飲んでいるとすれば、アメリカ人たちは、ひどい痛みにさいなまれているに違いない。いやそれとも、何百万人ものアメリカ人たちは、たいして悪いところもないのに、バイコディンがもたらしてくれる、心地よくてうっとりするような幸福感なしには、すませられなくなってしまったのだろうか？

カップケーキとスマートフォンと一般的な鎮痛薬。まったく無害に見えるこれら3種の製品は、職場のデスクの上に置きっぱなしにしても、だれも眉をひそめたりはしない（カップケーキは食べられてしまうかもしれないが）。3つすべてを一度に利用することだってわけない。スマホでメッセージをチェックしながら、腰の痛みを抑えるためにバイコディンをコーヒーで流し込み、おいしいカップケーキのトッピングをつまめばいいのだ。

しかし、この3種類のありふれた製品は、どれもやっかいな問題をもたらす可能性がある。というのも、これらは、依存的行動、それも無防備になっているときに、こっそり忍びよってくるような依存的行動を強めかねない欲望の対象であるからだ。これが本書のテーマである。これから見ていくのは、たとえその事実に気づいていなくても、そして完全に依存症に陥ることがないとしても、いよいよ私たちの多くが何らかの形の依存的行動に引き込まれつつある社会環境だ。

現時点ではまださほど顕著にはなっていないものの、21世紀初頭の社会に生じたもっとも影響力のあるトレンドとは、**気分を向上させたいときはいつでも、自分に報酬、すなわち「ごほうび」を与えるという習慣がますます強まったこと**だ。

あともう1個食べようと、オーガニック・チョコレートに手を伸ばすとき、あともう1回だけ、仕事に出かける前にモバイルゲームの「アングリーバード」で遊ぼうとするとき、あるいは、こっそりブックマークしたポルノサイトに新着コンテンツがアップされていないかどうかチェックするとき、その行動は依存症に陥っている者のそれによく似ている。当の行動は、無害のものもあれば恥ずべきものもあるが、いずれにしても、人間にそなわる依存傾向を強めるものであることには変わりない。

この傾向が人間にそなわっているわけは、そもそも人間の脳が、即座に手に入る短期的な報酬を求めるように進化してきたからだ。私たちの祖先は、高エネルギーの果実をその場でむさぼり食ったり、性的刺激にすぐ反応したりしなければならなかった。そうしていなければ、あなたも私も、今、この世にはいないだろう。

問題は、もはや身体的にも必要としておらず、種としての存続にも何の意味もないような報酬に満ちた環境を、私たちが築いてしまったことにある。たとえ必要のないものであっても、そういったものは報酬であるため——つまり、脳の中で期待感と快楽といった特定の感情を引きおこすため——私たちはつい手を伸ばさずにはいられない。

言いかえれば、私たちは「**すぐに気分をよくしてくれるもの＝フィックス**」に手を出してしまうのだ。

「フィックス」という言葉を聞くと、哀れな依存者の姿が目に浮かぶ。薬物依存者が薬物を「フィックス」と呼ぶ理由は、お気に入りの薬物を摂取すれば、一時的に「修理《フィックス》」されたような気分になるからだ。それは不思議でもなんでもない。大量の薬物にさらされた依存者は、化学的報酬に頻繁に依存するようになり、その脳は、化学物質が至福感をもたらしてくれる瞬間を待ちのぞんで過敏な警戒状態に陥る。しかし、いったん耐性ができてしまうと、薬物は至福感をもたらすよりも、ただ不安感と身体的不快感を忘れさせ、心身を正常な状態に戻してくれるものにすぎなくなるのだ。

この点までは、だれもが同意しており、異論を唱える者はいない。だが、依存症の専門家はさらに先に進む。依存者の脳は、そうでない人の脳とはもともと違うと言うのだ。依存者は「依存症という病気」によって、報酬を追いもとめるように強いられている、と。

本書は、この説に真っ向から対立する。つまり、もし、あなたがチョコレート・クッキーを吐きたくなるまで食べつづけるとすれば、それは、ヘロイン依存者を過剰摂取に導く行為のマイルド・バージョンにふけっているのと同じなのである。もちろん私は、この2つの状況がまったく同じものだと言っているわけではない。この2つの状況は、「依存」という、だれもが陥りかねないスペクトル――軽いものから重いものまで、境目なくつながっている連続体――の異なる点に位置している、と示唆しているだけだ。

さらに、より重大なのは、私たちの多くが今、このスペクトルの危険なほうの端に引きよせられているという事実である。それを駆りたてているのが、私たち人間のもっとも根本的な本能――欲望――を刺激するテクノロジーと社会の変化だ。

現代ほど、自分の気分を変えてくれそうに見える魅力的な物や経験がこんなにも多量に手に入る時代はない。「物や経験」という言葉は曖昧に響くかもしれないが、それこそが肝心な点だ。依存症が物質の乱用に限られたことは今まで一度もなかった。今日では私たちがハマりかねない新たな「物」や「プロセス」や「関係」が、毎週のように、テクノロジーを介して届けられている。

たとえば、今、私たちの「フィックス」は、フェイスブックやツイッターといった、友人の輪を操作できるソーシャルネットワークによってもたらされることがよくある。まるでｉＰｈｏｎｅのアプリでもあるかのように、人々を「インストール」したり「削除」したりするのは、気分を変えることができるこずるい手段だ（もちろん、自分が削除されたときに思いきり腹が立つのは言うまでもないが）。これはモノを消費するのと同じ経験である。

依存症について語る際には、たとえそれが取るに足らないことであっても、あるいは命に関わるたぐいの問題であっても、「欲望」というコンセプトが、「快楽」のコンセプトと同じぐらい重要になる。というより、たいていの場合、欲望は快楽より重要だ。なぜかと言うと、フィックスを手にすることへの期待感は、フィックスを消費した瞬間に得られる満足感に勝るからだ。消費したあとは、期待したほどではなかったという感覚がよく生まれ、そう感じると、心の中で子どもじみた怒りが爆発することがある。フィックスは私たちを幼児化する。ゆえに私たちは子どもたちと同じように、常に——そしてやっかいなことに——もっともっと欲しいと求めつづけるのである。信じてほしい。私は自らの経験に基づいて話しているのだから。

依存症の私と、健全な彼らのあいだに差はあるのか？

私は、長いあいだ依存症に陥っていた。18歳から32歳まで、哀れにもアルコールのとりこになっていたのだ。だが、その事実を認めるのは——つまり、友人や同僚のほとんどから愛想をつかされるほどにまで酩酊《めいてい》することに喜びを感じ、それに取りつかれていると気づくまでには——長い年月がかかった。主治医によると、私は今でも依存症に陥っているという。これほどの年月、酒をひと口することさえ避けてきても、なおそんなレッテルが貼られるというのは嬉しいことではない。

しかし、そう言われる、もっともな理由がある。酒を断ってからというもの、何かに依存したいという私の欲望の対象は、ある物、人、経験から、別の物、人、経験へと、次々に移りかわってきたからだ。低濃度のオピオイドであるコデインを含む頭痛薬「ニューロフェン・プラス」を飲むときには、コデインがもたらすささいな高揚感を期待せずにはいられない。日用雑貨店のお菓子の棚の前では、10分間も、取りつかれたように商品をじっと見つづけてしまう。ＣＤを買い込む癖には、破産寸前にまで追い込まれた。飲酒癖に比べれば、どれも取るに足らない問題だが、そういった刺激に対する私の過剰反応は、とてもじゃないがふつうであるとは言いがたい。

おそらく、**依存症の最たる特徴は、徐々に「人」を「物」に置きかえていくことだろう。**この言葉は一見シンプルだが、実はすばらしい洞察である。と言っても、私が考えついたわけではなく、ベストセラー『アディクティブ・パーソナリティー』（邦訳は『「やめられない心」依存症の正体』講談社、２０１２年）の著者、クレイグ・ナッケンの言葉だ。依存症に陥った人は、もっとも親密な一次的関係を、人とではなく物と築くと彼は主張する。

ナッケンは言う。「ふつう私たちは、自分の楽しみのために、そして暮らしを楽にするために、物を利用している。しかし、依存症に陥った人は、こうした物への接し方を、徐々に人との関わりにも当てはめていく。つまり、人も単なる物であるとみなして、自分のために利用しようとしはじめるのだ」

情緒的満足感を得るつもりの行為が、孤立をもたらしてしまう。なぜだろう？　その答えはこうだ。依存者は、フィックスを手に入れるのにどれほど役立つかという観点から、人を判断するようになる。そしてついには、あらゆる人に失望する段階がやってくる。こうして依存者は、物は人より頼りになるという結論に達するのだ。物は何かを要求したりしない。ニーズがあるわけでもない。「物との関係においては、依存者は常に主導権を握ることができる」とナッケンは言う。(2)

この言葉を初めて目にしたとき、私は思いあたる節があって、ぞっとした。だがそれは、単に自分自身の行動が頭に思い浮かんだからでも、社会が便宜的に「依存者」というレッテルを貼っている人々の行動に思いがおよんだからでもない。こう言うと厚かましく聞こえるかもしれないが、ここ10年ほど、私は友人や同僚（そのほとんどは、私などよりずっと健全な精神状態にいた者たちだ）が、ナッケンの説くプロセスの兆候を示しはじめたことに、たびたび驚かされてきていたのだ。ライフスタイルの付属物だったものが、そういった人々に強力な影響力をおよぼすようになり、人との関わりを損ない、執着心を育て、オフィスでは会話を独占するようになっていることに。

では、私の周囲の人々は依存者になりつつあるのだろうか？　この疑問に答えるのは簡単ではない。「依存者」という言葉には、さまざまな含みがあるからだ。かつての私のように、明らかに問題がコントロールできなくなってしまった人を指すには都合がいいが、それでもこの言葉は慎重に使う必要がある。なぜならそれには、依存は「病気」であるという誤解を招く響きがあるだけでなく、「依存者」と「非依存者」のあいだに、はっきりとした境界線があるかのように思わせるからだ。これは事実ではない。私の経験から言うと、依存症とは、たまたま身に降りかかるものではなく、自らの意志で――自分自身や他人に対して――自発的にすることだ。癌になるようなこととは違う。

依存症のコンセプトは、明白に観察できる行動を見ると、理解しやすくなる。つまり、「フィックス」を求める行動と、その結果について考えてみるのだ。およそどんな人でも、依存的な行動にふける可能性はある。だが、なかには、そういった行動に他人より陥りやすい人がいる。その理由を、科学はまだ完全に解明できていない。

ちょうどいい。科学的な知見については、本書の冒頭というこの時点で片づけてしまおう。過去数十年にわたり、依存者に自滅的な生き方をさせるのは、脳と育ち方のどちらなのかということについて、無数とも思われる科学研究が行われてきた。しかし、そうした試みは、ことごとく失敗に終わっている。

何かに病みつきになることから完全に免れられる人などいない。家系に依存症の傾向があれば、そのリスクは高くなる。同様に、衝動的な性格なら――つまり心理テストの「衝動性」スコアが高ければ――何か衝動的なことをやらかす傾向が強い。たとえば、新しい薬物を試したくなったり、車に飛び乗る前に、致命的な最後の1杯のウィスキーをあおったりしてしまう。実際、さまざまな依存症を指す流行《はや》りの用語は「衝動調節障害」だ。[3]

だが、私にとってこれらの所見は、科学的発見における「言われなくても知ってるよ《ノーシット、シャーロック》」カテゴリーに属すものでしかない。驚かされるようなことは、何も伝えていないからだ。現在のコンセンサスは「依存症は遺伝と環境の産物らしい」というもの。言いかえれば、この分野における「氏と育ち」の問題は、他の分野においてと同じように、これっぽっちも解明に近づいてなどいないのである。

もう一度言おう。私たちは、みなリスクを背負っている。だからこそ、**本書の内容は、だれにでも当てはまる**ものなのだ――コカインを鼻から吸い込むヘッジファンドのマネージャーや、過食症の受付嬢、そしてオンラインゲーム「ワールド オブ ウォークラフト」に熱中して「存在しなくなってしまった父親」といった人たちだけの問題ではないのだ。

脳の「ストップ&ゴー」システムを狂わせるテクノロジー

心理学者は、依存症という言葉を複数形で語る。人々を誘惑する衝動は数多く、その種類も多岐にわたると承知しているからだ。こうした行動に共通して見られるのは、人を物や出来事で置きかえてしまうこと。このような癖は、ある程度までは、だれにでも生じる可能性がある。一方、私たちが依存者と呼ぶのは、自分や他人に害を与えるとわかっていても、そんな癖を手放せない、あるいは手放そうとはしない人たちだ。ここでもこの定義はかなり緩く、細部がぼやけている感は否めない。だが、気にするのはよそう。そもそも依存症は、明確には定義しにくい現象なのだから。

とはいえ私は、依存的な行動が脳に重要な影響をおよぼすことはない、と言っているわけではない。影響はたしかにおよぶ。実際、そうした影響の一部は、脳のおそろしく複雑な報酬回路が過剰に刺激されることを通して説明できる。

人間の脳内では、一部の科学者が「ストップ&ゴー・インパルスの制御」と呼ぶ機能を、それぞれ異なる部位が司っている。生存のチャンスを高めるために「できる限り消費せよ」と命じるのは、より原始的な脳の部位——他の動物も持っている部位——だ。つまり、この部位は「やりなさい《ゴー》」という指示を出す。一方、もっと発達した脳の部位——人間以外の動物にはない、論理的思考ができる部位——は、自分に害を与えるほど私たちが何かを大量に摂取しているときに「やめなさい《ストップ》」という標識を掲げる。典型的な依存者は、自分や他人に多大な犠牲を強いているにもかかわらず、

「ストップ」の標識を無視しつづける。こうした人は、たとえ結果がどうなろうとも、即座の満足感を手にせずにはいられない。それどころか、たとえ肝心の満足感が得られないときでも、依存的な行為にふけるために、あらゆるチャンスをものにしようとする。この不可解なパラドックスについては改めて取りあげることにしよう。

この「ストップ＆ゴー」というたとえは、フィックスのいやます魅力を理解するのに好都合だ。

このテクノロジーが発達して収斂《しゅうれん》するにつれ、フィックスが消費者の手もとに届く時間も速くなる。同じく速まるのは**期待感**だ。私たちは今や、生活の質を向上させてくれる物でひしめく世界に暮らしているが、こうした物は、より速くより効果的な報酬をもたらしてくれる期待を抱かせる。まるで製造ラインが吐きだすあらゆる製品に「ゴー」という印が焼きつけられているかのようだ。

誘惑は、思いがけないところから顔をのぞかせる。40年前に、ある電子事務機器――パソコン――が、それで遊ぶために余暇（と収入）の大部分を注ぎ込むほど魅力的なものに変身することや、電話機を改良したものが、世界的な興奮を呼びおこすことになるなど、だれに想像できただろう。

人々の好みの変化は、偶然に生じるものではない。ご近所のスターバックスのマネージャーが、ある朝目覚めて「お客様に午後を楽しんでいただく方法がわかったぞ――氷を砕いて混ぜたカプチーノを作ればいいんだ！」などと思いついたわけではないのだ。のちに見ていくように、フラペチーノは、あるビジネスの課題を解決するために、スターバックスがフードテクノロジーを駆使して生みだした産物である。その結果、何十万人もの〝スタバ〟の客が（私も含めて）、それまでなくてもまったく問題なかったものに、ほぼ強迫的に傾倒するはめに陥ってしまった。

見直される依存症、拡大する依存症

テクノロジーの変化がこれほど速くなったために、依存症のコンセプトも見直しを迫られている。典型的な依存者の姿は、人類の文化史を紐解けば明らかとなる。そうした姿の一端は、何世紀も前から描かれているのだ。

たとえば、18世紀に活躍したイギリスの風刺画家ウィリアム・ホガースが『ジン横丁』で描いた、階段から赤ん坊を取りおとす、にやにや笑いの酔っぱらい女。「炎の水」に取りつかれたアメリカ先住民。アヘン窟で壁にもたれる、うつろな目をした中国人船乗り。注射針に囲まれて震えのとまらない、路地裏にいる麻薬中毒者《ジャンキー》。都会に暮らす者にとっては、泥酔した者や病的に肥満した人の姿も、おなじみの光景だろう。自分をコントロールできなくなった、そういう人々のグロテスクな姿には、思わず目をそむけたくなる。

これらは強烈なイメージだ。が、そういったものに気をとられると、自分たちは無傷だ、という危険な感覚を抱いてしまう。つまり、私たちがフィックス——一時的に気分をよくしてくれると同時に、私たちを伝統的な人間関係から微妙に遠ざけるもの——を自己投与したい欲求を抱えているという事実を見過ごしてしまうことになるのだ。

フィックスは、ありとあらゆる形をとる。当然のことに、一部の薬物は脳の化学反応をもてあそぶ。紙幣を丸めて筒にし、それを鼻に突っこんだ者には、自分は今、気分を向上させてくれる薬物の効果を経験しようとしていることがよくわかっている（麻薬ディーラーに金をふんだくられたあとでなければだが）。ウィスキーをボトルからちびちび飲んでいる者も同じだ。一方、テレビでサッカーを観戦しながらダイジェスティブ・チョコレートクッキーの箱を空にする太っちょの若者は、その食習慣によって、自分の脳が糖分に対して異常に敏感になってしまっていることなど疑ってもいない。彼にわかっているのは、一度箱の封を切ったら、中身が空になるということだけだ。精糖と植物性油脂を口いっぱいに頬ばる癖は、依存スペクトルの無害なほうの端に近いかもしれない。それでも、50歳になったときに心臓発作を起こして集中治療室送りになるにはじゅうぶんかもしれないのだ。

もっとも不可解な依存症は、物質が関係していない種類のものだ。ギャンブルは、明らかにその代表格だろう。賭け事が、強い酒と同じくらい家族を引き裂くことは、何百年も前からよく知られている。こういった非物質依存は、研究者のあいだでは「過程への依存」と呼ばれ、今では、食べたり、飲んだり、吸ったり、注射したりしないものも、薬物とほぼ同じように脳の作用を妨げることがわかっている。そして、これほど多くの電子的娯楽――とりわけコンピューターゲームとオンラインのポルノ――が、ユーザーをできるだけ病みつきにするように仕組まれている今日、そういったものが脳の正常な働きを阻害する危険性は急激に増している。

とまどうばかりに多彩な経験を消費者に提供する現在の世界市場。そういった経験は、喜ばしいものであると同時に危険をはらんでいる。これまで病みつきになるとはみなされていなかった製品や経験――というより、つい最近まで存在すらしていなかった製品や経験――が、常に改良されつづけ、市場に投入されているのだ。

さらに、これから見ていくように、企業は、昔ながらの陶酔感をもたらす製品の消費を、新たな消費パターンを世に広めることによって加熱させる方法を身につけた。その鮮やかな例が、気晴らしのために短時間に大量の酒を飲み、どんちゃん騒ぎを繰りひろげる「ビンジ・ドリンキング」である。とりわけ、女性のあいだでの広がりはすさまじい。人は昔からずっと酔っぱらってきたし、一部の者は友人との暴飲を常に楽しんできた。しかし、大量飲酒が日常的な行動になるなどということは、だれも予想だにしていなかった。ごくふつうに飲酒をたしなんでいた、酒の問題のまったくなかった人が、今では1日の終わりを、酒の力におぼれて、混乱と無力の中で過ごそうとする。そして、これは正常な行為であると世間からみなされているのだ。

もちろん、こういった消費形態の変化に、だれもがみな同じように脅かされている、というふりをするのは愚かなことだ。それでも、社会全体が、快楽を与える脳内物質の流れを操作する新たな方法を学びつつあるという実態には、懸念を抱いてしかるべきである。

では、こうした事実を念頭に置いて、ふたたび、ケーキと電話と薬について見ていくことにしよう。

砂糖まみれのカップケーキと過食症

1996年。マンハッタンのウェスト・ヴィレッジに、「マグノリア・ベーカリー」という小さな店がオープンした。同店の売り物である昔ながらのケーキやパイは、マグロのカルパッチョよりカロリーが高い食べ物などいっさい口にしないふりをしたがるすました女性たちのあいだで、うしろめたい密やかな喜びとしてたちまち人気を博すことになった。そして、2000年。マグノリアはテレビドラマ『セックス・アンド・ザ・シティ』のエピソードで取りあげられる。それは、アメリカのカップケーキ熱に火がついた瞬間だった。

このエピソードでは、メインキャラクターのキャリーとミランダが、マグノリア・ベーカリーの前の椅子に座っている姿が映しだされる。そして、サラ・ジェシカ・パーカー演じるキャリーが友人のミランダに、「わたし今、夢中なの」と告白する。その対象がエイダンという名の男性であることはすぐにわかるのだが、パーカーがバラ色のカップケーキを口に運ぶ姿を見れば、彼女が夢中になっているのは砂糖衣のことだと勘違いしても無理はない。とはいえ、スローモーションで見ると、その行為には、いささかぞっとさせられる。実を言うと、マグノリアのカップケーキを「エレガントに」食べる方法などないのだ。だからこそ、蛍光色の砂糖の塊が顎を伝ってぼそぼそこぼれ落ちるとき、客は照れ隠しの笑みを浮かべるのだろう。

「キャリーが最初のひと口を食べたとき、彼女は私の近所に歯型を残したんだわ」と、マグノリア・ベーカリーの向かい側に住むジャーナリストのエマ・フォレストは言う。「あのエピソードが放映されてからすぐ観光客が押し寄せるようになり、マグノリアは、キャリーたちのお気に入りのたまり場で写真を撮りたい客に、撮影料を要求するようになったの。観光客といっしょにやってきたのはドブネズミ。私のアパートメントの前のごみ箱が、食べ残したカップケーキで溢れかえるようになったから……。この驚くべき幸運に乗じて、マグノリアは営業時間を変え、夏じゅう、深夜0時まで店を開けつづけたわ。敷地の裏まで続くようになった行列が立てるやじや大声で、毎晩眠れなかったものよ」(4)

２００６年から２００７年にかけて、私は、当時『デイリー・テレグラフ』紙のニューヨーク特派員を務めていた友人のハリー・マウントを訪ね、ウェスト・ヴィレッジでかなりの時間を過ごした。当時『セックス・アンド・ザ・シティ』の放映はすでに終わっていたが、カップケーキ熱は一時の流行を通りこして本流になっていた。マグノリアによく似たベーカリーが、雨後の筍のようにアメリカじゅうで生まれていたのだ。にもかかわらず、肌寒い秋の夕べにも、本家本元のマグノリア・ベーカリーの外には依然として行列ができていた。だが、並んでいる人は、観光客には見えなかった。「この近所に住む、棒みたいに細いファッションの犠牲者たちさ。彼女たちは、いくら食べても食べたりないんだ」とハリーは言った。それならなぜ、棒みたいに細いままでいられるんだろう。店の裏に駐車場でもあって、そこで吐いてでもいるんだろうか？

これはハリーと私だけの趣味の悪いジョークだった。だが、最近「カップケーキ」と「過食症」というキーワードでネット検索をしてみたところ、２人の子どものいる過食症の母親が書いた「駐車場で食べるカップケーキ」と題するブログ投稿が見つかった。この投稿はもう削除されてしまったようだが、カップケーキは、摂食障害に関する他の多くのブログにも頻繁に登場する。ある過食症の少女は、ボーイフレンドと喧嘩したあと、カップケーキを焼いて、その上にデコレーションで「ごめんなさい」と綴ったそうだ。そして「今そのカップケーキはどこにあると思う？　下水管の中を漂っているわ」と悲しげに書きそえていた[5]。

こうしたたぐいの出来事は珍しくない。摂食障害を専門に扱っている心理療法士のアビゲイル・ネイテンションは、カップケーキにまつわる、もう1つのホラーストーリーを明らかにする。「ある過食症の若い女性が、ものすごいストレスにさらされていたときに、セブン-イレブンに車で乗りつけ、カップケーキを3つ買いました。そのあと店の裏側の、暗くて人けのない路地に行って、気がふれたように3つのケーキを丸ごと口の中に押し込んだのです。彼女にとってのドカ食いは、店に車を乗りつけたときに始まり、カップケーキを吐いたところで完結したのでしょう」[6]

拒食症を肯定する、気がかりな「プロアナ」（プロ・アノレクシア）というサブカルチャーがある。このテーマに関するいくつかのウェブサイトでは、実際に絶食したり、「b／p」（ドカ食い《ビンジ》&吐きだし《パージ》）をしたりすることを読者の少女たちに勧めている。こういったサイトでしょっちゅう訊かれる質問は「カップケーキは簡単に吐ける？」だ。その答えは「アイスクリームほどじゃないけど、ダイエットコーラで流し込めば楽に吐けるよ」である。

「過食症患者のあいだでカップケーキの人気が高いのは、驚くまでもない」と言うのは、フードライターのザンシ・クレイだ。

カップケーキは、究極の見かけ倒しの食べ物よ。めかしこんで、10代の女の子のアイドルみたいに形づくられている。まさに少女たちの夢を食べ物で体現したものだわ。

憧れをかきたてることにおいて、セレブと張り合えるライバルがショッピングしかないようなゴシップ誌の世界では、カップケーキは、素朴な〝ヴィクトリア・スポンジケーキ〟とは違って、消費者へのアピール性が高い。摂食障害が、自分をコントロールするための必死の手段なのだとすれば、こうした人工的で完璧すぎるものを食べるのは、とりわけ満足がいく行為でしょう。何より、大量の糖分が渇望を癒し、低血糖症が引きおこされて、交感神経の活動を高めてくれる。スムーズでふわふわしていて脂っこい質感は、アイスクリームと同じように、吐くにはぴったりでしょうしね。

それに、これは私の偏見かもしれないけれど、カップケーキの究極的な虚しさ――栄養なしの高カロリー食品であることや、絶対に期待した味がしないことなど――は、過食症に悩む女性や男性の無力感の象徴になっているんだと思うの。

過食症の人たちの多くがカップケーキとのあいだに〝問題〟を抱えているのは事実だとしても、カップケーキを食べる圧倒的大多数のふつうの人は、それを吐きもどしたりはしない。とはいえ、カップケーキに取りつかれているという点は違わないようだ。「クラムズ」というカップケーキのチェーン店は、全米で展開する35店舗を通じて、毎月150万個のカップケーキを売りあげている。2011年の6月にはナスダックに上場を果たし、新規株式公開時の企業価値評価は5900万ドルに上った。市場アナリストたちは、中国などの新興市場に進出すれば、クラムズにはさらなる力強い成長が見込まれると予想している（訳注：ただし、2014年7月、営業停止した）。

「スプリンクルズ・カップケイクス」のフェイスブック・ページは、本書を執筆している時点で、

32万５０００人分もの「いいね！」を集めており（２０１４年6月時点では50万を超えている）、ヒステリックとも思われる熱意を込めてカップケーキの福音を布教している。(7)

ヴァレンタインデーには、「またやります！　スプリンクルズ各店で〝一噛みぼれ《ラヴ・アット・ファースト・バイト》〟とささやいた先着50名のお客様に、ラズベリー・チョコレートチップ・カップケーキを無料進呈いたします！」。

アメフト王座決定戦が行われるスーパーボールサンデーには、「ニューヨーク・ジャイアンツを応援していようが、ニューイングランド・ペイトリオッツを応援していようが、はたまたコマーシャルにチャンネルを合わせただけだろうが、スプリンクルズのスーパーボール・ボックスは、あらゆる観戦パーティーにタッチダウンを決めます。各ボックスには、レッドベルベット・カップケーキが6個とバニラ・カップケーキが6個入っており、砂糖でできたフットボール・デコレーションと、ごひいきチームの名前で飾られます。最後のひと箱をゲットする際にタックルされないよう、重々ご用心ください！」。

同社は、軍産複合体への侵入さえ果たした。「スプリンクルズは、焼きたてのカップケーキをペンタゴンにお届けできることにワクワクしています！　ペンタゴンにお勤めの方は、メイン・コンコースにある当店に、ぜひお立ちよりください……」

『フード&ワイン』誌の編集長、デイナ・コーウィンが２０１１年にロイターに語ったように、カップケーキの流行は回復力に富んでいる。「私はカップケーキの消滅を何度も何度も予言してきたわ。でも、ついに暗黒面に身を投じて、カップケーキの流行が弱まるようなことはない、と言うつもりよ」(8)。２０１１年8月23日に、ワシントンＤＣを地震が襲ったときには、「ジョージタウン・カップケイクス」から行列が消えたのを見て、地震が本当に起きたとわかった、とツイートした人がいた。

カップケーキの「虚しさ」が、カップケーキの魅力の一部になっている、というザンシ・クレイの言葉は本当だろうか？　圧倒的な糖分は、栄養士たちが〝無意味《エンプティ》なカロリー〟と呼ぶもので消費者を満たす。つまり栄養素はほとんどなく、無駄にカロリーだけが高いのだ。

ただそうは言っても、カップケーキに気分を変える力がないわけではない。糖分依存症の研究を率いたプリンストン大学の神経科学者、バート・ホーベルによると、糖分は、アヘンに似た天然の脳内物質「オピオイド」の産生を活性化させる。彼が行った研究では、糖分をむさぼり食ったラットは、糖分の供給が停止したときに離脱症状（薬などの摂取を減らす、もしくは断った際に生じる症状、いわゆる禁断症状）を示したそうだ。「私たちは、これこそ依存プロセスを解明するカギだと考えている。脳は、モルヒネやヘロインに依存するのと同じように、自ら生成するオピオイドに依存するようになる。薬物のほうが影響は強いが、本質的に同じプロセスであることには変わりない」とホーベルは言う(9)。

オピオイドの介在は、糖分が関わっていようがいまいが、過食症についても示唆されている。あなたにも、怪しいカレーを吐いたあとに、すばらしい安堵感に包まれた経験がないだろうか。気分がよくなったのは、単に食べたものを吐きだしたからではない。脳内の化学物質が天然の高揚感を引きおこしたのだ。粗野な言い方をすれば、過食症の人々は、吐くことからオーガズムを得ているのである。

アビゲイル・ネイテンションは次のように書いている。「過食症のサイクルは、幸福ホルモンである『エンドルフィン』を放出します。これは、脳内の化学物質であるオピオイドの一種で、このホルモンが放出されると、心身に麻痺感覚や陶酔感がみなぎります。皮肉なことに、この癒しの感覚はすぐに消えてしまい、あっという間に、不安感と、過食行動に対する罪悪感に置きかわってしまうのです」。もちろんここでも、当たり前の事実について念を押さなければならない。ほとんどの人々は、食べたものを吐くようなことはしないと。しかし、吐きやすい食物は、私たちの多くにとって、抗いにくい種類の食物でもあるのだ。なぜなら、それらには、陶酔感と欲求を増大させてくれる糖分、脂肪分、あるいは塩分が、大量に含まれているのだから。

都会に住む垢抜けた人が、ファストフードを口に詰めこむ「レッドネック（アメリカの無学な田舎者）」やイギリスの「チャヴ（低所得労働者階級を親に持つ不良少年少女）」をあざわらうのは簡単だ。そして、彼らが何らかの形の依存症に囚われていると見抜くのも簡単である――ただ彼らの胴回りを見ればいい。だが、朝の1杯のコーヒーといっしょにクランベリー・マフィンを注文するマーケティング担当重役も、自らを省みるべきではないだろうか。なぜ、朝食にケーキなんか食べているのか、と。

iPhone依存症――「病みつき」になるデザインとその被害者たち

じゃあ、iPhoneは？　この光沢を放つガジェットに対する私たちの恋愛感情を「依存症」

と呼ぶのは、ちょっと言いすぎではなかろうか？

だがスタンフォード大学の研究者たちによると、そうとも言いきれないようだ。というのは、2010年に200人の学生について調査を行ったところ、回答者の44パーセントまでもが、非常に、あるいは完璧に、スマートフォン中毒に陥っていると答えたからだ[10]。回答者の9パーセントは、子どもやペットをあやすように、愛情を込めてiPhoneをそっと叩くことがあると言い、また自分のiPodがiPhoneに「嫉妬している」と感じたことがある、と答えた学生も8パーセントに上った。アメリカのトップ大学の学生が自分のiPhoneについて語る言葉にしては、冗談にしても、いささか奇妙だ。

この調査はまた、学生たちのアイデンティティーや社会的なつながりの一部に、iPhoneが完全に組み込まれている実態も明らかにすることになった。iPhoneはもはや、大勢の人と瞬時につながることを可能にするだけのツールではない。独自のアイデンティティーまで手にしている──iPhoneは、愛情を込めて触れられ、保護され、慈しまれる対象なのだ。

こうした状況が生じる理由は、もしかしたら、デバイスの設計理念にあるのかもしれない。スマートフォンを使う際には、ほとんど強迫性障害かと思えるような反復的儀式を強いられる。iPhoneの初期設定から、毎週の同期と夜ごとの充電……。あなたがこの電話機と築く関係は、すでにお膳立てされているのだ。そしてiPhoneのバッテリーは1日たっぷりもつようにはできていないため──とりわけ、何時間もいじりつづけたり、ゲームをしたりしているときには──〝ピットストップ〟での充電が日課になる。喫茶店で電源を探すiPhoneユーザーの姿は、もはやおなじみの光景だろう。カフェインというフィックスを手にすると同時に、電話機にも燃料を補給しようというわけである。

オンラインのカルチャーマガジン『カーネル』の編集者、マイロ・ヤノポロスは、「ｉＰｈｏｎｅユーザーは、常に電池残量に関する不安を抱えて暮らしている」と言う。「ｉＰｈｏｎｅは、ある程度まで1日の過ごし方を決めてしまう。たとえば、ｉＰｈｏｎｅユーザーの多くは、6時間以内にオフィスに戻りたがる。バッテリーが切れてしまい、ＵＳＢケーブルを手に充電させてくれる場所を探しまわり、午後を切りぬけるために数分間充電させてくれ、と頼まなければならなくなる事態を避けるために」

人を物で置きかえるとは、まさにこのことだろう。２０１１年10月に発売されたｉＰｈｏｎｅの4Ｓバージョンに、「Ｓｉｒｉ（シリ）」という名の仮想アシスタント機能が搭載された。彼女は、音声の指示に反応して、ユーザーに音声で答えを返す。すでにかなり洗練されていて、ふつうの会話を交わすことさえ可能だ。Ｓｉｒｉに指示を出すと、彼女はコマンドを実行してくれたり、場合によっては、特定のデータをインターネットから探しだしてきてくれたりする。「カスタマイズできるインテリジェントな支援ソフトは、今や主流になりつつある。一般消費者向け家電製品の歴史において、これほど人間と機械の境目が曖昧になったことはない」とヤノポロスは言う。

前述したスタンフォード大学の調査で、回答者の4分の1までが、ｉＰｈｏｎｅは「危険なほど魅力的だ」と答えた事実は注目に値する。なぜなら、最初から、そう感じるように仕組まれているからだ。こういったデバイスのデザインは、すみずみまで計算しつくされている。アップルのユーザーに、自分のガジェットを擬人化してしまうというきまり悪い傾向が見られるとすれば、それは、アップルが人間の心と体における可能性を他のどの企業よりも徹底的に探っているからにほかならない。

たとえば、アップルのＭａｃＢｏｏｋ（マックブック）シリーズの魅力的な特徴の１つに、状態表示ランプがある。パソコンがスリープ状態になると、このランプが穏やかに点滅するのだ。初期のレビュアーは、このランプが持つ癒しの効果を褒めそやしたが、それを眺めることが、なぜそれほど癒しの感覚をもたらしてくれるのかについては突きとめられなかった。が、そののちアップルが「呼吸のリズムを模した」スリープ・モード表示ランプの特許を申請し、「心理的に魅力のある」ランプは、あらかじめ意図されたものであったことが判明した。

技術ブロガーのジェシー・ヤングが指摘するように、アップルのスリープ・モードのランプは睡眠中の呼吸ペースに合わせてあるが、デルのランプは、激しいエクササイズをしている最中の呼吸のペースに近い。「アップルをまねしようとする企業は数あるものの、どこもピントを外しているという事実は興味深い。これも、細部に徹底的にこだわりぬくアップルの姿勢を示す例の１つだ」とヤングは言う。[11]

アップルの元重役たちは、アメリカのテクノロジー・ブログに、カリフォルニア州クパティーノにあるアップル本社の企業文化に関する情報をしょっちゅうオフレコで流している。そんな者たちが口をそろえるのが、だれもが欲しがる製品を作りだすために傾ける同社の並々ならぬ努力だ。

アップルにはデザイン主導型の権力構造があり、インダストリアル・デザイングループ担当上級副社長のジョナサン・アイブが重役用会議室に姿を現すと、場は静まりかえり、畏れ多い雰囲気が漂うという。「アップルでは、マーケティングとデザインが、1つの規律のもとに融合している。製品をできる限り美しく、そして心をとらえるものにする――つまり病みつきになるものにする――ことは、製品戦略から研究開発までを含むあらゆることに優先する」とヤノポロスは言う。

アップルの目的は達成されている。極端な例だが、2010年に、台湾のある小学生が、IADという診断を下された。つまり「iPhone依存症（iPhone Addiction Disorder）」だ。「カーディナル・ティエン・ホスピタル（天主教耕莘醫院）」のツン・ツァイ・ヤン（楊聰財）医師によると、この少年の目は、昼夜を問わず、iPhoneの画面にくぎづけになっていたという。ついに「少年は、病院の精神科に入院させられた。iPhoneへの依存のせいで、日々の生活が完全に狂ってしまったから」だそうだ。[12]

なぜ新製品が出るたびにアップルストアに並ぶのか？

iPhone依存症が報告されたのと同じ、2010年のこと。ロンドンのコヴェントガーデンのアップルストアに私が足を運んだのは、同ストアがオープンした翌々日のことだった。このストアは、ガラスの天井に覆われた中庭を囲む、見事に修復されたパラディオ様式の壮麗な建物の中にある。人を病みつきにさせようとする、酔うような雰囲気は見間違いようがない。壊れたアップル製品を診断する「ジーニアスバー」の行列に並んでいる人々が醸しだしているみじめさは、痛々しすぎて、目をそむけたくなるようなものだった。しょっちゅう足を組んだり、ほどいたりして、ジーニアスが名前を読み上げるたびに、眉をピクピクひきつらせる。その姿には、治療のために投与される1日分のメタドンを心待ちにしているヘロイン依存者に重なるものがあった。

自分のノートパソコンのどこが悪いのかを尋ねるだけでなく、（文字通りの意味の）フィックス（修理）まで求める人々に接するのはどんな気分だろう。私はジーニアスをつかまえて尋ねてみたいと思った。だが、話してくれるジーニアスを探すのは、口で言うほど簡単ではない。

まず私は、友人の友人にあたる、あるアップルストアのマネージャーに訊いてみることにした。アップルがユーザーを自社製品の依存者にしようと目論んでいるように思われることについて、オフレコで話してくれるかどうか、あるいは話してくれる人を紹介してくれるかどうか、と尋ねたのだ。最初の反応は期待が持てるものだった。が、彼は途中で気を変えてしまった。軽率な元社員を紹介した、というようなことがボスに嗅ぎつけられでもしたら大変なことになる。それに、自分自身がそんなことを話しているところが見つかったら、その場でクビだ、と言って。

そこで私は違う道を探った。ベンチャー企業のCEOをやっている友人が、彼のネットワークに私のメッセージを流してくれたのだ。やがて、ベン・ジャクソンという名のソーシャルメディアの起業家が、ロンドンのソーホー地区の喫茶店で会ってもいい、とEメールを寄こしてきた。待ち合わせ場所は、ソーホーのアップルストアから、いくつか通りを隔てたところ。彼はそこのアップルストアで、ジーニアスとして2年間働いていたという。

ベンは、多くの元アップル社員と同じように、ギークのなかでもクールなほうと言える若者だった。弱点のメガネは、ジムで鍛えた肉体で相殺されている。彼に、テクノロジーへの依存について話してくれるように促す必要はなかった。依存症——アップルが故意に刺激している行動——を日々目にしたことこそ、彼がストアを辞めた理由の1つだったからだ。

ありとあらゆる依存症を目にしましたよ。アップルストアをシュールな仕事場にしている理由の1つも、そこにあります。ユーザーの一端には、バリバリのアップル信者がいて、まるで狂信的な態度をとるんですが、会社はそれを思いとどまらせようとはしません。というより、むしろ奨励しているんです。もうすでに知っていることを見せられるだけなのに、何度も何度も同じチュートリアル・セッションを予約するのも、そういった人たちです。

新製品が発売になるたびに行列の先頭に並ぶのも、毎回同じ顔触れです。彼らはスタッフをセレブのように扱って、気に入られようとします。そして、ジーニアスバーに、何年も前のアップル製品を持ってきて見せびらかすんです。そんなときには、見たことがないふりをしなければなりません。おだててあげなきゃなりませんからね。ちょっと情けないですよね。というか、ほんとに情けないです。

だが、ベンによると、依存症に陥っているのは、バリバリの信者たちだけではない。

アップルは、他の企業とは違ってメチャクチャすごい、という印象が一般に広まっているんです。それは、会社が裏でやっていることとは大きく食い違っていますけどね。で、その製品も、メチャクチャすごいと思われている。だから、ノーマルな人たちでも、製品に不具合が生じると、度を越して怒りまくったりするんです。それに、自分の持っている製品が最新版ではない、だから遅れをとっている、と思って不安になる理由もそこにあります。でも問題は、必要ないものに大金をはたかなければ、いつも最先端にいることはできないってことなんです。新製品は速すぎるペースで、どんどん出てきますからね。

ぼくは、信用調査ではねられたために、最新の製品が買えなくて泣き出す人たちの姿も目にしました。そのときからです。こんなところにいちゃだめだ、と思うようになったのは。

たしかに精神科医の多くは、「インターネット依存症」が医学的症状だとは考えていない。まして、スマートフォンの特定のモデルへの依存などというのは、言わずもがなである。医師たちはこう反論する。インターネットそのものへの依存は、オンラインポルノやコンピューターゲームといった、インターネットが提供する内容への依存ほど深刻ではない、と。

しかし、ｉＰｈｏｎｅのようなガジェットも、依存症につきものの行為を引きおこしかねないという事実に異議を唱える専門家はほとんどいないだろう。そして、このような行為を刺激する製造企業の能力が、その結果生まれる心理的・社会的問題に対処する私たちの能力をはるかに超えている実態は、とみにはっきりしてきている。

2億人がハマるよう仕組まれたゲーム「アングリーバード」

快楽に関する科学は、あらゆる企業のマーケット戦略で、いよいよ大きな役割を果たすようになってきた。ショッピングモールで焼きたてのドーナツの匂いを漂わせる企業のレシピは、キッチンで生まれたものではない。それは、研究所で徹底的に研究開発されたものだ。この点において、アップルは群を抜いている。消費者に製品を押しつけるという粗野な風味を、うっとりするようなミニマリストの美学で包みかくし、これほど精妙な欲望のカクテルを生み出す技は、他社の追随を許さない。

「iPhoneは、他のどの製品にもまして、消費者を病みつきにさせる戦略をテクノロジー業界に広めた」とヤノポロスは言う。「アップルの天才的なマーケティングとデバイスのデザインに徹底的にこだわる姿勢は、iPhoneアプリの制作などを行っている開発者たちの生態系全体に浸透している」と。

ヤノポロスは、「アングリーバード」の例をあげる。この素朴なコンピューターゲームのアプリは、2011年5月までに、2億回もダウンロードされた[13]。アングリーバードの遊び方はシンプルだ。プレイヤーはスリングを使って鳥を放つ。その際、鳥が描く軌道を予測して、発射の力と角度を決めるのだ。こう聞くと、まったく無害なゲームに思える。

しかし、「アングリーバード中毒（Angry Birds addiction）」というキーワードでグーグルを検索すると、なんと324万件ものサイトがヒットする。このゲームにハマって往生している人はあまりにも多く、そんな状況を改善するためのセルフヘルプ・サイトが、インターネットのあらゆる場所で生まれているのだ。そうしたサイトには、アングリーバードへの依存が人々の脳を変えつつあるのではないかと問いかけているものもある。自称アングリーバード中毒者たちは、なぜゲームをやめることができないのかわからないとぼやき、無意識のうちにテーブルの表面を指でなぞって、スリングショットの動きを再現していると言う。こうした行動は、アルコール依存者や薬物乱用者がとるちょっとした儀式的行為に、やけに似かよっているように思える。

ここでも私たちは、少し懐疑的になることが必要なのかもしれない。機を見るに敏な研究者が「アングリーバード中毒性障害（ABAD）」という診断を下すのは時間の問題だ（ちなみに、アングリーバードは主にiPhoneでプレイされているので、この障害は、「iPhone依存症（IAD）」の特殊型に分類されることになるだろう）。もちろん、あらゆる流行と同様に、アングリーバード熱もやがて冷めるはずだ。しかし、そのあとに後遺症が残される可能性はじゅうぶんにある。反復的な行為を行おうとする強迫衝動という形で。

iPhoneゲームの開発者に求められる最優先の仕事は、脳の報酬回路の利用法を学ぶことだ、と示唆したとしても、陰謀説には当たらない。開発者たちは、それが事実であるとオープンに認めているからだ。2010年にロンドンで開かれた「バーチャル・グッズ・サミット」では、アングリーバードを生みだしたロヴィオ社の主任技術開発者ピーター・ヴェスターバッカが、同ゲームを病みつきなものにする方法について説明した。

「ぼくらは、単純な〝A／Bテスト〟手法を使って、人々が繰り返し戻ってくる対象を突きとめています。もう、推測する必要などありません。ユーザー数がこれほど膨大になったので、ただアルゴリズムに数値を計算させるだけでよくなったんです」(14)

〝数値を計算させるだけでよくなった〟——この言葉を覚えておこう。かつて、もっとクリエイティブな分野だった広告やマーケティングには、大きなリスクが伴っていた。しかし、新たな世代の製造企業は、フィックスを求める顧客の目的が何であるのかを推測する必要はない——それは、もう「わかっている」のだ。

セレブの娯楽となった鎮痛剤「バイコディン」

アメリカでもっとも人気のある医療ドラマで、一時は世界でもっともよく観られていたテレビ番組『ドクター・ハウス』シリーズのファンには、性格が悪く、セクシーで、脚を引きずって歩くアンチヒーロー、グレゴリー・ハウス医師が、顔をのけぞらせてバイコディンを口に放り込む姿はおなじみのものだろう。ときには、錠剤を空中に放り投げて口で受け取るという、アシカさながらの曲芸までやってみせる。

このドラマの脚本では、ハウスを薬物依存者として描くことにことさら力が注がれており、視聴者は、ハウスがアヘン製剤の離脱症状の震えや発汗に苦しむ姿を何度も見せつけられる。だが結局のところ、バイコディンは、彼のひねくれたユーモアと同様に、彼の魅力の一部になっているのだ。

薬とユーモアは互いに互いを引きたてている。

ヒュー・ローリーが見事に演じたドクター・ハウスは、脚の傷からくる痛みを和らげるためにバイコディンを処方されているのだが、彼はそれを、退屈を紛らわし、解析医療に基づく探偵としての仕事を刺激するためにも利用する。コカインを自己注射するシャーロック・ホームズとの類似性は意図的なものだろう。しかし、ホームズの薬物乱用の実態は、ごく初期の作品にしか描かれていない。薬物中毒を促しかねないことを恐れたアーサー・コナン・ドイルが、彼のヒーローに悪癖をさっさとやめさせてしまったからだ。だが、『ドクター・ハウス』の製作者たちは、そうはせず、一部の医療関係者から（噂によると、麻薬取締局からも）の批判にもかかわらず、主役を「バイコディン依存者」として描きつづけた。

「私は第1話から、このドラマが視聴者に伝えるメッセージに懸念を抱き、脚本家やプロデューサーたちに、バイコディン乱用に関する危険性を何度も喚起してきた」と書いた医師がいる。難聴の専門家であるこの医師の名は、偶然にもドクター・ジョン・ハウス。そして、聴力消失は、バイコディンの悲惨な副作用の1つだ[15]。

実在するドクター・ハウスは、この現実がドラマの中で伝えられるようにと長年にわたって熱心に陳情を続け、さりげないセリフの中でではあったが、ついにその努力は実を結んだ（本書を執筆している時点で、『ドクター・ハウス』シリーズは最終回を迎えようとしている。そして私が覚えている限りにおいて、いまだに触れられていないバイコディンの副作用は、ひどい便秘だ。本当に現実的なシナリオを書くとすれば、この天才医師はシーズンのほとんどを、便座の上でいきんで過ごさなければならなくなるだろう)。フィクションのドクター・ハウスは、バイコディンを手放すことに成功する――いささか信じがたい幻覚を経験して、リハビリ治療を受けたのちに。だが、数シーズン後に、ふたたび手を出してしまう姿が描かれる。

この番組の放映が始まった2004年の時点で、バイコディンはすでにファッショナブルな娯楽用薬物《レクリエーショナル・ドラッグ》になっており、マンハッタンのディナーパーティーでは、食後のミントのように、客たちのあいだで渡しまわされていた。

『USAトゥデイ』紙は2001年に、バイコディンを「えり抜きの新しいセレブ用薬物」として紹介している。『フレンズ』のレギュラーの1人、マシュー・ペリーは、この記事が書かれるよりも早く、バイコディンへの依存を治療するために、すでにリハビリ施設に入っていた――それも二度も。エミネムは、腕にバイコディンのタトゥーを彫りこんでいる。デヴィッド・スペードは、ゴールデン・グローブ賞の会場で、バイコディンに関するジョークを飛ばした。コートニー・ラブは、こう言う。「やってない人なんている? 成功した人なら、だれでも口に放りこんでいるわよ」[16]

セレブたちがこの薬を愛用した理由は、他の乱用者と同じだ。医師に処方箋を書かせるのが、比較的簡単だった(今でもそうだ)からである。アメリカでは、バイコディンは「スケジュールⅢ薬物」に分類されている。これは、さらに強い麻薬性鎮痛剤であるオキシコンチンなどの「スケジュールⅡ薬物」より規制が緩い。オキシコンチンの場合は、処方箋の現物を薬局に持参しなければならないが、バイコディンは病院から薬局に処方箋をファックスしてもらえばすむ。

そんなわけで、『ドクター・ハウス』の最初の脚本が書かれていた2003年には、バイコディンの娯楽用薬物としての効果は、その鎮痛剤としての効果と同じぐらい、すでによく知られていたのだった。ドラマがヒットしたとき、AP通信社のライター、フレージャー・ムーアは、ドラマ成功の理由は「痛みへの倒錯」にあると示唆した。言いかえれば、鎮痛剤を飲んでいる数百万人ものアメリカ人が、ドクター・ハウスの苦悩にわが身を重ねることができたというのだ[17]。

それが本当だとすれば、この話にはさらに先がある。脚本は、よくドクター・ハウスの痛みを描写するが、その痛みは、大腿部にできた静脈瘤の治療のために、ももの筋肉を切除したことから来ていることになっている。しかし、番組で披露されるもっとも切れ味のいいユーモアのほとんどは、処方された分よりも多くの錠剤を手に入れようと、ハウスがいたずら好きの少年のように策をめぐらすことにまつわるものだ。これは痛みへの倒錯ではない。バイコディンへの倒錯だ。

２０１１年の時点でも販売されている『ドクター・ハウス』の非公認Tシャツシリーズには、「目を覚ましてバイコディンを嗅げ（Wake Up and Smell the Vicodin）」というロゴが入ったものがある。このロゴを、ぼんやりした顔つきのヒュー・ローリーの写真に配したデスクトップの壁紙も入手可能だ。

ハイになるために医者に通う――「乱用者」たちのあきれた実態

それはさておき、バイコディンは、大衆文化の他の局面にも急速に浸透しつつある。

シンガーソングライター、テラ・ナオミが作った「バイコディンの歌（The Vicodin Song）」は、ユーチューブで50万回以上も視聴された。いみじくも眠気を誘うこのバラードの一節は、「それにバイコディンが手に入ったのよ。だから、こっちに来ない?」という歌詞で始まっている。
このユーチューブ画像の下に掲載されているスレッドのなかで、もっとも人気のあるコメントは「これを聞くと、ドクター・ハウスを思いだすよ:)ほんとにクールな曲だ」というものだ。[18]
しかし、2000件以上におよぶコメントの多くは、この歌やドラマに関するものではない。肝臓に害を与えずに、どれだけバイコディンを娯楽のために摂取できるかを問うものだ。この点について、まさに丁々発止の議論が交わされている。

FreeWhoopin1390　そうだな、バイコディン(別名ヒドロコドン)を飲むと、穏やかなハイになれる。というより、超クールなハイだ。20~25ミリグラム飲めばハイになれると言う者がいるかもしれない。でも、そんなやつらはアホどもだと最初に言っておこう。20~25ミリグラムは、初めて試したときなら、ちょっとした、リラックスできる酔いをもたらしてくれる。でも、しばらく続く、本当にいい穏やかなハイを感じたかったら、35~40ミリグラム飲んだほうがいい。最初から40ミリ飲んだらいいと言いたいところだが、それはオレの場合の話だ。だが1つ忠告したいことがある。バイコディンに含まれているタイレノール[一般名はアセトアミノフェン、イギリスではパラセタモール]は、24時間以内に4000ミリグラムを超えてはだめだ。

Thebluefus　バイコディンによって40ミリグラムのヒドロコドンを手にしたら、タイレノールの上限に届いてしまう。ハイになるには、そんなにいらないよ。とくに、初めて試すときには。バイコディンを2錠飲めば、ハイの感覚は手にできる。バカ言いなさんなよ。

FreeWhoopin1390　オマエ、頭イカれてんのか？　タイレノールの上限は、1日4000ミリグラムだよ。オレは、50ミリグラム分のヒドロコドンを一度に飲む（10／500の錠剤で）。つまり、1錠につき、10ミリグラムのヒドロコドンと500ミリグラムのタイレノールが含まれているってことだよ。つまり、オレは、タイレノールを2500ミリグラム飲んでるってことだ。これは、1日の摂取量の上限からは、ほど遠い。ともあれ、あんたが知らないことを教えてくれて、ありがとうよ。

さらには、バイコディンとオキシコンチンそれぞれの効果に関する、ネコの喧嘩みたいに騒々しい口論や、地域によって異なる末端価格の比較などもある。ときおり、バイコディンを本来の鎮痛薬として使っている人が割って入り、ヤク中は恥を知るべし、と書き込む。その一方で、バイコディンを正当に処方されたものの、今や薬物依存に陥ってしまった人のコメントもある。こうした人には、バイコディンの奴隷になってしまったことを恨めしく思う人もいれば、ハイになるのを楽しむ人もいるし、その両方である人もいる。次のようなコメントについては、どう考えるべきだろう。

1awareness　錠剤の自慢なんて時代遅れ。私は線維筋痛症の激痛を少しでも緩和するために薬を使っている。私は発作にも襲われる。これも激痛。私はバイコディンを楽しんでるのよ。

こうしたコメントを寄せるのは、自らをバイコディンの「使用者兼乱用者」と呼ぶ人たちだ。この呼称は、処方箋薬乱用の曖昧さをうまく表している。スコッチ・ウィスキーからクラック・コカインまで、気分を向上させるあらゆるものには乱用の可能性がある。つまり、過剰摂取によって、自分に害をおよぼしかねない。しかし、それらの大部分は、たとえ「安全」な摂取量でも、酩酊状態に陥ることが元から意図されている。一方、バイコディンの乱用者は、製薬会社が「気分を向上させるための薬ではない」と主張している薬剤に病みつきになっている。

さらに問題を複雑にするのは、乱用者が本当に痛みに苦しんでいるときには、その人が単に薬を多量摂取しているだけなのか、それとも痛みの緩和に加えて、娯楽的な高揚感というおまけを楽しんでいるのか、突きとめるのは容易ではないことだ。ドクター・グレゴリー・ハウスは、この点について同僚に頭をひねらせるのを楽しんでいる。とはいえ、そういった種類の混乱は、バイコディン依存への対処をよけいむずかしくするものでしかない。21世紀の依存症のあまりにも多くのものがそうであるように、バイコディン依存もまた分類がむずかしく、ゆえに治療もむずかしいのだ。

こうした問題だけではまだ足りないとでもいうかのように、２０１２年の初頭には、複数の製薬会社がバイコディンより潜在的に10倍も強力なヒドロコドン剤の販売を目論んでいることが明らかになった。そんな企業の1つ、ゾジェニックス社の最高経営責任者、ロジャー・ハウリーは、新たな薬剤はバイコディンより「安全」であると言う。なぜなら、肝臓に害を与えるパラセタモールが含まれていないからだ、と。

そうなのかもしれない。だが、そうした持続放出型の処方で作られた新錠剤は、乱用者たちに、一度の摂取でとてつもない陶酔効果を手にするチャンスをもたらすことになる。ゾジェニックス社のこの薬「ゾハイドロ」は、２０１４年3月に発売された。

これは憶測にすぎないかもしれないが、アメリカじゅうで、事情通のバイコディン使用者たちが、医師にこう相談しているとしても驚くには値しない。「痛みがひどくなってきているんです。もうちょっと強い薬を使ったほうがいいかと……」

「感情のコントロール」というニーズと、それを過剰に満たす社会

カップケーキ、ｉＰｈｏｎｅ、バイコディンにそなわる依存的な特質は、一見しただけではわからない。子どもの頃からずっと食べていなかったカップケーキに、大人になって初めて出会った人は、こんなふうには考えないだろう。「おっと、糖分依存に気をつけなくちゃ。摂食障害の引き金になって、髪にこびりついたゲロを洗うはめになるから」。同様に、初めてスマートフォンを買う人は、モバイルゲームとの強迫神経症的関係など心配しないだろう。それに、鎮痛剤の娯楽的使用など、ごく最近まで、ほとんど聞いたことすらなかった。

つまり私たちは、予備知識のない消費者として、脳にどんな影響を与えるかほとんどわからない

商品に、いよいよ惹きつけられるようになっているのだ。そういった製品が提供する、緊張を一挙に緩和してくれる快楽の効果にさえ、まったく気づかないかもしれない――少なくとも、それなくして生きられなくなったことに気づくまでは。

薬物を使ったり状況をうまく操作したりして自分の気分を高めようとするのは、今に始まったことではない。しかし、この気分向上を可能にするペース、強烈さ、手段の多様さとそのスケールは、今や前代未聞のレベルに達している。しかも、そういった手段に、薬物やアルコールや食物やセックスが関与しているとは限らない。

つまるところ、**自分の感情を操作したいと願う私たちの「ニーズ」とその「能力」が、ともに増大しているの**である。私たちは、いつでも自分の感じ方を変える新たな手段を探している。当たり前のことを恐れずに言えば、その理由は、自分自身とうまく折りあえていないからだ。

とはいえ、これはちょっと大まかすぎる言い方だろう。だから、もっと具体的に言いなおしてみよう。私たちの祖先は、現代の私たちのようには、恐怖感や絶望感から身を守ることができなかった。ある種の不幸、たとえば子どもを亡くす悲しみなどは、私たちより、ずっと身近な感情だったし、そういった感情に対処するための数多くのフィックスがあったわけでもない。それにそもそも、そういった強烈な経験は、たとえ短期間にしても、簡単に和らぐものではない。一方、現代に住む私たちは、ささいなことではあるが、容赦なく降りかかり、しかも累積されるプレッシャーに日々さらされている。この状況は漠然とした不安感を引きおこす。そして、こうした不安感は、一時的なフィックスによくなじむのだ。

ハイテクの世界は、私たちに対するプレッシャーを徐々に強めているが、その一方で、快楽をもたらし能力を高める脳内化学物質の流れを速めるような科学的発見も生みだしている。実際、製造業者と消費者は、このプロセスにおいて精力的に結託している。そのおかげで、私たちは、自分の力ではどうすることもできないように感じられる物事に何とか対処しているのだ（ちなみに、「対処する（cope）」という動詞が、人間活動のあらゆる領域に入り込んできたことに留意されたい。トイレに行くにも「対処戦略」が必要なのではないかとさえ思わせられるほどだ）。

「買い物療法」というおどけた言葉が一般的な語彙《ごい》の一部になったのも、いわれがないわけではない。消費者である私たちは、物を購入することにより瞬時に得られる満足感が、何か新しい物を手に入れるという素朴な喜びを超えるものであることを知っているのだ。たとえ短時間にせよ、その満足感は、あらゆる物事に対する感じ方を変えてくれる。製造業者たちも、その点はよくわかっている。自分たちがフィックスの提供者であり、そのフィックスが効力を失った瞬間に市場シェアを失いはじめることだって百も承知だ。

問題は、複雑さの度合を増す製造業者と消費者の相互作用が、いよいよ予測できないものになりつつあることだ。とりわけ、人間の身体におよぼす効果については。突きつけられる薬物や経験に対して、人々がどのような関係を築くことになるかを正確に予測することはできない。神経科学者は、脳の報酬系に関する新事実を発見しつづけている。だが、もし彼らに個人的見解を求めたら、そういった発見に基づいて開発した精神障害治療薬は、ぞっとするほど当たりはずれが多いと認めるだろう。一方、学者ではない私たちが報酬系について知っていることはただ1つ――どうやって刺激するか、ということでしかない。

言わば、私たちは、どんな働きをするか実質的にはわからない機械の操作盤の前に座っているのだ。そんな私たちに、たった今、だれかがイグニッションキーを差し出しているのである。

第2章

依存症は本当に〝病気〟なのか？

――環境次第でだれもが「依存者」になりうる社会

依存者の集会で感じた2つの疑問

「なぜお酒を飲まないのかと訊かれたら、アルコール・アレルギーがあるから、と答えるようにしてるわ。でも、本当は、病気のせいなの。私たちみんな、この病気にかかっているのよ——この部屋にいるだれもが」

話し手はピッパ。60代の元女優。髪をとび色に染め、唇には真っ赤な口紅を道化師のように塗りたくっている。失礼なことを言うようだが、教会のホールにそなえられた架台式テーブルを囲んでいる「無名のアルコール依存症者たち《アルコホーリクス・アノニマス》（ＡＡ）」のレギュラーメンバーのなかで、酔っぱらったときの姿を一番想像しやすいのが彼女だった。ピッパは、私の父が〝ウィスキー・ボイス〟と呼んだ声をしていた。過去15年というもの、一滴たりとも酒には手を出していなかったのだが。「むかしは、とても女性らしくないふるまいをしていたわ」とピッパは振りかえる。「それに、みんなそう思うかどうかはわからないけれど、酔っぱらった女性の姿には、どこかひどくみっともないところがあるしね」

この言葉は、部屋にいた数人の女性に、フェミニスト的非難をつぶやかせた。彼女たちは会社の重役のように見えた。というのも、このＡＡミーティングは、ロンドンの金融街「シティ」にある、クリストファー・レンが設計した由緒ある教会の1つで催されていたからだ。だが、病気のせいで苦しんだ、というピッパの主張に反論する者はだれもいなかった。

私は、酒を断ったあとの不安定な数か月間、このようなランチタイムのＡＡミーティングに、週３回参加していたのだが、その間、一度として、アルコール依存症が身体的疾患以外のものだとして語られるのを耳にしなかった。「アレルギー」と形容されることもあるにはあったが、それよりよく耳にしたのは、「アルコホーリクス・アノニマス」のバイブルである『ビッグ・ブック』（日本語版の名称は『アルコホーリクス・アノニマス』）から借りてきた言葉――「巧妙で、不可解で、強力な病気」――だった。

私がアルコール依存者《アルコホーリク》だったことに疑いの余地はない。アルコール依存症とは酒がなければすませられなくなることだ。だから私は依存者《アディクト》でもあったわけである。これは、自分を傷つけるほど、何かに過度に耽溺《たんでき》する者を指す便利な言葉だ。ＡＡのグループは私をアルコールから遠ざけてくれた。それは、仲間同士が寄せあうすばらしい精神的支援のおかげだった。とりわけ、見知らぬ人からの支援には独特の力がある。けれども私は、**私のアルコール依存症あるいは他のどんな依存症も、病気だと思ったことは一度もない。**とはいえ賢明なことに、私はランチタイムのＡＡミーティングでは、この思いを伏せていた。

ピッパも含め、参加者の多くは、〝病気〟にかかったことを、まるで誇らしく思っているかのように見えた。彼らは自分の〝病気〟のことを、自己弁護的であるとはいえ、自慢げに語った。その口振りは、それから何年かのちに、人々が「食物不耐性」について語るようになったときの口振りにそっくりだった。

ＡＡのメンバーはまた、「アルコール依存症者の人格」という言葉も絶えず口にした――その部屋に集まらざるをえなくなった人たちには、深く根ざした共通の性格的特徴があるとでもいうように。ここでもふたたび、私には、そんなものがあるとはとても思えなかった。むしろ、グループのメンバーにあまりにも共通項がないことに驚いていたぐらいだ。

だが、もしＡＡの世界観のどんな面についても、少しでも疑いの目を向けたりしていたら、その場でただちに正されたことだろう。「よくも私に、病気じゃないなんて言えたものね！」と。あるいは、名言ではぐらかされたかもしれない。「アルコール依存症は、自分がその病気にかかっていないと、あなたに言わせる病気だ」――これは、議論を発展させるどころか、終わらせるために編み出された、ひどく腹の立つＡＡの警句である。

アルコール依存を救うＡＡが編み出した「依存症＝病」という公式

ＡＡの創設は１９３５年に遡る。それまで酔っぱらいを救うための非常にキリスト教的なミッションを持つ組織だったものが、その年に、キリスト教と切りはなされた自助グループの独立共同体に変わったのだ。依然として宗教色は強く残ったものの、そこでは、あらゆる宗教や信念が意図的に容認されるようになった。以来、ＡＡが成し遂げた比類なきことが２つある。まずなにより、無数の大酒飲みの命を救ったことだ。おそらく私もその１人だと思う。だから、もう１つの〝成果〟について述べるのは、いささか不作法なことをしているという思いが否めない。つまり２つめの成果とは、「病気モデル」を世に広めたことなのだ。その結果、依存症に対する現代の理解は歪んだものになってしまった。

ＡＡ共同体の初代医学顧問だった精神科医、ウィリアム・ダンカン・シルクワースは、こう宣言している。「アルコール依存症は、単なる悪徳や悪習ではない。それは衝動だ。それは病的な渇望だ。それは病気なのだ！」(1)

ＡＡによると、この病気は治療不能で、しかも進行性の疾患であるという。その症状をコントロールする手段は、有名な回復への「12のステップ」に基づく完全な断酒プログラムを実践することしかない。ステップ1では、アルコールに対して自分が無力であることを認める。他のステップでは、神に助けを求めたり、性格上の欠点を検証して、飲酒にふけっていた年月のあいだに引きおこした罪の償いをしたりする。しかし――そしてこれが肝心な点なのだが――ＡＡは、自分の人生をメチャクチャなものにしてしまったことについては責められるべきではないとして、依存者をほっとさせる。なぜなら、アルコール依存者は、病気によって自由意志が奪われていたからだ、というのがその理由だ。

これには、当然のことに疑問が湧く。ＡＡにも12のステップの助けにもよらずに、自らの意志で酒を断った大酒飲みについてはどう説明したらいいのか？　それに対する共同体の答えは、堂々巡りの傑作だ。すなわち、そういった酒飲みはアルコールを断つのに自由意志を行使したのだから、そして依存症という病気は自由意志を奪うものなのだから、その人が病気であったはずはなく、したがって、その人はそもそも、アルコール依存者ではなかったのだ、と言うのである。

ＡＡが編み出した公式は、何世代にもわたり、元酒飲みたちに驚くほど前向きに受け入れられてきた。アメリカでは、１２０万人の会員が、５万５０００におよぶミーティング・グループに参加している。全世界には、２００万人以上の会員がいる。AAの共同体はときおり宗教運動として描かれることがあるが、実際には、宗教的ニュアンスを持つ自助グループと言ったほうが適切だ。『ビッグ・ブック』は、はっきりと神について語っているけれども、「神」とは「自分を超えた《ハイヤー》大きな力《パワー》」のことだと説明を加えている。この力は、超自然的な力であると考えてもいいし、（無神論者と不可知論者の場合は）AA共同体そのものだとみなしてもかまわない。

12のステップに祭られている「病気モデル」は、あらゆるところに伝播していった。おそらく、一度も著作権を登録しようとしなかったせいだろう。AAは、どんな相手に対しても、その公式を喜んで使わせている。ブレンダン・ケーナーが『ワイアード』誌で記したように、12のステップは「本質的に、それを基盤として、どんな特徴でも好きなように加えて自由に発展させることができるオープンソースコードになったのだ」[2]。

その結果、今では、独立した12のステップ共同体のネットワークが約２００も存在し、あらゆる種類の依存症をカバーするようになった。薬物依存症の自助グループ「ナルコティクス・アノニマス（NA）」とギャンブル依存症の自助グループ「ギャンブラーズ・アノニマス」は１９５０年代から大いに繁栄した。過食症の自助グループ「オーバーイーターズ・アノニマス」は１９６０年の創設。大麻、コカイン、結晶メタンフェタミン《クリスタル・メス》、ニコチンに対する依存症の自助グループも、それぞれ独自の12のステップ・プログラムを築いている（ちなみに「ニコチン・アノニマス」では、〝しらふ《ソーバー》〟にひっかけて、禁煙中の人を〝スモーバー〟と呼んでいる）。セックス依存症と共依存の自助グループもある。2002年には、「オンライン・ゲーマーズ・アノニマス」が創設された。

このようなグループは、それぞれ独自に12のステップを解釈しているが、オープンソースコードの一部、すなわち、依存症が病気であるとする部分は、変えずにそのまま残している。実のところ、依存症の専門家の大部分も、この見解を受け入れている。アルコホーリクス・アノニマスがメンバーに「医学の世界においても、依存症は疾患であるという見解が大勢を占めている」と言うとき、彼らは真実を述べているのだ。

しかし、だからと言って、医療の専門家が正しいわけではない。詳しく調べてみると、多くの専門家は、そういった意見を12のステップのグループから導き出している——その逆ではなく。では、なぜ私が病気モデルには欠陥があると考えているのか、2人の依存者の実話に基づいて説明しよう。この2人は、私の友人だった。

2人の友人、その運命を分けたもの

私は1990年代後半に、頭がよく、チャーミングで、強い社会的野心を抱いた20代後半の2人の若者——ロビンとジェイムズ——と知りあった。2人は、学生時代、切っても切れない仲だった。それぞれマイナーなパブリックスクール（イギリスの私立学校上位10パーセントを構成するエリート校）を出ていたが、オックスフォード大学にもケンブリッジ大学にも進めなかったため、落ち着いた先の〝レッドブリック大学〟（20世紀初頭に工業都市に創設された6つの大学）の1校に通って、イーヴリン・ウォーの小説『ブライズヘッドふたたび』に描かれた上流社会のまねごとをする飲酒サークルに甘んじるしかなかった。

少なくとも2週間に一度、2人は黒の蝶ネクタイを締めて正装し、深酒をして〝オックスブリッジ〟（オックスフォード大学とケンブリッジ大学のこと）の学生がやると思われたチャーミングなパーティートリックをまねした――建築現場の足場に上って、下を歩く人に小便をひっかける、といったたぐいのお遊びである。二日酔いが治まっているときには、ウォーの小説を読んだ。そのお高くとまった非情な世界は2人を酔わせた。が、大学の教科書にはそれほど心惹かれず、文才があったにもかかわらず、卒業試験は散々たる結果に終わった。

大学を出たあと、2人は、努力を必要としない仕事から仕事へと渡りあるいた。その過程で、パブリックスクール出身の飲兵衛たちといっそう多くの時間を過ごすようになり、そのつきあいを通して習慣性の高い非合法薬物《ハードドラッグ》にも手を出すようになる。ロビンもジェイムズも、とりわけ裕福だったわけではないが、麻薬密売人のふところを肥やすだけの金は持っていた。やがて2人は、オフィスでのフルタイムの仕事を〝フリーランス〟の仕事――午後一番の昼メロの時間がやってくるまで枕から頭を上げなくてもいい仕事――に変えた。それぞれの両親は絶望的になり、蓄えを切りくずして、何度も高額なリハビリ施設に息子を入れたが、その努力は水泡に帰した。

2000年になる頃には、2人は、ハイになることにうんざりするほど取りつかれ、ヘロインから鎮痛薬までの、ありとあらゆる薬物に手を出していた。ちょうどその頃、親知らずを抜いた私は、歯科医から鎮痛剤としてジヒドロコデインの錠剤を渡されたのだが、吐き気を催させるので飲まなかった。その話をジェイムズにしたところ、30分も経たないうちに、ロビンから電話がかかってきた。「DF118があるって聞いたんだが」と彼は言った。私はラベルをチェックした。本当だ、そう書いてある。「君にヘドを吐かせるんだったら、ぼくがもらってあげようか」

ロビンとジェイムズは、私が出会ったなかで、もっとも立ちなおる見込みのない依存者だった――いや、そう見えていた。2人が私の人生から離れていったときには、どんなにほっとしたことか。その後一度、ブリストルのスーパーで、酒コーナーをうろつくジェイムズの姿を見かけたことがある。当時は、格安の自社ブランド・ウォッカの全盛期で、カートの中身を見る限り、彼は特別提供品を大いに活用しているようだった。

それから5年が経った。ロビンには、生活をともにするガールフレンドと、生まれたばかりの娘、そしてソーシャルメディアの仕事がある。そのおかげで、家のローンも支払えるようになった。これから彼は、家族とともにサンフランシスコに移って、インターネットのベンチャー企業で働く予定だ。ロビンは、酒や薬を一度に1種類ずつ次々と手放すことにより、時間をかけて薬物依存をやめていった――12のステップに頼ることなく。「12のステップは、リハビリ施設にいた頃の悲惨な日々を思いださせるんだ」とロビンは言う。「ぼくのホームメイドの更生は、時間がかかるやっかいなプロセスだった。失敗もしょっちゅうだったしね。だが、結局のところは成功したよ」

ジェイムズは死んだ。2006年に、ヨハネスブルクのマンションの5階から飛び降り自殺したのだ。衝動的にやったものらしい。だが、真実など、だれにわかるだろう。彼は遺書を残していなかった。

友人2人の命運が分かれた理由は、どう説明すべきだろうか。12のステップ的な説明をするとすれば、AAのプログラムに従わずに自力で立ちなおったのだから、そもそもロビンは、本当のアルコール依存者《アルコホーリク》でも、依存者《アディクト》でもなかった、ということになる。実のところ、ロビンは、AAのミーティングにもNAのミーティングにも参加している。しかも、リハビリ施設でのミーティングにも、施設外でのミーティングにも参加経験がある。そのうえで、それらは役に立たないと見きわめたのだ。「AAのメンバーは、奇跡的な立ちなおりに関する、できすぎた話をして、ぼくを楽しませてくれたよ。一方、NAミーティングのほうは、数日間、薬物抜きで暮らしてきて、明らかに、またすぐ手を出そうと思っている人でひしめいているように見えた」と彼は言う。

それにひきかえジェイムズは、12のステップを実践しない依存者を待ち受けていると『ビッグ・ブック』が言う、身の毛もよだつ運命に陥ってしまった。AA共同体の目からすれば、ジェイムズがベランダから飛び降りたという事実は、彼が本物の依存者であったことを証明するものにほかならない。12のステップ共同体の〝古顔〟が抱きがちな、もっとも魅力に欠ける特徴とは、真実の道を踏みはずした者に降りかかる災難を楽しむことだ。

だが仮に、ロビンとジェイムズが、飲酒と薬物乱用に最高にふけっていた時期に、同時に命を落としたと仮定してみよう（ロビンは実際、薬物をうっかり過剰摂取してしまって死にかけ、すんでのところで命拾いしたことがある。だから、これはありえないシナリオではない）。その際に2人の脳を検視したとしたら、どちらが「進行性の疾患」である依存症にかかっていて、どちらが一時的に飲酒と薬物乱用に夢中になっているだけか、わかっただろうか？　答えはノーだ。

さらに、もし2人がまだ生きていたときに一連の検査を受けたとしても、12のステップによる治療を受けなければ大変なことになる「本物の」アルコール依存者と、自力で立ちなおる「いんちきの」あるいは一時的な依存者を区別できたとは、とても思えない。私が思うに、医師はおそらく――正しいことに――こう言うに違いない。「この2人の若い男性は、両方ともアルコールと薬物への依存に陥っている」と。だが、もしその医師が12のステップの信奉者だったら――そして実際、そうであることが多いのだが――「どちらも自力で立ちなおることはできない」と言い添えるかもしれない。もしそうだとしたら、ロビンは彼らの誤りを証明することになっただろう。

依存症は本当に「疾患」なのか?

もし、依存症に関する医学が12のステップの教義に大きく影響されていることを疑うなら、依存症を専門にしている医師たちによる、最新かつ、もっとも信頼できるとされている依存症の定義の1つをご覧いただきたい。この見解は、化学物質に依存している患者を専門に扱う医師が所属するアメリカ依存医学会（ASAM）によって、2011年に発表されたものだ。「依存症は、脳内の報酬、動機、記憶、およびそれらに関連する回路における原発性の慢性疾患である」と、ASAMは宣言する。

これらの回路における機能障害は、特徴的な、生物学的、心理学的、社会的、および霊的な兆候を示す。それは、個人が、報酬と緩和のいずれか一方あるいはその両方を、薬物の利用や他の行動を通して病的に追いもとめるという形で発現する。

依存症は、一貫して自制する能力の欠如、行動を制御することにおける障害、渇望、自己の行動および対人関係におよぼす重要な問題に対する認識能力の低下、および情緒的反応の機能不全によって特徴づけられる。

他の慢性疾患と同様、依存症には、しばしば再発と寛解《かんかい》のサイクルが伴う。治療あるいは回復への取り組みを行わなければ、依存症は進行し、障害あるいは早死にをもたらす可能性がある。(3)

これはまさに、異なる意見を抱くメンバーからなる委員会が定義を作成しようとするとこうなる、という典型例だ。定義作成に関わった80名の医師は、ありとあらゆるものを投げ込んでしまったみたいに見える。だが、彼らの定義が隠しおおせなかった事実——むしろ、意図せずに露呈してしまった事実——がある。それは、依存症は、あまりにも複雑な現象であるため、癌や結核が疾患であるのと同じような形で疾患として分類することはできないという事実だ。ゆえに、こんな無駄口をたたくはめになる。

もし依存症という「疾患」の診断検査というものが存在するなら、医師たちも、自ら好んでこんな苦境に陥ろうとはしないだろう。しかし、そんな検査は存在しない。

依存症は、検査によって確定診断できる癌や糖尿病のようなものではないのだ。さらには、アルツハイマー病のような脳疾患とも異なる。アルツハイマー病にも簡単な診断検査はない。初期の段階では、その症候によって、ストレスや他の型の認知症と誤診される可能性がある。けれども最終的には、患者が示す不随意の行動によって、医師は正確な診断が下せるようになる。その時点で、病気の進行は真に避けられないものになる。アルツハイマー病には、症状をコントロールするための12のステップ・プログラムはない。エンドポイントは患者の死だ。その後行われる解剖で、おそらく脳の収縮が観察され、その所見がアルツハイマー病の最終確定診断になるだろう。

私は、医学が通常の意味の依存症を同定できないと言っているのではない。もちろん依存症の同定は可能だ。科学者たちは、薬物に対する依存性を検査することができるし、その薬物に対する患者の耐性を測定して、離脱症状を予測することもできる。また、薬物乱用がもたらした損傷を正確に突きとめて、余命の見当をつけることもできるし、患者を見て、「この人は依存者だ」と言うこともできる。

だが、たとえ脳をスキャンするテクノロジーをもってしても同定できないのは、「病気モデル」の擁護者たちが現在示唆しているような依存症だ。すなわち、神経化学的な「スイッチ」が入って、不可逆的な依存症が誘発されるのかどうかはわからないのである。そもそも、そんなスイッチが存在するのかどうかもわからない。スイッチが入って、治すことのできない依存症が誘発されるというこの考えは、ファッショナブルな仮説ではあるが、仮説以上の何ものでもないのだ。

遺体の解剖も、依存症を疾患として同定するには役立たない。遺体は特定の薬物摂取が引きおこした臓器の損傷を明らかにはしても、それに付随していた行動について多くのことを医師に語るとは限らないからだ。深酒で死んだ人の肝臓を調べたところで、その人の飲酒が典型的な依存症パターンを辿ってきたものだったかどうかを知るすべはない。強迫的な飲酒という特徴のない、ごくふつうのワインの摂取でも、致命的な肝硬変――これは、どこから見ても本物の疾患だ――を発症させる可能性はある。フランスの非アルコール依存者たちは、こうした飲酒によって、しょっちゅう命を落としている。同様に、肥満体の人も、暴食したために、そうなったのかどうかはわからない。たとえば、運動できなくなるような病気があったために、そういう体つきになったのかもしれない。

だとすれば、ASAMは、なぜあれほど自信を持って、依存症は「原発性の慢性疾患」であると主張し、それを、不明瞭かつ重複する一般化によって正当化しようとしているのだろうか。

陰謀説を唱えているように聞こえることを恐れずに言えば、その答えの鍵は、ASAMの医師たちが実践する治療プログラムを考案する際に大きな影響力を行使した12のステップにある、と私は考えている。

実は、定義の中に、ちょっとしたボロが出てしまっているのだ。この定義には、脳の報酬回路における機能障害は、独特の「霊的な兆候《スピリチュアル》」を示す、とある。この言葉には聞き覚えがある。AAに参加していたとき、隙間風が通りぬける地下の部屋でインスタントコーヒーをすすりながら、耳にタコができるほど吹き込まれたものだ――アルコール依存症は「霊的な」病であると。これは『ビッグ・ブック』の教えだ。ほぼどんなミーティングでも必ず口にされる。しかし依存症を定義しようとすると、困ったことが生じる。「霊的な兆候」を測定するための、合意が形成された方法論などないからだ。どだい、そんなものが存在するはずはない。私が宗教社会学の研究に費やした長い年月、「霊性《スピリチュアリティー》」について合意された定義などというものには、ついぞお目にかかったことがなかった。それこそまさに、学者が激論を戦わせるタイプの概念なのだ。

依存症の専門家の多くには、まだその言葉の意味について合意など形成されていないのに、あたかも、合意の上であるかのように言葉を使う癖がある。たとえば「強迫《コンバルション》」などといった言葉を、その言葉が惹起する、自由意志に関する哲学的な問題を説明することなく使う。彼らは、おそらく自分たちでも意識していないのだろうが、他の分野――哲学、社会学、神学――にも入り込む。12のステップの万能性に異議を唱えることなど、一切許さないのだ(4)。

自力で立ちなおったら依存症ではない？――医者たちの傲慢な言い分

スタントン・ピール博士は、疾患を中心に据える依存症のとらえ方に、長らく異議を唱えてきた心理学者だ。彼は、「アメリカ依存医学会を創設したのは――そして現在も会員の大部分を占めるのは――12のステップを心底信じているタイプの人たちだ」と言う(5)。ピールによると、AAは、アメリカのプロテスタント社会に深く根ざす禁酒運動の絶対禁酒というメッセージを維持する一方で、依存症の原因は罪にではなく病気にあると説くことによって、依存者の罪悪感を軽減した。さらに、優れたロビイストである12のステップの擁護者たちは、自分たちの依存症回復プログラム以外に効果のある手段はないとして保健機関を説得し、裁判官や治安判事にも影響を与えて、犯罪者たちを強制的に12のステップのコースに参加させるよう図った。その結果、アメリカにおけるほとんどの薬物乱用治療は、12のステップのモデルに基づくことになったのだ(6)。

残念なことに、依存症専門家の宣言の裏には、思い込みや忠誠心などがあるのではないかと、メディアが疑ってかかることはほとんどない。『LAタイムズ』は、ASAMが定義を発表したときに「依存症は脳の疾患と専門家が宣言」と書いた。『USAトゥデイ』は、「依存症は単なる不品行ではない。脳の疾患なのだ」と報じた。

しかし、この件をもっとも熱狂的に取りあげたのは、「ザ・フィックス」だった（ちなみに、本書とは何の関係もない）。これは、可処分所得がたっぷりある回復途中の依存者をターゲットにした、高額所得者層向けウェブサイトである。同サイトは、「もし、依存症とは、酒や薬物、セックスやギャンブル、そして食事といった抗いがたい悪習に関することだと思っているなら、考えなおしなさい。そして、もし依存的な行動にふけることに選択の余地があるなどと思っているなら、そんなことは忘れなさい」と言いはなった。ザ・フィックスによると、ASAMは、そういった考えが誤りであることを内部告発したのだと言う。つまり、依存症とは快楽を経験する機能に生じた本質的な障害であり、依存者は、薬物やセックスや食べ物やギャンブルといったものがもたらす化学的な気分高揚を追求することを「文字通り強迫される」ことをあばいたのだと。(7)

同サイトのエラそうな口調に留意されたい――「もし依存的な行動にふけることに選択の余地があるなどと思っているなら、そんなことは忘れなさい」。ピッパが熱心にうなずく姿が目に浮かぶ。この記事を、アルコールとヘロインの元依存者であるロビンに見せたところ、彼は笑みを浮かべて、こう言った。「まさにそういった〝のるかそるか、どちらか1つだ〟的なメッセージこそ、ぼくが治療を受けていたとき、毎日聞かされたものだったよ」

ロビンは、「プライオリ」が運営するリハビリ施設に入所していた。プライオリは、アルコール依存や薬物乱用を専門に扱う、ファッショナブルで高額な医療提供企業で、セレブの卒業生がいることで有名である。その名簿には、ケイト・モス、ロビー・ウィリアムズ、コートニー・ラブ、ピート・ドハーティ、そして、故エイミー・ワインハウスといった面々が名を連ねている（このリストからわかるように、同施設の治療成績は、よく言っても、良否さまざま、といったところだ）。ロビンは、同クリニックでの経験を、次のように語った。

プライオリでは、すべての医師やカウンセラーが、「依存の疾患《ディジーズ》」というコンセプトを強調していた。午後にはレクチャーがあった。そのうちの1つは、施設の院長を務めている精神科医のレクチャーで、内容は疾患コンセプトに関するものだった。あなたは疾患を抱えている、依存症という疾患だ、「非《ディス》・安楽《イーズ》」だとね。院長に証拠について尋ねたところ、「アルコール依存者は、代謝経路がふつうの人とは違うのです」というようなことを彼は言ったが、それは当たり前だ。「疾患」ではなくて、酒が、代謝経路を変えてしまったんだから。院長はあまり知的に誠実な人だとは思えなかったが、何と言ってもエキスパートだし、ぼくらが違う考えを抱いたとしても、それはアルコール依存者の傲慢さの証拠だとみなされるのがおちだったろう。

一方、カウンセラーは、「病気《イルネス》」についてしょっちゅう話していた。あなたの病気、私の病気、「私の病気は、私が悪い人であると告げています」、なんていうふうに……。この点を強調する理由は、依存症が「恥に基づく病気である」からだ。そして、肝心の目的は、「自分は不道徳な人間であり、恥じ入るべきだ」という考えを捨てさせることなんだ。というのも、こうした「みじめな考え方」は、患者を「恥のスパイラル」に陥らせ、この恥の感覚から、酒や薬物に、また「手を出させてしまう」からね。

病気にまつわるこのおしゃべりに慣れるには、そんなに時間はかからない。だが、どうしてもぼくには、「私の病気は……」などという話し方をすることはできなかった。あまりにも紋切り型だと思われたし。それに、責任を棚に上げて、自分の依存症を自分の体の外で起きている何かにすり変えてしまうのは、あまりにも都合がよすぎると思えたんだ。

依存症の専門家は、疾患が体の「外側で」生じている、などと言っているのではもちろんない、と答えるだろう。だが、彼らの話し方は、依存者が悪意ある人形遣いに操られていると匂わせているように聞こえることがある。

脳の疾患と認められているもののなかには、依存症と同じように、行動に兆候が現れるものがある。たとえば、手足が勝手に動いてしまうハンチントン病がその例だ。しかし、パブに車で乗りつけ、ウィスキーとビールを交互に7回も飲み、また車に乗って、それを大量殺人兵器にするようなことを余儀なくさせる「原発性の進行性脳疾患」とは、何とも変わった病気である。

実のところ、ハンチントン病による不随意の無秩序な痙攣《けいれん》と、どんな観察者の目にも完璧に自発的だと映る行動（たとえ誤ったものではあっても）とのあいだには、雲泥の差がある。「病気モデル」に対するイギリスでもっとも高名な批判者で、ストラスクライド大学応用社会心理学センター部長を務めているジョン・ブース・デイヴィス教授は次のように言う。人々が実際にはやりたくないと思っているのに、盗みを働き、グラスを持ち上げ、腕に注射針を差し込むことを病気に強要されると言うなら、あらゆる目標指向行動は病気になってしまう、と。(8)

依存者の行動が自発的なものに見えるわけは、それが本当に自発的な行動だからだ。薬物や経験が提供する誘惑が、たとえどれほど強烈なものであろうとも、一度それに負けてしまったあと、考えを変えて依存から立ちなおる人は、いつだっている。

すでに見てきたように、ＡＡはこの現象を、反駁しようがない堂々巡りを駆使して無視しようとする。すなわち、「自力で立ちなおったのなら、依存者ではなかったのだ」と言うのだ。医学的資格を持つ依存症の専門家たちも、基本的にはＡＡに同調している。とはいえ、それとは微妙に異なるバージョンの病気説を受け入れていることがふつうだ。

彼らは、依存者のなかには、自力で回復する者がいることを否定はしない。ただし、そういったケースは「外れ値」である、または誤診された可能性があるとみなしているのだ。公式見解は、『薬物乱用原典』に記載されているように、「薬物乱用の治療を受ける人の大部分は、また元の状態に逆戻りしてしまう」というままに留まっている。(9) 治療終了後6か月以内に、50〜60パーセントの患者が依存状態に逆戻りしてしまうという臨床報告は、依存症という病気が持つ威力の証拠として受け入れられているのだ。

だが、この方法論には、どこかおかしなところがあると、病院に所属する研究専門の心理学者で、ハーバード大学で教鞭をとるジーン・Ｍ・ヘイマンは指摘する。

「ほとんどの研究は、クリニックにやってくる依存者について行われている。だが、クリニックを訪れる依存者は、明らかに少数派だ。さらに、彼らは30歳を超えても薬物を使用しつづけている可能性が高い。おそらく、クリニックにやってこない依存者に比べて、より多くの健康問題を抱えているからだろう。おそらく、クリニックに現れる依存者たちが、うつ病にかかっている確率は、そうでない者に比べて2倍以上で、ＨＩＶの保有者だったりエイズを発症したりしている確率も数倍高くなっている。こうした問題は、薬物使用から立ちなおるための活動を阻害してしまう。ゆえに、医療専門家たちの依存症に対する見解は、代表的ではない依存者たちの集団に基づいて形成されたものなのだ[10]」

ヘイマンは、クリニックの患者だけでなく、一般の依存者をも含めた、より代表的な母集団について行われた大規模研究をアメリカで探した。その結果、４つの疫学的研究が見つかった。そのいずれも、公的な保健機関の支援のもとに第一線の研究者によって行われたものである[11]。にもかかわらず、不思議なことに、依存症は「原発性で、慢性で、再発する病気だ」というメッセージを広めている医学の教科書や論文記事は、これらの疫学的研究には一切触れていない。なぜだろう？

それは、この４つの研究のどれ１つとして、依存者のほとんどは最終的に依存症をぶり返すという結果を見出さなかったからではないだろうか？　これらの研究が示唆していたのは――不都合なことに――一生涯続くということになっている依存症の基準に合致した人々の60～80パーセントは、20代の後半から30代の初期にかけて薬物依存を克服していたという事実だった。つまり、〝高い寛解率〟は、依存症に安定して見られる特徴であるように見うけられるのである[12]。

ベトナム戦争の怪 ――なぜ兵士のヘロイン依存は突如として治ったのか？

1970年。ベトナムに駐留する米軍兵士のあいだに、突如としてヘロイン依存症が広がった。『ヘロインの政治学（The Politics of Heroin）』で著者のアルフレッド・マッコイが書いているように、1969年まで、東南アジアの「黄金の三角地帯」では、アヘンの原料を1000トン近く生産していたものの、それを高品質のヘロインに精製する製造所はなかった。そんな状況を一変させたのが、香港からやってきた中国人の熟練化学者たちだった。南ベトナムには、突然、きめの細かいグレード4のヘロインが出まわるようになった。それまでの、不純物が多くゴロゴロしたグレード3のヘロインではなく。

「ヘロイン依存は疫病のように蔓延した」とマッコイは書く。「サイゴンから米陸軍基地があるロンビンに続く幹線道路では、道路わきの屋台で、14歳の少女がヘロインを売っていた。サイゴン市内では売人が、繁華街を散歩する米軍兵士のポケットに、プラスチックの小瓶に入った純度95パーセントのヘロインを押し込んだ。そして『ママさん』と呼ばれていたベトナム人の兵舎つきメイドは、勤務中の兵士に売るために、職場に何本か小瓶を持ち込むようになった[13]」

1970年の夏までには、実質的にすべての下士官兵が、高品質のヘロインを手に入れられる状況になった。そうした兵士の半分近くが、少なくとも一度はヘロインを試したという。こうして、メコンデルタにいた米軍兵士の15〜20パーセントまでが、鼻から吸い込んだり、タバコの葉に混ぜて吸ったりして、ヘロインを摂取するようになった。皮肉なことに、ヘロイン摂取が急増したのは、ヘロインより匂いがきつくて発見しやすい大麻の使用を軍が厳しく取り締まるようになってからだ。しかし、マッコイによると、ヘロイン蔓延の最大の要因は、ヘロインを米兵に売ることによって、製造者が年間8800万ドルもの売り上げを手にしていたことにあるという。「どの基地も、どの基地も、同じような小瓶を手にしたアリの大群みたいなヘロイン密売人で溢れていたのもうなずける」

この大々的なマーケティング・キャンペーンには北ベトナムが絡んでいるという噂も広がった——敵を無力化するのに、これよりいい手段があるだろうか。しかし、実際には、南ベトナム政府の高官たちが密売人を保護していたというのが真相だったのである。

いずれにせよ、戦闘部隊も、さすがに戦場ではヘロインを使用しなかった。薬でラリったりしたら——それも催眠作用のあるヘロインのような薬など使ったら——自分から殺してくださいと敵に頼むようなものだ。が、いったん基地に戻ったあとは、じゅうぶんにその埋めあわせをした。13日間におよぶ偵察任務から帰還したある兵士などは、基地に到着するやいなや、ウィスキーが入ったショットグラスにヘロインの小瓶の中身を空けて、一気にあおったという。(14)

やがて、アメリカの新聞各紙には、陸軍兵士間のヘロイン大流行に関する、戦々恐々とした見出しが躍りはじめた。ニクソン政権は、自暴自棄になった何千人もの〝ヤク中〟が波のようにアメリカ各地に押し寄せ、都市の犯罪を増加させるのではないかと神経をとがらせた。だが、それはただの杞憂だった。むしろ、依存症に陥った兵士は、自ら悪癖を一掃したのである——それも迅速に。

なぜそれがわかるかというと、大惨事を予測していたアメリカ政府が、医学調査の実施を指示したからだ。調査の対象は、400名を超える帰還兵。その全員が、ヘロインを鼻から吸ったり、喫煙したり、注射したりしていたうえに、依存症に陥っていると自ら認めた者だった（そのため、これはおそらくヘロイン常用者に関して行われた過去最大の調査だと思われる）。研究者が驚いたことに、ひとたびアメリカ国内に戻ったあと、依存者とみなされる量のヘロインを摂取しつづけた帰還兵は、わずか12パーセント未満にとどまったのだ[15]。

　これは、社会環境の変化が、薬物常用の習慣に大きな影響を与えることを示す強力な証拠である。ロンドン大学キングス・カレッジにある国立依存症センターの指導的研究者、マイケル・ゴソップ教授は、こう説明する。

「ベトナム戦争に従軍した若者は、正常な社会環境や、それに伴う正常な社会的・道徳的制約から引き離されてしまっていた。そうした者の多くにとって、戦場での日々の暮らしは、混沌としていて、無秩序で、しばしば非常に恐ろしい経験を強いられるものだったろう。しかし、そこから物理的に逃避するチャンスは、自傷という有害な可能性を除けば、ほとんどなかった[16]」

　ゴソップは、「内面への脱走」という言葉を使って、ヘロインが兵士たちに提供したものを表している。すなわち、ヘロインは別世界に飛ぶための安直な旅《トリップ》を提供してくれたのだ。

　おびえて混乱していたベトナム駐留兵士は、恐怖感を和らげるために、化学物質のフィックスを提供されていた。社会的・心理的プレッシャーは、母国にいたときには夢にも思わなかった行為――ヘロインの摂取――をさせるほど強烈なもので、5人に1人が常習者になった。しかし、母国アメリカに戻ってきたあとは、もはや、身の安全を心配する必要はなくなったし、他の常習者と交わることもなかった。ヘロインは高価で、なかなか手に入らず、品質も悪く、非合法の薬物だった。プレッシャーがかかる方向は正反対になった。言いかえれば、兵士たちをヘロイン常習者にした、社会的要因と心理的要因という同じ組み合わせこそ、彼らがヘロイン依存をやめることができた理由を説明するものなのだ。

もちろん、戦争は、あまりにも非日常的な状況だ。だから、薬物を始めたきっかけが、これほどドラマチックかつ急激ではない依存者たちの回復速度は、もっとゆっくりしたものであると予測すべきかもしれない。実はそれこそ、前述した4つの大規模疫学的研究が示している事実なのである。すなわち兵士の調査結果は、環境が変わったときに、常習者が徐々に行動を変えていった様子を示しているのだ。

このような結果は、進行性の病気モデルを裏づけるものではない。ベトナム帰還兵の統計値に至っては、病気モデルの信憑性《しんぴょうせい》を直接揺るがしている。アメリカ政府は大変な骨を折って、調査対象の帰還兵が本物の依存者であることを確認した。だとすれば、病気モデルの提唱者たちは、「のちにヘロイン依存を克服することになった88パーセントの依存者は、実は誤診されていたのだ」などと信じろとでも言うのだろうか？　あるいは、どこもかしこもヘロインだらけのベトナムで戦うために徴兵されたという状況は、あまりにも異例の事態だから、調査対象として「妥当なものではなかった」とでも言うつもりだろうか？

病ではなく習慣——依存に至る4つの「入手しやすさ」とは?

ベトナム帰還兵の調査は、依存症の鍵となる、ある要因を明らかにしてくれる——それは、〝**入手しやすさ**〟だ。マイケル・ゴソップの言葉を借りれば、「入手しやすさは、薬物摂取を左右する要因としては、あまりにも当たり前のものであるために、見過ごされることが多い。〝入手しやすさ仮説〟をもっともシンプルに表現するとすれば、次のようになる——**社会において薬物が入手しやすければしやすいほど、より多くの人がそれを摂取する可能性は高くなり、そうした人々が問題を抱える可能性も高くなる**[17](太字、筆者)」。

この仮説は、当たり前のことを言っているだけのように見えるかもしれない。実際、ゴソップはこう言っている。入手しやすさの問題は、しばしば副次的な要因として扱われ、いわゆる「病気」へのかかりやすさより重要ではないとみなされることが多い、と。

ゴソップは、入手しやすさには、さまざまな局面があると言う。まず、明らかに、物理的な入手しやすさがある。さらには、心理的な入手しやすさ(その人の人格、背景、信念などが、特定の薬物の使用を促すかどうか)、経済的な入手しやすさ(その薬物が手に入る価格であるかどうか)、そして社会的な入手しやすさ(社会的状況がその薬物の使用を促すかどうか)がある。

ベトナムにいた兵士の多くにとっては、これらの局面がすべて当てはまった、とゴソップは指摘する。これとは対照的に、タイに駐留していた部隊も簡単にヘロインを入手することができたのだが、彼らは危険と隣り合わせの暮らしをしていたわけではなく、友好的な人々のあいだで自由に行動できたし、同僚たちもヘロインを使っていなかった。その結果、タイにいた軍関係者の中でヘロインに手を出したのは、1パーセントにも満たなかったという(18)。

入手しやすさは、依存のメカニズムのすべてを説明するものではないものの、依存症を社会的環境の中に位置づけて考えなければ、人々が依存症――ジャングルの中でヘロインを注射するような行動だろうが、スタバでマフィンを頬ばるような行動だろうが――に陥る理由を理解することなど、とうてい望めないという事実に気づかせてくれる。

薬物にまみれたメリーランド州ボルティモアの暮らしを描いた、見事なテレビドラマ『ザ・ワイヤー』を観た人が、まじめな顔つきで「このドラマは慢性病を患った黒人集団の話だ」などと言うことはまずないだろう。ドラマの中で登場人物がヘロインを吸っている理由は、基本的に、みんながそうしている場所で暮らしているからだ。もしそこに住んだとしたら、私もヘロイン依存者になるに違いない。そもそも私は依存者なのだから、それは言わずもがなだと言うべきかもしれないが。それでも、私の教区の牧師でさえ、ハマってしまうのではないかとひそかに思わずにはいられない。

イギリス政府の薬物政策について助言したゴソップは、病気仮説を不愛想に却下したことにおいて、依存症専門家の中では特異な存在だ。ゴソップは、**依存症は「習慣」**だと言う。この言葉は、不可逆性の病気より恐ろしくないように聞こえるかもしれないが、実はそうではない。モノが潤沢に溢れている社会では、入手しやすさに駆られた「依存という習慣」が意味するものは、機能不全に陥っている脳を持つ特定の個人だけを狙いうちにする「依存という病気」が意味するものと同じぐらい気がかりだ。

これは、他の人より依存症に陥りやすい人がいるという事実を否定するものではない。また私たちは、脳の自然な報酬系が、新たに入手可能になった薬物やガジェットなどにハイジャックされているという、神経科学分野における最新の発見を無視するわけにもいかない。次の章では、依存に関する脳の研究において判明していることと、していないことについて、より詳しく見ていくことにしよう。

本章を締めくくる言葉として、ここでふたたび、病気モデルの不適切さについて強調したい。「病気」という言葉が、依存症を語る文脈において少しでも役立つとすれば、それは依存の「たとえ」としてであって、「診断」としてではない。

それに、病気と同じぐらいうまく働く鮮やかなたとえが、もう1つある。それは、「現代の消費者は、ベトナムに派遣された兵士に似ている」というものだ。私たちは、混乱しておびえているうえに、現実をもっと我慢できるものにすると約束してくれるフィックスに、ひきもきらずにさらされている。そういったフィックスに屈するのに、なにも病気になる必要はない。人間でありさえすればいいのだ。

第3章

なぜ自分を破滅に導く習慣をやめられないのか？

――病みつきビジネスが利用している脳の仕組み

突然ギャンブルとポルノにハマった70歳

どんなに気まずい思いをするか、想像してみてほしい。あなたは、定年まで勤めあげた元公務員。パーキンソン病を患っている。性格は、この病気にかかっている人の多くと同様に、勤勉で内向的だ（この病気が、なぜこういったタイプの人を襲うことが多いのか確かなことはわかっていないが、その関連性は早くも19世紀には指摘されていた）[1]。行きつけのパブでは、1パイントグラスではなく半パイントグラスでビールを注文するような、堅実で人当たりのいい人物として知られている。ときおり、コイン数枚を使って、スロットマシンで20分ほどのんびり遊ぶこともあるが、負けたとしても冷静に肩をすくめるだけで、気にするようなことはない。

そんな折、おかしなことが起きる。何の前ぶれもなく、スロットマシンに病みつきになってしまったのだ。あなたは、開店からラストオーダーの時間まで、他の常連客の困惑をよそに、マシンの前に立ちつづける。パブのスロットマシンが、投入額の80パーセントしか儲からないようにプログラムされていることは承知の上だ。が、ある日、大当たりを何度か引きあてて50ポンドが手に入る。そのときに感じたスリル――そして、また起きるかもしれないという期待――が、スロットマシン熱に火を注ぐ。あなたはもう、理性的に物事を考えてはいない。

あなたをからかっていた常連客は、次第に不安を覚えるようになる。年金まで注ぎはじめた姿を目にしたからだ。パブの店主は「ちょっと話があるんだが」と耳打ちして、スロットマシンで遊ぶのはやめてくれと頼む。あなたは恥じ入って、そのパブには行かないようになるが、次に向かうのは、他のパブではなく、近所の馬券売り場だ。そのほうが、大当たりの賞金が大きいから。そうこうするうちに、オンラインのギャンブルに関する新聞記事があなたの目を惹く。ほどなくして、あなたは書斎に閉じこもり、ギャンブルの負けを重ね、クレジットカードの借金を増大させていく。奥さんは、まだ何も気づいていない。

だが、あなたの問題は、これで終わったわけではない。ある時点で、自分でも驚いたことに、インターネットのポルノサイトに興味を抱くようになったのだ。本来なら、ポルノになど、もはや魅せられないはずだ。何と言っても、もう70歳なのだから。だが実は、そういったサイトを見るようになる前から気づいていたのだ。なぜか、ふたたび性欲が頭をもたげてきたことに。

こんな話はとても信じられない、と思われるかもしれない。だが最近、とてもよく似た事件が、複数のパーキンソン病患者に生じた。彼らは、突然ギャンブルに熱中するようになり、いくつかの例では、性欲の復活が伴った。他のバリエーションでそれらが起こった場合もあった。ギャンブル欲を伴わずに性欲だけが高まった患者もいるし、暴食を始めた者もいる。夢中で買い物をするようになり、それらにリスクを伴う他の行動が組み合わさった者もいた。共通していたのは、ごく最近まで、余暇のほとんどをベゴニアの世話に費やしていたような人に、突然驚くべき行動の変化が生じたことだった。

しかし、犯人は「病気」ではなかった。

犯人は、パーキンソン病の症状を改善するための治療薬だったのである。治療薬がこのような結果を生みだすことは意図されていなかったものの、実際に生じさせてしまったという事実は、私たちが依存症と呼ぶ奇妙で自己破滅的な行動に関する重要な情報を、図らずももたらすことになった。

快楽物質ドーパミンは「欲望物質」だった!?

これらのパーキンソン病患者に与えられたのは、ドーパミンの作用を模した薬だった。ドーパミンは神経伝達物質、つまり化学的なメッセンジャーで、快楽の経験に影響を与えるだけでなく、脳内に新たな報酬経路をマッピングする能力を持つ。言いかえれば、報酬経路を書きかえることができるのだ。

報酬経路を書きかえるという説明は、脳内で生じている複雑な変化を今風に表現したものだ。脳内で生じていることは、ほぼ間違いなく、人類が今まで理解しようと努めてきたあらゆる物事のなかでも、もっとも計り知れないテーマだろう。自分のキャリアすべてを研究に捧げてきた科学者たちも、まだジグソーパズルのほんの一部だけをつなげたにすぎないと認めている。

何とももどかしいことだが、もうちょっと我慢して、おつきあいいただきたい。というのも、ほんの一部だけだとはいえ、科学者たちが発見しえたことは、興味深いことを示唆しているからだ。ドーパミンは、太古からあるメカニズムで、トカゲをはじめ、進化の系統樹上にいるあらゆる動物に見ることができる。ドーパミンが「快楽物質」と呼ばれるわけは、おいしいものを食べたり、セックスを楽しんだり、快楽を強める薬物を摂取したりするときに必ず放出されるからだ。

最近、科学者たちは、ドーパミンに対する理解をさらに深めた。その結果、今では、ドーパミンは、快楽よりも、欲望のほうに深く関わっていると考えられている。つまり、昨今、依存症について科学的な議論をするときにいつも登場するようになった、爽快なほどシンプルな用語で言いかえるとすれば、ドーパミンは**「好き（嗜好 liking）」という衝動**よりも**「欲しい（希求 wanting）」という衝動**のほうに深く関わっている、と考えられるようになったのだ。

ラットの脳について行った一連の実験で、ミシガン大学の心理学者、ケント・ベリッジは、「欲しい（すなわち欲望）」という衝動と「好き（すなわち快楽）」という衝動は、ヒトにおいても動物においても、脳内の別々の回路が司る異なる衝動であるという結論に達した。これは、「私たちは、なぜ、どうやって、依存的な行動をとるのか」ということを考える際に、頭の片隅に置いておくべき重要な発見である。

ドーパミンはこの両方の回路に関わっているが、その主な機能は、「欲しい」という衝動を刺激することにある。「好き」という衝動は、ドーパミンよりも、脳内で生成される天然のモルヒネといえる化合物エンドルフィン（幸福ホルモン）をはじめとするオピオイド系の影響をより強く受ける。(2)「欲しい」と「好き」の衝動の強さは、「欲しい」のほうが大きい。「脳は、欲望のメカニズムよりも、喜びのメカニズムにケチケチするようだ」とベリッジは言う。(3)

この発見は、科学者たちが唱えているもう1つの一見シンプルな区分、すなわち、第1章で見てきた、脳内の「ストップ&ゴー・インパルス」を理解するのにも役に立つ。「ゴー」インパルスは、直ちに報酬を手に入れるようにと指令する。これは古代から存在していて、他の動物にもそなわっている強力な衝動だ。ご想像にたがわず、食物やセックスが手に入りそうになると、「ゴー」インパルスはオーバーヒート状態に陥る。その中心にあるのが、ドーパミンと「欲しい」という衝動だ。とはいえ、さまざまなレベルの「好き」という衝動も、「ゴー」指令の強さを左右する。(4)

一方、「ストップ」インパルスは、ヒトにおいてのみ高度に発達した。この衝動は、直ちに報酬を得た場合にもたらされる結果をいちいちあげて、「ゴー」インパルスを抑制してくれる「理性の声」と言うこともできるだろう。その声は、ヒトの脳の前頭葉からやってくる。前頭葉は、思春期の若者では、まだじゅうぶんに発達していない。そのため、若者は「ストップ」インパルスをうまくコントロールできない。10代の子どもがいる親なら、このことはよくご存じだろう。

パーキンソン病が内向的な人ばかりを襲うワケ

さて、ここでふたたび、パーキンソン病患者が被った、トラウマをきたすような経験について考えてみよう。パーキンソン病は脳内のドーパミンを枯渇させる病気だ。実のところ、この病気を持つ人は、はっきりした症状が表れるようになる数十年も前から発病していた可能性がある。もしそうだとすれば、なぜパーキンソン病が、驚くほど高い頻度で内向的な性格の人ばかりを襲うのかが説明できる。つまり、患者の控えめな性格という特徴は、元来、その人に自然にそなわっていた内向的な性格が表れたものというよりも、診断が下されるずっと以前から発病していた、パーキンソン病の最初の兆候であった可能性があるのだ。

唐突にギャンブルや他の衝動的な習慣行動を示しはじめたパーキンソン病の患者は、ドーパミン作動薬を投与されていた。この薬は通常、ドーパミンを増加させることにより、パーキンソン病の進行を遅らせる。これは同疾患の一般的な治療法であり、非常に高い効果をもたらす場合もある。パーキンソン病にかかっていた私の叔母も、そういった薬を処方されていた。薬の効果によって、叔母の性格が明るくなり、庭の花を見るといったありふれた経験が新たな喜びをもたらす様子は、奇跡のように思えたものだ。だが一部の患者にとっては、私の叔母に「生きる喜び《ジョワ・ド・ヴィーヴル》」を取り戻させてくれた薬が、精神をむしばむものになることがある。

クイーンズランド州に住む年金生活者のアラン・バローズは、ドーパミン作動薬「カバサール」の製薬会社「ファイザー」を訴えた100名のオーストラリア人の1人だ。彼は、この薬のせいで、「ポーキーズ」（スロットマシンを意味するオーストラリアのスラング）のギャンブル依存症に陥ってしまい、積もり積もった30万ドルもの負債を清算するために、家を売らなければならなくなったと言う。「始めたら、もうずっと続けるしかなくなったんだ。毎時間のように金を下ろしていたね。ついに金が引き出せなくなるまで。それは、強迫的な衝動だった。私は、本当に腹黒い最低の人間になってしまったんだよ」(5)

こう言ってもバローズ氏には何の慰めにもならないだろうが、衝動的な行動に取りつかれたパーキンソン病患者の経験は、依存症の境界線を見きわめるのに役立つ。つまり、彼らの不運は、薬物が関与していないという理由で社会が「依存症」と名付けてこなかったギャンブルのような習慣にも、ドーパミンという共通項が関わっていることを教えてくれるのだ。

パーキンソン病治療薬が引きおこす問題反応が明らかになったあと、アメリカ国立衛生研究所のヴァレリー・ヴーン医師は、ドーパミン作動薬を投与された患者の調査を行った。その結果、そういった患者の13パーセントに、「ギャンブル、買い物、過食、性欲亢進を含む、さまざまな病的行動が見られた」という。[6]患者がそんな行動をとった理由は、ドーパミンの過剰供給にあった。

この結果が導く示唆は重要である。すなわち、パーキンソン病にかかっていなくても、同じような病的行動をとる人々にはドーパミンのレベルの問題がある、という仮説が立てられるのだ。ギャンブル、取りつかれたようなショッピング、過食、性欲亢進……。パーキンソン病患者が陥ったこのような行動は、「欲しい」という衝動が「好き」という衝動を上回る種類のものであることに留意されたい。さらに彼らは、反復的な衝動に突きうごかされていた。これはドーパミンが作用しているときに特徴的に見られる行動で、ドーパミンの作用が生じるたびに、脳の中に新しいパターンが築かれていく。精神科医のノーマン・ドイジは言う。「私たちをワクワクさせるドーパミンの急上昇はまた、私たちに目標達成行動をとらせたニューロン結合を固定化する」[7]

言いかえれば、ドーパミンに誘発された快楽を経験すればするほど、私たちはその経験を繰り返したくなるのだ。しかし、報酬経路が再配線されて耐性のレベルが上昇した結果、その行為から満足感を得るには、いっそう努力しなければならなくなる。だからこそ、依存者は常に、より大きなハイを求めているように見えるのだ。

ヘロイン、MDMA、アルコール——薬物に対する脳の反応カタログ

あらゆる薬物乱用者は、ドーパミンの急上昇を経験する。それにしばしば伴うのが渇望感、つまり非常に強力な「欲しい」という衝動（希求）だ。アルコール、アンフェタミン、コカイン、ヘロイン、大麻、ニコチンはみな、脳の深部にある〝快楽中枢〟——報酬経路の最終目的地と呼ばれている「側坐核《そくざかく》」——内で、ドーパミン産出量を増加させる[8]。

とはいえ私は、依存者たちのドーパミンのレベルが、生まれながらに高いとか低いとか言っているわけではないし、渇望感が遺伝するために、側坐核におけるドーパミンの産出を刺激しつづける必要性にかられる、などと言っているわけでもない。もしそんなことが事実として証明されていたら、依存症の科学研究は、これほどやっかいな当て推量をしなくてもすむはずだ。

娯楽用の薬物は、脳に対してそれぞれ異なる作用をおよぼす。それが生みだす報酬も違えば、生みだす罰も異なる。それがどんなものかを知るには、わざわざ薬物を摂取する必要はない。使用者の行動を見るだけでいい。それは、動物園に行くのにちょっと似ている。

コカイン依存者《コークヘッド》と覚醒剤依存者《スピードフリーク》は、ドーパミンの波に乗って、興奮してしゃべりまくる。その波が引いたあとに表れるのが、特定の離脱症状だ。「コカインは、クラブから帰ってきたときのためにとっておくドラッグだ」と言うのは、27歳のグラフィック・デザイナー、オリー。「効き目が切れるのは、結構速い。たっぷり注文していない限り、明け方4時頃には、みんな神経過敏になって、

不安にさいなまれるようになる。部屋を見回して、まだコカインを持っている人がいないかって探りあうんだ。絶え間なくしゃべりまくっていた4人の友人たちが、突然黙りこくって、頬の内側を噛むようになる。夜が明けて、二日酔いを覚ますためにブランチを食べに出かけると、みんなコカインの離脱症状に陥っていて、互いにつんけん噛みつきあう。何日も落ち込みつづける者もいる」

一方、ヘロイン常用者は、友人に向かってまくしたてる「語漏《ごろう》」のような行動はとらない。彼らの薬物は、幸福感をもたらし、鎮痛効果のある天然の神経伝達物質「エンドルフィン」を脳に過剰に生成させる。ヘロインは、中枢神経系で神経伝達物質を抑制するが、これが、すばらしく平穏な感覚をもたらしてくれることがある。とりわけ、最初から神経がズタズタに寸断されているようなときには、効果てきめんだ。ヘロインは、使用者を天国の門に連れていってくれるが、その一方で地獄にも突きおとす。ヘロインの離脱症状は、通常とても長く、ひどいうつ状態に陥るからだ。その理由は、側坐核がオピオイドの離脱に非常に敏感なことにある。(9)

さらに、脳には自己調節プロセスがある。ゆえに常習者は、神経伝達物質の伝達速度を低下させるために、迅速に摂取量を増やさなければならない。重度のケースでは、精神的麻痺状態を保つために、毎時間薬物を注射しつづけるようなこともある。北アフリカで依存者として過ごした最後の1年を綴った作家のウィリアム・バロウズは、靴の先端を8時間見つづけることなど、なんでもなかったという。もし友達がやってきて、その場で死んだとしても「彼のポケットを探ろうと思いながら、そこに座って靴の先を見つづけただろう」と書いている。(10)

合成麻薬のエクスタシーは、多幸感と結びつけられている神経伝達物質「セロトニン」を放出する。だれに向かっても、愛情を表明するはめに陥るのは、そのためだ。「錠剤型麻薬をやらない理由は、バカみたいにベタベタしだす連中を見てられないからだよ」とオリーは言う。「MDMA（エクスタシーの純度を高めたもの）は、もっとタチが悪い。ストレートの男たちが抱き合って、キスしだすんだからな。この愚かなベアハッグ（力強い抱擁）は何時間も延々と続く。月曜日に会社で会ったときに、気恥ずかしそうに、そして悲しそうにしている連中を見ると、申し訳ないが、笑いを抑えられないね」。気恥ずかしそうにする理由は聞かなくてもわかるが、悲しそうにしている理由は、正真正銘、ドーパミン欠乏のせいだ。

そしてアルコールは、もっとも無慈悲な脳のハイジャック犯だと言われている。自分自身の飲酒歴を振り返ってみると、今になって、ようやく自分の体に何が生じていたのかが、少しわかるような気がする。当時それがわかっていたら、どんなによかったことか——たとえ、世界が滅亡するかと思われたほどの、何度かの二日酔いを避けるだけのためだったとしても……。

アルコールの分子は、依存をもたらす他の薬物の分子とはかなり異なっている。アルコールには、私たちを興奮させる化学物質の伝達を速める能力がある一方で、その あと、私たちをリラックスさせる化学物質の伝達も速めて、しばしば、人事不省の状態に陥らせることがある。つまりここで話しているのは、ひと晩のうちに、人を抑制から解放し、気分を変えさせるという、悪魔的に複雑な神経伝達物質のダンスのことなのだ。私のドーパミンは、赤ワインをグラス3杯飲んだ頃に最高潮に達していたに違いない。その時点での私は——調子がよかったときには、だが——一緒にいて楽しい人間だった。しかし、3本目のボトルに差しかかる頃には、気分を高揚させる化学物質の速さは緩慢になり、抑制性神経伝達物質のGABA（ギャバ）の値が上昇しはじめていたことだろう。口調はしどろもどろになり、思考も混乱してくる。それでも私は、さらに速く酒を飲みつづけることによって、消えゆくハイの感覚を追いもとめる。そして、友人たちは賢明にも、言い訳をつぶやいて、その場をすでに去っていたというわけだ。

二日酔いについて言えば――そうだな、18年間の禁酒のあとに、また酒に手を出したくなったりしたら、自分に強いた1000回以上のおぞましい二日酔いのことを考えるだけでいい。もしかしたら、アルコールの分子には、脳のあまりにも多くの機能に入り込む能力があるために、あれほどの、あらゆるものを包み込むようなみじめさが生まれるのかもしれない。しかし、のちに見ていくように、私は最終的に、そういった感情に対してとても効果がある半面とてつもなく愚かな薬物治療手段を見つけたのだった。

私たちを欲望のとりこにする合図《キュー》はあらゆるところに

あらゆる酩酊経験には、脳の化学物質のカクテルが関与していて、その混ざり具合は、行動の性質によって大幅に異なっている。しかし、いずれにしてもドーパミンは、マスター・ドラッグだ。研究専門の精神科医モーテン・クリンゲルバックの言葉を借りれば、「それは欲望を遺伝暗号化する」らしく、もはや快楽を感じなくなったものを追いもとめさせる力がある。(11) また、ダーク・ハンセンは、「きのうハイになってどれほど楽しんだかを思いだすことができる理由の1つは、ドーパミンにある」と言っている。[12]

ハンセンの言葉が示唆しているように、ドーパミンは、「何かを思いださせるキュー（合図）」に結びつくのが得意だ。12のステップ共同体が会員にチビチビ与えている理にかなった助言に、「昔の悪習の一部だった〝人と場所と物〟を避けなさい」、というものがある。また、「床屋に入りびたっていれば、遅かれ早かれ散髪することになる」という、ＡＡの金言もある。もちろんこれは、「パブでオレンジジュースをするようなことは、アルコール依存者にはリスキーな行動だ」という意味だ。依存度が高ければ高いほど、キューへの反応も敏感になる――たとえ何年も手をつけていなかったとしても。意味深いことに、こうしたキューは、あなたが自分の人生において人と交換してしまった「物」であることが往々にしてある。

しかし、キューと欲望の結びつきは、依存者の専売特許ではない。依存スペクトルに位置している人々――つまり人類すべて――に日々生じている出来事なのだ。

ドーパミンの恍惚感は、わざわざ薬物を摂取しなくても経験できる。キューを受けとるだけでじゅうぶんだ。食物の匂い、あるいは、単にその〝見た目〟だけでも、報酬と動機づけに関与する脳の領域である「側坐核」内のドーパミン産生量は増加する。よだれがこみあげるのもその例だ。心理学教授のハーヴェイ・ミルクマンとスタンリー・サンダーワースによると、白い粉の太い筋を鼻から吸い込む人の姿をビデオで見るコカイン依存者にも、これと同じタイプの神経化学的反応が生じるという。「ドーパミンのメッセンジャーは行動を強いる。その衝動は、意志の力だけでは簡単には太刀打ちできないほど強い」[13]

彼らが言わんとしていることは、私にもよくわかる。どういうわけか、テレビで俳優が赤ワインを飲んでいる姿を見るときのほうが、現実の世界でだれかが実際に飲んでいるところを見たときより、ずっと誘惑されそうになるのだ。近くのスーパーにすっ飛んでいって、スペインのリオハワインを買いたくなってしまう（急いでつけくわえておくが、実際には、そんなことはしない）。どうしてそうなのかは、よくわからない。だが、ＡＡミーティングでも、同じような現象について話す人たちがよくいた。映画のワンシーンのせいで（12のステップ風に言うと）〝再使用《スリップ》して〟しまった人たちもいる。

キューは、日常生活のネットワークから切りはなされると、よけい強力になる。休暇に出かけたときに、アルコール依存者がスリップしてしまうことがよくあるのもそのためだ。すなわち、自分の問題を知っている職場や人々から離れ、どこかアルコールを解毒してくれそうに見えるエキゾチックな環境で酒が差しだされたようなときが危ないのである。私の知り合いのビジネスマンは、自分でも驚いたことに、飛行機の中で客室乗務員から勧められた「ラムコーク」を受けとってしまった。「あまりにも高度が高いところにいたから、勘定に入らないと思ったんだ」と彼は言う。かくして、あれほど自慢にしていた10年間におよぶ断酒の努力は、水の泡と消えてしまったのだった。

ミルクマンとサンダーワースは、側坐核内におけるドーパミン産生量を増加させる行為のリストを作成した。犯罪、摂食、ギャンブル、危険な行為、セックス……そして、愛する人をハグすること。おそらくハグ以外については、依存症（もっと正確に言えば、おびただしい種類の依存症）が裏に隠れていることだろう。

このリストの便利なところは、「脳の報酬回路は、無害とみなされていることと、危険とみなされていることを必ずしも区別しない」という事実を思いださせてくれることだ。ひとたび「欲しい」という衝動がコントロール不能に陥ると、それまで無害だった薬物や経験が、命を脅かすものになることがある。チーズバーガーに病みつきになった果ての心臓発作は、ヘロインの過剰摂取と同じくらい致命的だ。そして、現代の人々は、実際にハンバーガーに病みつきになる。もしかしたらその理由は、ハンバーガーが、ヘロインと同じくらい病みつきになるように化学的に作りだされたものであるからかもしれない。

要約すると、物質依存と「過程への」依存（非物質依存）の両方に、脳の報酬回路におけるドーパミンの障害が関与しているのだ。私は、これが依存症を簡単に説明するものだと言っているわけではない。明らかにそんなことはないが、それでも、この知見は役に立つ。今や私たちは、薬物が関与しているか否かにかかわらず、依存的な行動には脳の物理的変化が伴うことがわかったのだ。しかし、それ以上掘り下げて調べようとすると、困難に直面する。実のところ、専門家でさえよくわかっていない。神経科学の研究は、まだ緒についたばかりなのだ。

ただし、脳を見てもだれが依存症かはわからない

ここに、私たちの理解の限界を示すクイズがある——若い恋人たちとコカイン吸引者に共通するのは何か？

ノーマン・ドイジによると、その答えは、両方とも同じようなハイの気分になることだ。コカインとドーパミンの特別な関係は、晴れやかな希望的観測を生みだす。熱愛中のカップルと同じように、コカインの影響下にいる人は、「期待に満ち、喜びをもたらしてくれそうなあらゆる物事に敏感になる――花々や新鮮な空気からひらめきを得たり、思いやりのこもった、ちょっとした行為に接しただけで、人類全体がすばらしく思えてきたりする」[14]。

言いかえれば、恋に落ちると、20ポンド紙幣を丸めて鼻の穴に突っこんだときと同じ化学的経路が活性化するわけだ。これは、なかなか面白い。が、その一方で、人の脳を単に眺めるだけで依存症という診断を下すのが、いかにむずかしいかということも教えてくれる。最近発表されたある科学論文は、ロマンティックな恋愛にどっぷりつかっている「正常な」人々を研究すれば、薬物依存者の病理学的脆弱性の理解に役立つかもしれないと示唆している[15]。これも興味深いアイデアに思える――が、破れかぶれの手段だという感じも否めない。

明らかに、神経科学の分野では、脳の報酬回路で生じる微細な変化を特定の行動パターンに結びつけることすら、まだまったくできていないのだ。それに私が知る限り、神経科学者たちは、「依存症」の境界線を、てんでんばらばらな場所に引いている。

ここまで、異なる薬物が異なる方法でドーパミンを増大させる実態について見てきたが、この情報は、実はそれほど有益ではない。というのは、ドーパミンには、習慣性のある薬物と、報酬が得られても習慣性は持たない薬物が区別できないからだ[16]。脳は、私たち人間が文化に基づいて決めた合法薬剤と非合法薬物の分類など認識しない。私たちがうまく線引きしてきた薬物と食物の境界、そして崇高な危険行為と自己破壊的な危険行為との違いを認識しないことについても同じだ。

さらに、これではまだ複雑さが足りないとでも言うかのように、多くの依存者は、忠誠心を簡単に翻す。たとえば、ある街でヘロインの供給が止まると、ヘロイン依存者はコカインに依存の対象を切りかえる――この2種類の薬物がもたらす満足感は非常に異なり、関与する報酬系もそれぞれ異なっているにもかかわらず。「共存症」と呼ばれるこの現象は、科学者にとっての謎である。

だから、神経科学者が、脳の神経経路の地図をたどって、それを作りだした行動を特定することができないのは当然なのだ。科学者たちに言えるのは「脳の損傷を示している兆候は、もしかしたら、特定の習慣によって引きおこされたものかもしれない」ということだけ。このことと、脳の神経経路から特定の行動を導き出すこととは大きく異なる話である。

なぜ科学は、依存症という現象をとらえるのに、これほど苦労しているのだろう。それは、端的に言うと、他の動物の脳とは違って、ヒトの脳は、自らの体に命令を下し、ほぼ無数の自発的な（そのため予測不能な）行動をとらせるからだ。病気モデルの擁護者、そして巨大な医療関連産業の思い込みに反し、**依存的行動とは本質的に自発的な行為なのだ。**依存者は脳の化学物質が混乱した結果、悪い選択を下すのかもしれない。しかし、たとえそうだとしても、それが自分の意志による「選択」であることに変わりはない。

自分のためにならないとわかっていて、なぜわざわざやってしまうのか？

「本当は控えるべきなんだけれど……」

　観念したような、それでも興奮したような口調で口にされるこの言葉を聞くと、どんなイメージが浮かぶだろうか。私が思いだすのは、ずっと前に他界した祖母のことだ。母が作ったアップルクランブルのおかわりは、体重を減らすには逆効果だし、ドクターストップにも反する。祖母は心臓病を抱えていた。それでも祖母は、母の申し出を断れなかった――というより、断らないことを選んだのだった（祖母の名誉のためにつけくわえると、母のアップルクランブルは、死んでもいいくらいの絶品だった）。

　食後のデザート《プディング》は、イギリスにおける「本当は控えるべきなんだけれど」品目リストの上位に来る。同じような儀式的やりとりに毎晩耳を傾けなければならないウェイターは気の毒だ。

「ぼくは、コーヒーだけで結構」

「わたしも」

「だが、きみはどうか知らんが、あのティラミスは、すごくうまそうに見えるな」

「ほんと、そうだわ……」

「じゃあ、あのティラミスをスプーンで2杯――いや、3杯、もらおうか」

　このカップルは、2人で会話しているというより、自分自身と会話しているように見える。彼らの脳の中では、何が起こっているのだろう。

神経科学者のデイヴィッド・イーグルマンは、ヒトの脳を、複数の政党が同じ議題について異なる意見を戦わせる議会制民主主義になぞらえている。

「脳は、議論を戦わせて異なる選択肢を競いあう、分野の重なり合った複数の専門家からできている。ウォルト・ホイットマンが正しく推測したように、私たち人間は大きくて、さまざまなものからできているのだ（ホイットマンの詩『草の葉』より）。そして、これらのさまざまなものは、いつ果てるとも知れない戦いの中に封じこめられている。脳の中では、異なる派閥どうしが常に話を交わしていて、あなたの行動という、たった1つしかない出力チャネルの支配権を争っているのだ」[17]

要するにこれは、「ストップ&ゴー」メカニズムを、もっと高尚に言いかえたものだ。未熟な前頭前皮質しか持たない動物は、こうした会話を自分自身と交わすことはできない。だが人間は、脳のこの部位が発達したおかげで、状況を分析し、熟慮の末に選択を行うことができる。特定のドーパミン受容体をターゲットにする薬物をマウスに与えると、マウスは、コカインを夢中でむさぼる。[18]私たち人間がマウスと共有している脳の部位でも、これにとてもよく似たことが起こる。しかし、たとえどれほど薬物依存者の渇望が強烈だとしても、薬物を摂取する決断を下すには、人間にしかない理性的な機能が関与する。

別の言い方をすると、人間は、自らの「動物的な本能」に、他の動物とは異なる方法で反応するのだ。誘惑に出くわすと、そういった古代からの本能は、より高次の認知処理に回される。そして、このような理性的な処理――「ストップ」と「ゴー」のせめぎあい――こそ、結果を決める鍵になることが多い。

コカイン依存者には、誘惑に屈しないことを選択する知的能力がある。マウスには、それがない。もちろん、依存者が誘惑に負けてしまう可能性は高いが、それは、負けるという結論を理性的に選択したあとでのことだ（「本当は控えるべきなんだけれど……」）。そのため、「強迫的な《コンパルシブ》」という言葉を「抗しがたい」という意味で使うときには、非常に慎重になることが必要だ。小気味よい皮肉で知られるジャーナリスト、Ｐ・Ｊ・オロークはかつて、「ひと筋のコカインを丁重に断るための、だれもがうなずく礼儀作法などというものは存在しない。なぜなら、それを断った者など、まだいないからだ」と書いた。とはいえ、これは１９８０年代初頭の話である。今ではとても信じられないことだが、当時コカインは、習慣性がない薬物として、しつこく勧められていたのだった。

人の脳の活動を測定することによって、神経科学の力で、依存者と潜在的な依存者が突きとめられるとしたら、どんなに便利だろう。しかし、そんなことは不可能だ。それどころか、最近の研究結果は、治療業界が最近とみに中心に据えるようになった依存者と非依存者のはっきりした区別でさえ、否定しようとしている。依存症と脳の報酬系との関係は、まだごく一部しか判明していない。そして、ドーパミンの作用について判明していることが示唆するのは、「正常な」過度の耽溺と、依存的な過度の耽溺は、ごく近い関係にあるということ――つまり、病気モデルに取りつかれた治療業界が認めようとしない事実だ。

依存的行動の本質は、人々が、自分のためにならないことをわざわざ選び、行ってしまうことにある。そうすることで、長期的な報酬を得るかわりに、短期的な報酬を選んでいるのだ。それが、

「本当は控えるべきなんだけれど」と言う瞬間だ。誘惑は、さまざまな形や大きさをとってやってくる——箱に残った最後のカップケーキから、コンピューターゲームで衝動的に購入するバーチャルグッズまで。それがどれほどの害を与えるかは、もちろん、個々の状況次第だ。

もし私たちが、「結果なんか、どうにでもなれ」と一度も言ったことがなかったとしたら、人生はひどく面白味に欠けるものになるだろう。正直に言うと、私は、生まれたときからの絶対禁酒家といるときよりも、私のような元酔っぱらいと一緒にいるときのほうが、ずっと気が楽だ。そして、タバコさえ吸ったことがないと自慢するような人は、鼻につくほど独善的で、リスクを毛嫌いする小心者に思える。どんな感じがするか試してみたいとさえ思わなかったのだろうか、とも思う。

レジ横のクッキーから始まる依存症ビジネスの仕組み

私たちが「依存者」と呼ぶのは、自分に害を加えるような短期的報酬を一貫して追いもとめる人のことだ。こうした人たちの脳には、強力な「希求」経路、すなわち「欲しい」という衝動の経路ができているように思われる。このタイプの経路が、どの程度まで持って生まれたものなのかを知るのはむずかしい。アルコール依存症は家系に遺伝する傾向があるが、遺伝的素因と環境による条件づけを区別するのは不可能だ。もし依存症が、ハンチントン病のような器質性疾患だったら、科学者たちは、疾患の原因遺伝子を見きわめるチャンスを手にできるだろう。しかし実のところ、依存症は一連の自発的な行為が複雑に絡みあったものなのだから、そういった〝神経科学的還元主義〟は単なる時間の無駄である。

とはいえ、今まで見てきたように、神経科学は、実際に依存症に陥っているかいないかにかかわらず、依存的な行動をとるときに脳内で何が起きているかを知る一助にはなる。私たちが求める快楽は、脳をドーパミンや他の化学物質で満たしたあと、それらの物質を枯渇させるのだ。

違法薬物は、この現象の極端な例を示している。たとえば、メタンフェタミンやクラック・コカインは、どんな人でも抗えないほどの強烈な渇望感を引きおこす。私の友人に、保守派の著名なジャーナリストがいる。彼は1990年代初頭に、夫婦でジャマイカに休暇に出かけた。アメリカの各都市が、クラック・コカイン流行の絶頂期にあった時代である。ジャマイカでコカイン吸引パイプを差しだされた2人は、1回だけならいいだろうと思って応じたという。「これ以上ないぐらいの、夢のような体験だった」と彼は思いだす。「でも、もう二度とやらないと、妻と固く誓いあったんだ。あまりにも魅力的だったからね。さもないと、ジャマイカを出るときにクラック依存者《クラックヘッド》になっているのは目に見えていた」

私たちの多くは、そんな状況に遭遇することはない。クリスタル・メス（結晶メタンフェタミン）やクラック・コカインは、物理的にも心理的にも、あるいは経済的にも社会的にも、ほとんどの人にとって入手不能な薬物だからだ。

だがそんな私たちも、午前中のラテを1杯注文するときに、カウンターの横から、せがむように私たちを見つめるジンジャーブレッド・クッキーの誘惑には遭遇する。合法的な商品の製造業者たちは今や、依存症が働く仕組みを理解し、それに合わせて自社製品を加工し、製法を変え、商品のコンセプト自体を変えているのだ。これから見ていくように、加工食品とインターネットポルノの製造者は、脳の科学に関する詳細な研究調査結果を手にしている。

人々が追いもとめる快楽の対象は、MDMAのハイがもたらす好色なスリルから、チョコレートサンデーのネバネバした楽しみまで、人によってさまざまだ。だが、こういった刺激はどれも、ある種の人々にとっては、欲望を駆りたてる要因の一部になりうる。つまり、快楽のレベルを維持するために、その対象に身をさらす頻度をますます増やしていかなければならなくなるのだ。

一度このことに気づけば、「心理的」な依存と「物理的」な依存（または病みつき行為）の従来の区別は誤解を招きやすいものだとわかるだろう。たとえば、摂食障害を持つ人が大量のアイスクリームを食べると、その行為が脳の変化によって強化されることがある（ついでに、そのあとそれを吐きもどせば、セロトニンのハイも経験できる）。このような人は、アイスクリームに物理的に病みつきになっている。しかし、この病みつき行為は、自分にそれを強いることをやめれば、完全に元に戻せるものだ。だから、どの面から見ても、病気と言うことはできない。

一方、依存という言葉は、さまざまなことを意味する。糖尿病患者の一部は、インスリンがなければ命を落とすという意味で、インスリンに依存している。ヘロイン依存者は、ヘロインがなければ命を落とすわけではないが、ヘロインというフィックスを得られなければ離脱症状に苦しむという意味で、ヘロインに依存している。1日にエスプレッソを6杯飲む人も、突然コーヒーをやめたら、離脱症状に苦しむ。おそらく、かなりひどい頭痛に見舞われることだろう。だとすれば、その人はカフェインに依存していると言えるのではないだろうか。

これにひきかえ、「欲しい」と「好き」という用語は、それ自体は科学的な用語には聞こえないものの、そうした曖昧さは回避できる。というのは、「欲しい」と「好き」は、脳の異なるメカニズムによって司られる別々の衝動に呼応しているからだ。

そして私たちは、ある程度の自信を持って、「欲しい」という衝動は、「好き」という衝動を圧倒しつつあると言うことができる。これは朗報とは言えない。「欲しい」という衝動は、私たちが必要としていない薬物で私たちの体を満たす一方で、私たちの性格の最悪の部分を引き出す傾向があるからだ。もしかしたら、これは私だけかもしれないが、1杯のカプチーノを手にするために行列に並ぶとき、その喜びは、10年前にくらべて減ったような気がする。挽きたてのコーヒー豆の香りは、ひじをとがらせ、気分を苛立たせるもののように感じてしまうのだ。とはいえ、そんなことはコーヒー店にとっては問題でもなんでもない。ありていに言えば、彼らの目的は、客をできる限り貪欲にさせることにあるのだから。

もちろん、それは、ずっと前からそうだった。おそらくは、古代のメソポタミアのパン屋だって、客を貪欲にしたいと思っていたことだろう。セールスマンも、何百年も前から知っている。商売をうまくやるコツは、環境にある——つまり、巧みに配された、魅惑的な背景にあると。

しかし現代では、特定の有害な衝動を誘発するためにそういった環境を操作する方法を、企業が学びつつあるのだ。そして、このあとの章で見ていくように、このようなスキルは、市場のあらゆる場所で進化している。だからこそ、依存症を真に理解したいなら、私たちを取りかこんでいる困惑に満ちた世界を調べることが必要になるのだ。

第4章

お買い物とヘロインとお酒の共通点とは？

——自由市場と依存の関係は18世紀ロンドンで始まった

ショッピングモールは人を「ゾンビ」にする？

ショッピングモールにあるその店は、鍵をかけて、ドアを固く閉ざしていた。店の外では客たちが、なすすべもなく窓をかきむしっている。顔は灰色で、目には生気がない。ぎこちない動きは、ロボットのようだ。「あの人たち、どうしてここに集まってきたのかしら？」。ぞっとした女性が連れに訊く。「本能とか、記憶とかいったものなんだろう――むかし、よくやったことの」。連れが答える。「ここは、あいつらの人生にとって、大事な場所だったんだ」

1978年製作の映画『ゾンビ』（原題は『ドーン・オブ・ザ・デッド』）の舞台をペンシルベニアにあるモンローヴィル・モールに設定したのは、ジョージ・A・ロメロ監督の優れたアイデアだった。ゾンビとショッピングモールの組み合わせは、人々のイマジネーションをかきたてた――なぜか、とても相性がよいように思えたのだ。頭が空っぽのゾンビたちが、磁石に引きつけられる鉄粉のようにモールに吸いよせられるさまは、観客にとって、どことなく思い当たるところがあったに違いない（とりわけ、その映画を、モールにある映画館で見ていた観客たちには）。映画のゾンビたちは、歩みはのろいものの、本物の買い物客とまったく同じようにモールの通路をあてもなくうろついていた。鋭い観客は、監督の皮肉な意図をすぐに見抜いたことだろう。つまり『ゾンビ』は、コンシューマー・キャピタリズムを風刺した作品だということを。

とはいえ、ショッピングモールは本当に私たちをゾンビ化するのだろうか？　もし、そうだとしたら、どうやって？　ポピュラー心理学の用語に、アメリカで最初にショッピングモールを設計した建築家の1人、ヴィクター・グルーエンにちなんでつけられた「グルーエン移送効果（グルーエン・トランスファー）」という仮説がある。この説によると、一部のモールは、わざと客を迷子にするように作られているそうだ。出口や経路はわかりにくく配置され、客は、もといたところに戻ってきてしまう。そこでは、環境音楽と特殊照明と視覚的な合図《キュー》が組み合わさり、客に衝動買いをするように働きかける。ある説明によると、「グルーエン移送効果の影響下にある人の典型的な兆候は、ぽかんと開いた口、ややとろんとした目、霧がかかったようにぼんやりした感覚である。この独特の精神状態に陥ると、多くの人は歩みが遅くなる」という[1]。

　1978年当時のショッピングモールと比較すると、今日の巨大モールが引きおこす感覚は、もはや幻覚に近い。2011年に、ロンドンのオリンピック競技場の隣にオープンしたショッピングセンター「ウェストフィールド・ストラットフォード・シティ」の敷地面積はサッカーコート25個分だ。そこには300軒の店舗、70軒のレストランがあり、バーには50種類ものシャンパンが用意されている。

　ロンドン西部の私の家の近くにも、ウェストフィールド・ショッピングセンターがある。ストラットフォード・シティより規模は小さいが、それでも、1ダースほどの大聖堂をボルトでつなぎ合わせたくらいの広さだ。つい最近そこを訪れたときにも、グルーエン移送効果を示す、ロボトミー手術を受けた患者のような顔つきの買い物客が、ごまんと歩いていた。もしかしたら、それは食後の倦怠感だったのかもしれない——ランチに食べた点心と「ベン&ジェリーズ」のアイスクリームが引きおこした低血糖、いわゆる「シュガークラッシュ」の影響だったのかも。

　しかし、その一方で、過度の警戒心を示している買い物客もいた。そういった客は、緊張しているハンターのように、きょろきょろとせわしなく目を動かす。ある女性などは、おびえているようにさえ見えた。まるで、中産階級向けのプライベートブランド「マークス&スペンサー」のセーターがカウンターから飛んできて、首を絞めるとでも思っているみたいに。

　こうした買い物客の頭の中では何が起きているのだろう？　脳が容易に処理できる以上の選択肢に囲まれていることは、その姿を見るだけでわかる。そのために、混乱と過剰刺激のコンビネーションが生じているのだ。客たちは、21世紀の小売環境だけが提供しうる、とてつもない入手可能性《アベイラビリティ》に目がくらんでしまっているのである。薬物の入手しやすさが高まれば高まるほど、人々が問題を抱える率も高くなることについては、すでに見てきた。しかしショッピングモールが教えてくれるのは、こうした入手のしやすさにまつわる危険性は、薬物に限らないという事実だ。平たく言えば人類は、自らが持つ精神的防衛手段で対抗できるレベルを超えるおびただしい種類の危険な誘惑を、短期間のうちに作りだしてしまったのである。

　進化の観点から見れば、私たちの脳と体は、未だに狩猟採集民のものだ。劇的に変化した環境に呼応して、生物化学面では少しは変わったものの、変化した環境に、自分に害を与えることなく適応するまでには至っていない。大部分の人は、依存症に陥るまで物事にふけるようなことはしないだろう。しかし、体と環境のミスマッチこそ、依存症の本質的な問題であり、人類全体に共通する問題なのである。

「カードを決済端末機に入れたくてたまらない」——買い物依存の実態

物を買う行為は、なぜ、品物を手に入れることより楽しいのだろうか。新しいスエードのジャケットを買うプロセス——ウィンドウショッピングをして、試着しようと決心し、鏡の前でポーズをとり、深呼吸してクレジットカードを財布から取りだす——は、そのジャケットを着ること自体よりも、ずっと鮮やかな記憶の軌跡を残す。「快楽は、意識をそれに向けると蒸発してしまうかのように見える」と言うのは、精神科医で脳の研究者でもあるモーテン・クリンゲルバックだ。「快楽は、それ自体に意識を集中させればさせるほど、私たちの手からすりぬけてしまう」(2)。一方、快楽を導く行為には容易に意識を集中させることができる。俗な言い方をすれば、記憶により長く残るのは、オーガズムより前戯のほうなのである。

これを理解するには、「欲しい」という衝動（希求）と「好き」という衝動（嗜好）は、脳内で、それぞれ別の回路を起動するという事実を常に思いだすことが必要だ。この2つのうち、より強力で、キューに敏感に反応するのは、ドーパミンに駆られた「欲しい」という衝動のほうである。快楽を実際に手にすることより、それを追求する過程のほうが日々の会話でよく話題にのぼるのも決して偶然ではない。つまり人々は、フィックスを手にすることよりも、それを探すことに夢中になるのだ。ときには、キュー自体が報酬になることもある——とりわけ、ショッピングに出かけるときには。

12のステップのミーティングで出会った買い物依存症のメリンダという女性は、私にこう語った。

「要は、店で感じるスリルなのよ。買い物をしているときのほうが、家に帰って買った物を袋から出すときより、ずっと楽しい。買った物の半分はワードローブの下にしまいこんで、見もしないわ」

彼女は、靴やバッグのコレクションを友達に自慢したがるタイプの女性だ。だが、内心では無駄づかいを恥じており、最新流行のバックベルト付きシューズを店で見かけて手に取ったときから、凝った包装に包まれたそのシューズとともに店を出るまでのあいだに、自分の頭の中で何が起きたのかを理解しようともがいている。彼女の元夫も、そんな彼女の行動を未だに謎だと思っているらしい。

「意識がとぎれる、というわけでもないのよ、正確に言えば。でも、いつのまにか、レジに引きよせられているの。列の先頭にくるまでに、クレジットカードを握りしめているようなこともよくあるわ。カードを決済端末機に入れたくてたまらなくて」

メリンダは、他の衝動的な行為にも無縁ではない。深酒することを隠そうとはしないし——パンチボウルサイズのグラスに注いだピノグリージョ・ワインは金曜の晩の定番だそうだ——それに、酒癖ほどあけっぴろげにではないものの、20代の初期に、コカインをずいぶんやっていたことも打ち明けた。だが、今、彼女の人生を破壊しつつあるのはショッピングだった。

マンチェスターに住む書店員で、買い物依存症であることを自ら認めているマイキーも、プラスチックのカードの魔術を見つめることにパブロフの犬的な強迫観念を抱いている（とはいえ、今では銀行カードしか使っていない。ない金を使ってしまうのをやめるために、クレジットカードはすべてあきらめなければならなかったからだ）。

「もっとも興奮するのは、決済が成立して、端末機がウィーンという音を立てるときだよ。本当にドキドキしてくる。正直言うと、その音を聞くと、勃起しそうになるほどだ。一番やっかいなのは、他の人のカードにも影響されてしまうこと。たとえば、セーターを見ているときに、決済端末機がだれかのレシートを吐きだす音を聞くと、ぼくはまったく無力になってしまう。そして、そのセーターは、ぼくのワードローブに収まることになるんだ。でも、自分のレシートを手にしたとたんに、興奮はどこかへ消えてしまうんだけどね」

マイキーが性的興奮に言及したことは、生物学的な観点から見ると、それほど突飛なことではない。消費財であれ性的経験であれ、成就への期待は、似かよった神経化学的反応を引き出すからだ。マイキーをドキドキさせている脳内物質の正体は、もちろんドーパミンである。

進化論が関わってくるのは、この時点だ。快楽は、それ自体が最終目的であるわけではない。人間に限らず、あらゆる生命体の目標は、生きのびることにある。快楽は――意識していようがいまいが――生きのびる確率を高める行為に対する報酬だ。セックスと食事における進化論的な目的は、言われずともすぐわかる。しかし、セックスや食事ほどは目立たなくても、スポーツや田園の散策、株取引といった行為も、健康増進や、私たちを守ってくれる資産の確保につながる行動なのだ。だとすれば、私たちの体がこうした活動に没頭する人に報酬を与える、と考えても当然だろう。

実際、おおかたの楽しい行為は、進化論的に見て望ましい目標に私たちを向かわせる。問題は、生物学的ニーズが満たされたあとも、そのような促しが続くことだ。私たち人間には、哺乳類の時代から代々受けついできた狩猟採集本能——何十万年もかけて進化してきた本能——をオフに切りかえるすべがない。そもそも、そんな本能が働いていることすら意識していないことがほとんどだ。しかし、進化心理学者のガッド・サードが説くように、こうした本能は、消費者のささいな好みの形成にも影響を与えている(3)。

たとえば、私たちが太ってしまう食物を好むのは、私たちの祖先が、餓死を避けるために、カロリーを蓄えなければならなかったからだ。ほぼすべての人間は、どんな育ち方をしていようが、生のブロッコリーよりジューシーなハンバーガーのほうを好む。なぜなら、食べ物の味を感じる舌の味蕾《みらい》が、そのように進化してきたからだ。ほとんどの文化において女性のファッションは、性的興奮のしるしを模している。赤い口紅や服は、性感帯が赤く色づくことを男性に思いださせるためのものだ。一方、化粧はたいてい、顔の対称性を強調する。これは健康であることを示す遺伝的な指標なのだ。

男性が派手な車を買うのも、パートナーとしてふさわしいことを女性に誇示するため。長い車体は長いペニスの象徴だという昔からのジョークには、確かに一抹の真実がある。だが車は、他のステータスシンボルと同様に、長くてコストのかかる社会的プロセスを迂回するためのモノであるという事実にも留意されたい。そして通常、車の新たな所有者は、その車の鍵を手にした瞬間に、強力なフィックスを体験する。これは、人をモノで置きかえる依存者の行動と、さほど変わらない。

SNSもドラッグである――テクノロジーと依存症の共犯関係

他方、ソーシャルネットワーキングサイトは、他人とつながり、自分に注目を惹きつけたいという、私たち人間の進化したニーズを満たす。何千年ものあいだ社会をつなぎとめてきた友情という伝統的な絆が、フェイスブックなどを可能にしているテクノロジーそのものによって弱められてきているために、他者とつながりたいというニーズはいよいよ高まっている。伝統的な絆に比べると、SNSの絆は脆い。だがSNSには、それを埋めあわせるものがある。ドーパミンの生成を促すスリリングな新しい友情、そしてドキドキ感が薄れたら簡単に捨てられるような友情といった、フィックスを瞬時に手にするルートを提供してくれるのだ。ソーシャルネットワークの「友達削除」や「ブロック」といった機能は、どろどろした感情のしがらみなど伴わずに、即時に人間関係を解消できる便利なツールである。

テクノロジーと依存症は、複雑に絡みあいながら共生している。「テクノロジー」という言葉は、科学が発達したおかげで、私たちの人生をもっと耐えやすいものにしてくれるポテンシャル――あるいは安っぽいスリルが手に入るという期待を抱かせて、私たちをじらすポテンシャル――を持つツール、スキル、技術などをひと言で言い表したものだ。

修辞学の偉大な学者だったケネス・バークは、こう書いている。(4)人は「自ら作りだした道具によって、自然な状態から引きはなされてしまっている」と。私たち人間にとっての自然な状態とは、生存が常に脅かされているような状態だ。テクノロジーは、できる限り効率的に住まいや衣服や食事を提供したり病を癒したりすることによって、こうした脅威を少なくともしばらくは寄せつけないようにしてくれる。まさに、より多くの報酬を、より少ない努力で得られることこそ、優れた発明のしるしなのだ。

単純だが、それでも強調する価値のある事実がある。テクノロジーは、努力と報酬との比率において、報酬——それも通常は短期的報酬——の率を高めるという事実だ。あらゆる動物は短期的報酬を好む。その理由は、すでに見てきたように、生物の目標は生きのびることにあり、即時的な報酬は、それを可能にしてくれるからだ。しかし、いつでも望むときにすばやく報酬を手に入れるようなことは、他の動物にはできない。それは人間においても、最近まで、ごくひと握りの人にしかできなかったことだ。

だが、無制限に物が手に入ることは、恩恵を害に変えてしまう可能性がある。たとえば糖分がその例だ。私たちは、甘い物を好むように進化してきた。果実はエネルギー源であると祖先が気づいて以来、無数の世代を経て、私たち人間の内臓は、オレンジなどの果実がもたらす糖分の爆発的横溢《おういつ》に適応できるようになった。でも、実際の果実より10倍も糖分濃度が高いオレンジ味の炭酸飲料水をゴクゴク飲んだとしたら？

その答えはこうだ。私たちの内臓は、摂取された厖大《ぼうだい》な糖分を処理しようとやっきになる。でも私たちには、満腹になるまで糖分をむさぼり食うという古代からの脳の衝動を止めることができない——たとえそれが、脳以外の体の健康を損なうことになったとしても。結果は、生物と環境のミスマッチだ。このミスマッチは、2型糖尿病をもたらす。今やこの疾患にかかっている人は、全世界で3億人を超えるまでになった[5]。

ひと言で言うと、努力と報酬の比率において報酬の率が高くなることは、個人には害になっても、社会には恩恵となる。とはいえ、恩恵がどこで終わり、害がどこから始まるのかを知るのは、いつも簡単であるとは限らない。いずれにせよ、製造業者や小売業者には、報酬の率を押しあげつづける経済的な動機がある。何と言っても、「経済的《エコノミー》」というのは、少ない努力で多くの報酬を得ることを指すのだから。

報酬が社会全体に広がるにつれ、環境に対する個人の生物学的な不適応性も広がっていく。古代の世界では、車輪とすきの発明によって、みんなが恩恵を手にした。それでも、他人の労働の成果によって、吐きたくなるほど胃に食べ物を詰めこむようなことができたのは、ほんの一部の人間に限られていた。

しかしそうした状況は、都市化とともに一変する。都市化の影響は、住まい、衣類、食物といった、生活に最低限必要なものを満たすだけにとどまらず、満腹感を覚えるまで食べつづけたり、報酬を繰り返しこいねがったりするまで物事にふける人々の数を徐々に増やしていった。産業革命が生じた街や都市では、貧しい人々を苛酷なまでに長時間働かせるような不公平な方法で仕事が分配された。

しかし、産業化の総合的な影響により、短期的な報酬の利益率と入手率は高まってしまった。その結果、ひどくせせこましいところでみじめな暮らしをしている工場労働者でさえ、気分を簡単に変える手段が手にできるようになったのだ。

こうして資本主義は、もっとも貧しい者を除く欧米諸国の人々に、安くて、強力で、不健康なフィックスをもたらすことになったのである。そのプロセスの一例として、世界でもっとも人気のある向精神薬――アルコール――の歴史を見てみよう。

世界一人気のある向精神薬「アルコール」の歴史

蒸留酒が好きでなくても、アルコール依存者になることはできる。当の私がその生き証人だ。私の第一選択薬は赤ワインで、それにビールが僅差《きんさ》で続いた。ウィスキーやジンやウォッカを勧められたときに、鼻であしらったわけではない。でも、それらは、楽しむための飲み物というより、手っとりばやく酔っぱらう手段に思えたのだった。実際、蒸留酒の酔いの回りは速すぎた。パブが閉店してから飲むぶんにはかまわなかったが――その時点ではもう、自衛本能など、とっくの昔に消え去っていたから。

蒸留酒は、真の大量飲酒を引きおこした原因だと言ってもいいだろう。蒸留技術が確立するまで、そういった飲み方はされていなかったと思われるからだ。もちろん、豊穣とぶどう酒と酩酊の神ディオニュソスを称える古代ギリシアの祭では、泥酔する者が出たことだろうが、それは半宗教的な儀式という限定的な状況下でのことだった。また、3000年前の農民のなかには、ワインやビールを好みすぎて、村の酔っぱらいという評判を頂戴した者もいたかもしれない。しかし、飲酒が社会全体の問題とみなされるようになったのは、もっとずっと最近のことだ。

ぶどうで作ったアルコールを蒸留する方法は、12世紀までには、キリスト教の修道僧たちによって編み出されていた。だがその主な用途は、ちょうど同じ頃に中国でアヘンを口にしていたのと同じように、医療用だった。非常に強い蒸留酒を産業規模で生産できるようになったのは、穀物の蒸留技術が発明されてからのことである。

ワインやビールの比較的軽い酩酊作用は、それまでも、不安を克服したり、仲間意識を強めたり、性交渉の相手を探したりするのに役立ってきたが、蒸留酒は、そういった作用をさらに洗練させて、高揚感が得られるものにした。蒸留酒に含まれる高濃度のエタノールは、それまでのどんな飲み物よりも、脳の化学作用を急速に変化させた。その結果、より迅速にフィックスがもたらされ、依存症の危険性も増したのである。

これは蒸留酒を作って売る者にとっては朗報だった。努力と報酬の比率において、報酬の率が高まるとき、出費の見返りをより多く手にするのは消費者だけではない。それは製造業者も同じだ——とりわけ、商品が強力なものであればあるほど顧客がそれを求めて戻ってくる、という依存のスパイラルが形成された場合には。

歴史上初めて記録された大量飲酒の流行——18世紀のロンドンで大流行した「ジン狂い《クレイズ》」——は、市場の激変に伴って生じた現象だった。1690年、イギリス議会はフランスからのブランデーの輸入を阻止するために、「ブランデー、および穀物からの蒸留酒の製造を奨励する」法律を施行した。さらに、ロンドンの蒸留酒製造者のギルドによる市場の独占も禁止した。そして、1713年にもう1つ法案を通し、だれでも訴訟を恐れずに蒸留酒が作れるようにしたのである。

この規制緩和は、マイナス面の結果ももたらした。腐った穀物までジンに変えられるようになり、アルコール度数は高いものの、すさまじい味のする酒が生みだされたのである。ジンの大流行について研究したジェシカ・ワーナーは、著書『クレイズ』で、「名前を別にすれば、この飲み物は、現在ジンと呼ばれているものとは似ても似つかない代物だった。考えうる限り最悪の原料から作られ、その刺激性のあるカビ臭い匂いを隠すために、果物などの材料が足されていた」と書いている。ジンは「貧者のパンチ酒」だった。そして、この酒が生みだした税金は大英帝国の建設を助け、地主や商人階級のふところを肥やしていったのだった(6)。

この非倫理的な物語の背景にあったのは、見境なく急激に進行していた都市化である。イギリスの首都ロンドンは、弊害が生じるほど急激に拡大を続けていた。歴史学者エリーズ・スキナーの言葉を借りれば、「ジン商人がロンドン郊外で大成功できた理由は、地元当局の力が弱すぎたか、腐敗していたか、あるいは抱えている問題が多すぎて、ジン消費の拡大に適切な措置をとることができなかったからだ。近隣の秩序を保とうという意欲のある治安判事、あるいはその資格を持つ者がいなかったことから、状況はさらに悪化した。その結果、何千人もの男女が、許可を持たずに、堂々とジンを販売することができたのである」(7)。

ジンを飲む者の多くは女性だった。昔からあるエール酒場《ハウス》には、男性しか入れなかったが、ロンドンに野放図に生まれた新たなジン酒場《ショップ》では、女性も男性と一緒に飲酒することが許された。これは、社会改革主義者たちを戦慄させることになり、彼らはこうした女性のことを、梅毒を蔓延させ、子どもたちを放棄する、酔った女とみなした。こうして、ジンで泥酔したおぞましき女たちの姿は、ジン狂いを危惧する中産階級の標的となる。ちょうど、1990年代後半のイギリスで流行った大酒を飲む女性たち「ラデット」の象徴として、彼女たちの嘔吐する姿をメディアが強調したように。

ロンドンのセントジャイルズ教区をモデルにしたホガースの銅版画『ジン横丁』についてはすでに触れたが、その絵をひと目でも見たら、自分の赤ん坊を何気なくとり落として死に向かわせる女のぞっとする姿が忘れられなくなるだろう。その半裸の体には、売春で感染した梅毒の潰瘍ができている。背後では、もう1人の母親が、ジンを赤ん坊の喉に流し込んでいる。道端で踊る精神錯乱者が抱える棒に突きささっているのは、赤ん坊のしかばねだ。殺し屋を思わせる「キルマン(Kilman)」という名前の、繁盛している蒸留酒製造店の店先では、酔っぱらいどうしが喧嘩したりよろめいたりしている。同じく流行っているのは、ミスター・グライプの質屋だ。ジン中毒の大工が、商売道具ののこぎりを質屋に差しだし、家庭の主婦も炊事用具を手渡している。それとは対照的に、床屋は破産に追い込まれてしまった。散髪や髭剃りに費やす金など、もうだれも持っていない。床屋の首つり死体は、店の屋根裏部屋にぶらさがっている。

風刺画がみなそうであるように、『ジン横丁』では危機が誇張されて描かれている。しかし、その誇張は現実からそれほど乖離したものではなかった。セントジャイルズ教区では4軒に1軒の店がジンを販売しており、その金額は1杯あたり、たったの1ペンス半だった。行商人は一輪車にジンを載せて街中を歩きまわり、なかには有毒なジンを売るものもいた。合計すると、ロンドンでは毎年500万ガロン（約8000トン）ものジンを製造し、酒飲みの大部分は、1週間に2パイント（約1・1リットル）のジンを消費していたのである。

ホガースの風刺画が描かれた1751年になって、イギリス議会は、ようやく思い切った行動をとる準備を整えた。そしてその年、ジン規制法を通過させ、蒸留酒製造業者が無認可の小売り商人に酒を販売することを禁じたのである。この法律と、穀物の値段が上がったことから、小規模なジン酒場は廃業に追い込まれていき、ジンの大流行は下火となり、いつしか消えていった。

18世紀ロンドンの「ジン狂い」に見る「入手しやすさ」という隠れた要因

「ジン狂い」でこの酒に呑みこまれた犠牲者たちは、「本物の」アルコール依存者だったのか？これは、ベトナムでヘロインを吸っていた兵士たちは、本物のヘロイン依存者だったのかと訊くようなものだ。12のステップ共同体は、おそらく「ノー」と答えるに違いない。依存症に対する彼らの理解は、依存症を克服した元依存者を迎えいれるほど柔軟性に富んではいない。

ジョージ王朝時代（1714年のジョージ1世の即位から1830年のジョージ4世の没年まで）の酒飲みは、高度に精製された薬物を繰り返し摂取したいというドーパミンに駆られた欲望のとりこになり、ジンを常習的に摂取した。しかしその後、自分ではどうすることもできない事情のせいで、薬物の供給が干上がってしまった。ちょうど、ベトナムにいたアメリカ陸軍の兵士たちが母国に帰国したのと同じだ。ジンの製造量は、ジン規制法の施行後の10年間で半減し、多くの人は、大流行していた自滅的な飲酒癖を自ら手放したのである。

常識的に考えると、18世紀のジンの常用者の一部には、他の者よりアルコール依存症に陥りやすい者がいたに違いない。だが、私たちには、そのデータがない。ベトナムにいた個々の兵士についても、その依存的な性向について詳しいことはわからない。

このように、依存症の流行に関する情報は少ない。そのため、因果関係を確立するのは不可能だ。とはいえ、いずれのケースについても、依存的な行動と入手しやすさの相関関係については追跡することができる。入手しやすさは、依存症の研究において、これまであまりにも見過ごされてきた要因だ。

マイケル・ゴソップの主張を繰り返すと、**人々が薬物の問題を抱える確率がもっとも高くなるのは、薬物が、物理的・経済的・社会的・心理的に入手可能になったときだ。**この4つの要素がすべて当てはまったとき、その1つでも欠けていたら依存症にはならなかった人々のあいだに依存症が流行するお膳立てが整う。1690年の議決結果が異なっていたら、赤ん坊を階段の下に落としたおぞましい女は、幸せな主婦、そして優しい母親でいられたかもしれない。

ティッピング・ポイントを超えた先 ――だれが依存症になるかは予測できない

マルコム・グラッドウェルの『急に売れ始めるにはワケがある』（ソフトバンククリエイティブ　2007年）を読んだ人なら、その冒頭のエピソードをよく覚えていることだろう。どうしようもなくダサイ靴から、クールな若者の必須アイテムへと、ほぼ一夜にして変貌したハッシュパピーの話だ。同書の後の章では口コミという生態系の構造が論じられているが、そういった生態系では、環境にわずかな微調整が加わると、大衆行動が劇的に変化することがある。

依存的な行動に火がつくのも、同じような原理だ。たとえば、24時間ぶっ通しの飲酒や3000キロカロリーもあるフライドチキンの朝食といった、もっとも愚かな自己破壊的習慣は、社会的流行の典型的な産物である。グラッドウェルの用語を借りると、そういった習慣は「粘りつく」。

ニコラス・クリスタキスとジェイムズ・ファウラーが、共著『つながり――社会的ネットワークの驚くべき力』（講談社　2010年）で書いているように、互いに影響しあい、まねしあう人間の傾向は、決して過小評価してはならない。「勤勉なルームメイトと暮らすようになった学生は、前より勉強するようになる。大食漢の隣に座った人は、ふだんより多く食べてしまう。庭の手入れを欠かさない家の隣に住んでいる人は、自分の家の芝生をきれいに刈り込むようになる」[8]

『急に売れ始めるにはワケがある』には、背筋の凍るような一節がある。「粘りつく」行動のおぞましい例――自殺――が、いかにしてミクロネシア諸島の10代の若者たちのあいだに広がったのかを論じている箇所だ。ホガースが描いた、破産した床屋とは違い、ミクロネシアの若者たちには、自分たちを自殺へと駆りたてる明らかな理由があったわけではない。しかし、なぜか彼らは、自分が犯したささいな失敗に対する正しい反応は自殺であるとみなすようになってしまったのだ。

グラッドウェルは主張する。私たちは他人の行動を解釈するとき、いつも性格特性の重要性を過大評価し、状況と文脈の重要性を過小評価してしまうと。[9] 彼は正しい――依存的な行動の爆発的流行は、彼の説を裏づけている。

かつては、依存的な行動が爆発的に流行するようなことはめったになかった。依存対象の物質がだれにでも手に入るような状況は、たまにしかなかったからだ。しかし、実際に流行が生じたときには、変人、ごろつき、すでに頭がおかしくなりかけていた者たちに限らず、あらゆる人が巻きこまれた。ジン狂いとベトナムのヘロイン流行のケースでも、それぞれの当局を震えあがらせたのは、依存者がごくふつうの人間だったことにある。そうした危険な状況では、だれもが等しくリスクを抱えていたから、当局は、だれが依存者になるのか予測できなかった。ジョージ王朝時代のロンドンに暮らしていた人々は、1664年から1665年にかけて多くの命を奪ったおぞましい大疫病《ペスト》を思いだして、恐怖に震えたに違いない。

セントジャイルズ教区の裏道でも、南ベトナムの米軍兵舎でも、人々は自分の意志にかかわらず、精神に変調をきたす薬物が無秩序に取引されている現場のまっただなかに放りこまれてしまった。ジンもヘロインも目新しい薬物ではなかったが、いずれの場合も、製造技術が飛躍的に発展していた。18世紀のロンドンでは、酔っぱらいを罰する治安判事の数が不足していた。ベトナムにいた米軍当局は、大麻の喫煙を根絶することには成功したものの、無臭のヘロイン入りタバコを見つけることはできなかった。さらに、どちらの場合も、人々は変化により混乱していた。ロンドンは途方にくれるほどの速さで拡大していたし、米軍兵士は世界の反対側にある戦場に移動させられていたのだ。

こういった環境の変化は、ある特定の種類の社会的流行を引きおこすことになる。すなわち、人口が密集した環境で蔓延する流行だ。薬物に頼らなかった人々も――世の中には、酔っぱらうことに魅力を感じない人はいつでもいるものだ――こうした流行には、少なからぬ影響を受けた。
ジン狂いとベトナムにいた米軍兵士のケースでは、もし複合要因が1つでも異なっていたら、爆発的流行は生じなかったかもしれない。だが、そういったことは、あとだから言えることだ。社会的流行の爆発について確実にわかっているのは、流行の爆発は予測できないということでしかない。環境のどんなわずかな微調整が突然の変化をもたらすのか、そして、どんな形の変化が生じるのかは、だれにもわからないのだ。

清朝200万人がアヘンにハマった本当の理由

この2つのケースと異なる社会的流行のパターンは、たとえば、18世紀から清朝《しんちょう》の中国で蔓延したアヘンの喫煙習慣に見ることができる。これは、世界初の真に壊滅的な薬物乱用の流行だった(ここでいう「薬物」はドラッグのことで、アルコールは含まない)。アヘン喫煙の習慣は非常にゆっくり広まったため「熱狂《クレイズ》」と呼ぶのはふさわしくない。拡散が長期間にわたって徐々に進行した理由は、アヘンの供給ルートが広範囲にわたっており、非常に入りくんでいて、根絶するのがむずかしかったためである。

アヘンの流行は、他の社会的流行と同じように、科学的発見から始まった。ヨーロッパ人は、アメリカ先住民からタバコを喫煙する習慣を学んでいたが、アヘンを吸うことには思いいたらなかった。アヘンそのものは、穏やかな作用を持つ精神安定剤や媚薬として、ヨーロッパでも数千年間にわたって広く使用されていたのだが。アヘンの吸引を発明したのは中国人である。それが仇となって、壊滅的な打撃をこうむることになってしまったのだ。

アヘンの吸引は、アルコールの蒸留に匹敵する。なぜなら肺は、胃よりもずっと効率的にアヘンの活性成分（モルヒネとコデイン）を脳に届けるため、その効果が格段に高まるからだ。アヘンは、ドーパミンに加えて、精神的苦痛を和らげるエンドルフィンも脳に放出させるため、アヘンの吸引者は多幸感に包まれてハイになる。

19世紀、イギリスは、英領インドから清に密輸していたアヘンの供給を守るために、悪名高いアヘン戦争を引きおこした。アヘンの密貿易が可能だったのは、自らアヘン依存に陥っていた清の官僚や軍閥が、それを保護していたからだ。この事実は、依存症の爆発的流行に共通する特徴を明らかにする――約150年後、ベトナム政府内の腐敗政治家も、自分の国をむしばむことを知りつつ、ヘロイン貿易を保護していたのだ。

歴代の清皇帝は、アヘンが社会に与える損害に戦慄した。アヘン依存者は何の役にも立たないばかりか、他の退屈した者たちにアヘンの喫煙を勧めがちだったからだ。宮廷はありとあらゆる手を尽くしてこの悪癖を駆逐しようとし、見せしめのために、欧米商人の目の前でアヘン密売業者を残虐に処刑することまでやってのけたが、何をやっても成果はあがらなかった。

1799年の勅令に示されているように、アヘンの吸引は「路上生活者や評判の悪い連中」から「立派な家柄の出身者、学生、政府の高官」にまで広がっていた。そして「頻繁な繰り返しにより行為が常習化すると、吸引者は完全にアヘンに支配されるようになり、日々の吸引が避けられなくなるだけでなく、日々の生活においては、涙を流したりして、まったく自制がきかなくなったりしてしまう」のだった。

この一節を読んだとき、私はかつてヘロイン依存に陥っていた友人に、思いあたる節があるかどうか尋ねてみた。彼の返事は「まさにそのとおり」だった。「アヘン剤の依存者は涙もろい連中で、離脱症状のことを考えただけで心が砕けてしまうんだ。診療所の待合室で連中を見かけると、自己憐憫にまみれて互いにメモを見せあい、〝コッコッ〟と鳴きだすんじゃないかと恐怖に震えているよ（これは〝禁断症状《コールドターキー》に陥ること〟を指す内輪のジョークである）」

だが、と彼は言いそえた。それは、彼らの性格というよりも、薬物の作用だと。愛する人のアヘン剤依存（通常はヘロイン）をやめさせようと努力する家族のための複数のウェブサイトには、治療の話を持ちだしただけで、当人に泣かれたり、癇癪を起こされたりすることがあるので注意するように、という但し書きがある。アヘン剤が模倣するのは、母性愛に関連しているエンドルフィン。どうりで、クスリが手に入らなくなることを考えると泣きだしてしまうわけだ。

とはいえ、清の時代のアヘン依存者は、心を癒してくれる陶酔感を必死に求めてアヘンを吸いだしたわけではない。陶酔感を追いもとめるのは、依存症に陥ってからのことだ。彼らの心理学的ニーズをあれこれ詮索するのは時間の無駄だろう。

それより、じゅうぶんに裏づけられた社会的要因について語ったほうがよほどいい。彼らがアヘンに手を出したのは、おそらく、それがファッショナブルなことだったからだ。たぶん、遺伝的にアルコールを受けつけず、陶酔感を得られる唯一の物質がアヘンだったか、あるいは、退屈しのぎに手を出したかのいずれかに違いない。アヘンの吸引は緩慢で長引く行為だ。その点では、コカインを鼻から吸うのとは対極にある。アヘンの吸引は、能力以下の仕事に従事している裕福な人々に、特別の訴求力があった。そして、当時の清朝は、まさにそういった人たちで溢れていたのである。(10)

清朝に生じたアヘン依存の蔓延は、特定の麻薬と特定の社会階層という環境の〝符合《フィット》〟が生じたことにより形づくられたものだ。同じことは、今まで見てきた他の薬物の流行についても言うことができる。200万人におよんだ清朝のアヘン依存者は、ベトナムにいた米兵のように――また、それより凝集度は低いが、ロンドンのジン飲みのように――1か所に集まっていたわけではない。とはいえ、そこには共通項があった――入手可能性だ。

カジノとストリップクラブ――依存を巧みに利用する自由市場の力学

依存症について考えるとき、私たちの頭を最初によぎる言葉は〝薬物〟だ。だが実は、そうあるべきではないのかもしれない。社会学者のジェイコブ・エイヴェリーによると、私たちは、薬物と、その神経伝達物質に対する作用に焦点を合わせた医学研究に影響されすぎてしまっているそうだ。社会学者にとって依存症は実質的に未知の領域であるため、〝ミクロ状況〟にじゅうぶんな注意が払われていない。ミクロ状況とは、日々生じているささいなジレンマのことで、究極的にはこれが、「客観的に見れば非常に劣悪であっても、感情的には快適な見返りをもたらすような決断を人々にとらせることになる」とエイヴェリーは言う。(11)

依存症に薬物が関わる必要はまったくない。ここで、人を病みつきにさせることを目的としている2つの商売について考えてみよう――カジノとストリップクラブだ。どちらもアルコールが供されるが、それはあくまで添え物。主役は、顧客を高額だが薬物を伴わない自己耽溺に陥らせる「儀式」である。

例をあげよう。ブラックジャック・テーブルで執りおこなわれる儀式には、どんな宗教の典礼儀式とも変わらないくらい細かい注意が払われる。凝ったラテン語のミサを執りおこなうカトリック教会の司祭と同じように、ディーラーも、ほとんどのプレイヤーが認識しているよりずっと入念な脚本に従っているのだ。掛け金の置き方、カードの重ね方、配り方、特別な種類の切り方、そしてディーラーのローテーション――これらすべては、ゲームの機密性を保証するためだけでなく、催眠術のような一連の手順によって、プレイヤーに衝動的な欲望を抱かせる精神状態を導くためのものなのだ。(12)

同様にストリップクラブも、計算しつくされた、わざとらしい演出により、中年男性の性的欲望につけこむ。その光景は、映画でおなじみのものだ。若い美女が、思わせぶりでたっぷり誇張されたしぐさで、汗ばんだビジネスマンのネクタイを緩める。ストリップクラブでは、金のかかったごくわずかな瞬間、男は性的宇宙のど真ん中にわが身を置くことができる。そして、エイヴェリーが指摘するように、その姿を他の男たちに見せつけることができるのだ。そのシーンは交尾の儀式のグロテスクなパロディ。そのルーツはあまりにも深く、動物界全域に広がっている。とはいえ、ストリップクラブでは基本的に実際の性行為はご法度。男の手が女性に触れようとした瞬間、それはぴしゃりと払われる。男がクラブから放りだされることすらある。

カジノとストリップクラブは、客の「欲しい」という本能をサディスティックなまでに押しあげて、興奮させつづけようとする。スリルを求める客たちは、突然の大儲けやすばらしい性的出会いをほのめかすキューによって、延々とじらされる。心の奥底では、こういったキューは、自分を意図的に誤ったほうへ導くものであるとわかってはいるのだが、その短期的な興奮があまりにも強烈なので、長期的な結果は無視してしまおうとするのだ。

カジノとストリップクラブの所有者は、商品をできる限り病みつきになるものにするために、際限なく微調整を加える――だが、〝問題を抱えてしまう〟客と、娯楽目的でたまに訪れるだけの客のあいだに、はっきりした境界線のようなものはない。政府にしろ、カジノにしろ、ディーラーにしろ、そして客自身にしろ、どこに境界線があるのか、はっきりわかっている者はいない。

人は、なぜ**自滅的な誘惑**に屈してしまうのだろう。この疑問の答えは、どうやってみてもすっきりしたものにはならない。社会的文脈は重要だが、とても複雑なものなので、社会的文脈に基づいて人が依存スペクトルのどこに位置するのかを判断することは、おそらくできないだろう。

とはいえ、私たちにもできることがないわけではない。それは、常に一歩下がって、全体像を見ることだ。熱狂という地点まで自らを刺激してしまう人間の能力を唯一押しとどめているのは、私たちの脆弱な身体と常識だ。欧米の社会は、依存的流行と日常的行動が明白に区別できる一線を越えてしまった。**依存症の力学と自由市場の力学には、あまりにも共通点がありすぎるのだ。**

現代の市場がスムーズに働くかどうかは、自動的にリフレッシュする目新しい商品の供給にかかっている。ドーパミンは新しい物が大好きだ。それは、ソーシャルネットワークも同じである。目の前にぶらさげられた素敵な物に自分が注意を払いすぎているのかどうか、そして、そういった物に対する自分の欲望は、周囲のプレッシャーから生まれているのか、または自分の脳内の化学物質が引きおこしているのかを消費者が見定めるのはむずかしい。だがいずれにせよ、たいていの場合には、結局買ってしまうことになる。

ヘロインが恐ろしいのは成分や習慣性が理由じゃない

「カタルが消えたよ！」と、ぽっちゃりした、小柄な少年が誇らしげに言う。その手に握っているのは、薬用シロップが入った細長いビン。もしかしたら、少年はハイになっているのかもしれない。それもそのはず。ヘロインを飲んでいたのだから。

　少年が登場するのは、１９１２年のスペインの新聞広告。これは、ドイツの製薬会社バイエルが打った広告で、咳、風邪、そして〝炎症〟に効くという触れこみで、ヘロインシロップを宣伝している。別の広告では、品のいい服を着た主婦が、愛情を込めて、幼い娘の口にヘロインをスプーンで流し込んでいる。「ラ・トス・デサパレセ」と広告は謳う。「咳が消える」という意味だ。この広告キャンペーンは、大手製薬会社《ビッグファーマ》を批判する者が掘りだして２０１１年にネット上で公表するまで、完全に忘れさられていた。これらの広告は、子どもを製品の使用者に想定していたが、他に１つ、同じ主婦が、気管支炎を起こしている夫にヘロインシロップを飲ませる広告がある。夫は、首に厚手のスカーフを巻いて、家に帰ってきたところだ。だれかがふざけて、こんなジョークを書きくわえている。「お帰りなさい、ハニー。ほら、スマックよ！」（スマックには「キス」と「ヘロイン」の意味がある）[13]

間違いなくバイエル社にとって、こんな広告は忘れさられたままになっていたほうがよかっただろう。この多国籍企業のウェブサイトの検索ボックスに「ヘロイン」と入力すると、ヘロイン乱用に関する短いコメントが3件ヒットするが、同社が「ジアモルヒネ」という薬物を1898年に開発し、その〝英雄的《ヒロイック》〟な特性を表すために「ヘロイン」と名付けて商標登録した事実については、一切言及がない。

バイエル社は、モルヒネより習慣性の低い代用薬物を探していたのだった。というのも、当時モルヒネは、上流階級のあいだでさえ、危険なほどの人気を博すようになっていたからである。依存症にまつわる文化史を綴った『アウト・オブ・イット』で、著者のスチュアート・ウォルトンは、19世紀末のヴィクトリア朝後期に流行したモルヒネ茶会についてこう書いている。

「社交界のホステスが、知人を午後4時頃に招く。お茶がふるまわれたあと、淑女たちは袖をまくりあげるように促され、ホステスに、うっとりするほどすばらしい注射をしてもらう。ホステスは、注射針を使いまわす際に必要な衛生的義務を順守することについて、細部に至るまで徹底的に注意を払ったことだろう――と思いたい」（どうしても私は、気の毒な召使いたちに思いがおよんでしまうのを禁じえない。というのも、モルヒネの副作用には、めまい、頭のふらつきに加えて、嘔吐があるからだ）

女性のなかには、バレー観劇の休憩時間に自己注射できるように、特注の注射器を作らせた者もいたとウォルトンは報告している(14)。

バイエル社は、いったい何を考えていたのか、と思われるかもしれない。モルヒネをさらに洗練させたバージョンを製造しておきながら、オリジナルのモルヒネより習慣性が低いなどと推測するとは、と。たしかに、ヘロインの販売から数年たった時点で、医学界はヘロインが習慣性薬物であることに気づいていた。とはいえ、現在でもまだ、ヘロインがモルヒネより習慣性の高い薬物であるかどうかは定かではないのだ。ヘロインはモルヒネより即効性がある。血液と脳のあいだの障壁をモルヒネより迅速に越えるからだ。また、効果が高いため、注射にかける費用も少なくてすむ。だが、ハイの強さはモルヒネと同じで、初回使用時の強度は、たとえばクラック・コカインがもたらす刺激よりは弱い。

ヘロインが悪名高き〝悪魔のドラッグ〟になった理由は、道端で簡単に手に入るようになったからだ。咳止めシロップに入っていた魔法の成分が、都市の麻薬中毒者に注射されるようになることを見通せた者はいなかっただろう。だが、おそらくは、そこまで考えておくべきだったのだ。歴史を見れば、パワフルな精神活性物質の開発は、医療用・娯楽用を問わず、結果的に大規模な依存症を——つまり、巨額の利益を生みだす需要の高騰を——引きおこすことが容易に予想できたのだから。

依存症はすぐに「浮気」する

製造企業にとっては、こういった状況にどう対応すべきかは、苦慮するところだろう。人々は、即座に、しかも痛みを伴わずに手に入る化学的報酬を好む。すばらしい効き目のある鎮痛剤を含めるために、ここでは〝報酬〟という言葉を広い意味で使っていることに注意してほしい。たとえこの報酬が痛みを伴うものになったとしても、そしてその物質からたいした快楽は得られなくなったとしても、「欲しい」という衝動は持続する。ジーン・M・ヘイマンが強調するように、私たちの脳のうち、論理的思考ができない部分は、薬物の正常使用と乱用を区別しないからだ。さらに、合法薬物と違法薬物も区別しないし、安い薬物と高価な薬物も区別しない。

生物学的な局面と、需要供給をベースにする経済的な局面とが衝突するのは、この点だ。「欲しい」という衝動はあまりにも強いため、違法薬物への需要は「非弾力的」となるのだ。つまり、じゅうぶんな量の薬物を警察が押収したために末端価格の上昇――通常は一時的だが――が生じても、違法薬物の市場はそれに応じて縮小するようなことはない。人々はフィックスにとてつもない価値を置いているので、どんなことをしてでもそれを手に入れようとするからだ。供給の減少が売人のあいだに縄張り争いを引きおこそうがおこすまいが、依存者はかまわず同じ薬物を要求し続ける。(15)

ある薬物の供給が永久的に規制され、その代替品がないとしたら、ゆっくりではあっても、その薬物に対する需要は低下するだろう。しかし、今日では、代替品はいつでもある――どんなに絶望的な依存者にとってさえ。依存者の多いコミュニティで働く医療従事者は、ある特定の薬物が街に突然出回らなくなると、使用者は他の薬物に切りかえると報告している。すでに紹介したように、脳への作用がまったく異なるにもかかわらず、ヘロインからコカインに切りかえるようなことをするのがその例だ。

さらには、近年、科学者たちのあいだで、ますます明らかになってきたことがある。それは、非薬物型の依存症にも、薬物やアルコールの依存症と同じような特徴が多々あり、もたらす弊害もほとんど変わらないという事実だ。共存症の謎については第3章で簡単に触れた。向精神薬を手放した人が、他の物事と強迫的な関係を築くことはよくある。たとえば、元アルコール依存者が無茶食いを始めることなどが、その例だ。私が覚えているのは、あるAAミーティングで耳にした、肥満ぎりぎりのカトリック司祭の言葉である。「やっと酒をあきらめたのに、今度は大型容器のハーゲンダッツにハマってしまったよ」

人間には依存的な衝動があり、依存する対象を、ある物質や薬物から他の物質や薬物に切りかえることができるという考えには、とてつもなく広い範囲に影響をおよぼす含意がある。そのジグソーパズルのピースを嵌《は》めこむには、科学はまだずっと先まで行かなければならない。だが、私たちの依存に対する脆弱性に関してブランドやビジネスがますます理解を深めていること、そしてそれをいかに利用しているかについては、大型ショッピングセンターに出かければ、すぐにわかる。私たちはそれを責められるだろうか？　利益をあげるというのは、そういうことなのに。

依存的な行動は、特定の物事に固定されるとは限らない。実質的に無限の種類の快楽が提供されているような世界では、強迫的行動は浮気性になる。高揚感をもたらしてくれる行動や物に、手あたり次第に飛びつくようになるのだ。

ある「CD収集狂」の告白

私は今でも、まだ週に100ポンドもの金をフィックスにつぎ込んでいる。そして、ドーパミンレベルを急騰させてくれるブツを持っていないかと必死になって、時間が許す限り、いつでもディーラーのもとを訪れるようにしている。たとえば、あまり知られていないロシアのピアニスト、ドミトリー・バシキーロフによるシューベルトのピアノソナタの録音がありはしないかとか……。

さぞかしお高くとまって聞こえることだろうが、私はクラシック音楽のCD収集にハマっているのだ。それを聴くことにハマっているわけではない。実際、クラシック音楽はよく聴くし、とてつもない喜びを得てはいるが、CDを買ったあと、透明ラップも破らずに何週間も放っておくようなことも少なからずある。おわかりだろう。なぜなら、そのCDはすでに役目を果たしてしまったからだ。私のドーパミン経路を興奮させたのは、そのCDを見つける過程だったのだ。

わが家の棚には、クラシックのCDが3000枚以上並んでいる。その多くには、私を強烈に突きうごかして魅了する曲が収められており、過去数十年間、私はそれらについて考え、その録音を比較してきた。たとえば、ベートーヴェンの〝ハンマークラヴィーア〟ソナタ（ピアノソナタ第29番）。わが家には25通りのバージョンがあるが、それでもまだ足りない。新たな解釈を手にするたびに、ゆっくり展開するこの曲の謎めいた対称性や、最終楽章のフーガの狂ったような数学性の理解に、また一歩近づくことができるからだ。

私がこの曲を聴くのは、フィックスを手にするためではない。でも、そのＣＤを買うのはフィックスを手にするためだ。この曲よりインパクトが薄いけれどもコレクションに加えたいと思う他の数えきれない曲のＣＤについても同じだ。なぜそういった曲のＣＤまで買いあさるかというと、それは私が、批評家の言う〝コンプリーティスト〟――つまり、お気に入りの作品をすべて収集したがる人――だからである。これは、まだ科学的な解明が進んでいない、依存症の強迫神経症的な側面だ。インターネットポルノの玄人《くろうと》が何千枚もの画像を集めるのも、同じような興奮が得られるからだ。これについては、改めて詳しく見ていくことにしよう。ありがたいことに、私の場合は、それより無害なものに落ち着いたのだった。

ＣＤ収集癖は、デジタル技術が可能にした過剰な供給によってもたらされたものだ。入手可能なハンマークラヴィーアの録音が５種類しかなかった１９６０年代には、同じことをするのは不可能だったろう。別の見方をすれば、デジタル化は、ポルノの供給に対して果たしたのと同じくらい、クラシック音楽の録音の供給においても、爆発的な影響をおよぼしたのである。

実は、ＣＤ収集という依存症は珍しい習癖だと思っていたのだが、あるとき、幼なじみがこう言うのを聞いた。最初の結婚が暗礁に乗りあげていたとき、大量にクラシックのＣＤを買い込んでいて、そのほとんどは、まだ包みを解いてもいないと。「正直に言うと、結婚生活が破綻した理由の１つも、この習癖にあったんじゃないかと思う」と彼は言いそえた。

そうこうしていたら、今度は、バンクーバーの繁華街でホームレスの依存者の治療にあたっているガボール・マテ医師の著書『In the Realm of Hungry Ghosts（鬼界にて）』に出会った。この本は、ありとあらゆる種類の薬物乱用や暴力に苦しむ人々の暮らしに対する並外れた洞察に満ちている。だが私にとってもっとも鮮明に記憶に残ったのは、マテ医師が――彼自身は薬物依存に苦しんだことはないのだが――自分が抱えている問題について綴った一節だった。AAでの自己紹介になぞらえて、彼はこう書いている。

「こんにちは。ガボールと言います。クラシック音楽を買う強迫症にかかっています」

物事がうまくいっていなかったとき、マテはバンクーバーのクラシック音楽店「シコラズ」を週に何度も訪れ、1か月に1000ドル以上も散財していたという。そして、シコラズにいないときには、家でオンラインの音楽批評を片端から読んでいたそうだ。私自身も、一度に何時間もかけて、よく同じことをする。

「〝自尊心のある交響曲・合唱曲・ピアノ曲の愛好家なら、このセットを見逃すわけにはいかない〟などと批評家が言おうものなら、もうイチコロだ」とマテは書く[16]。突然彼は、古楽器で演奏されたハイドンの交響曲の新しいCDセットや、彼にとって3つめのバージョンとなるモーツァルトのヴァイオリン協奏曲全集、あるいは5つめのバージョンとなる14枚組のリヒャルト・ワーグナーの『ニーベルングの指輪』のCDがない生活など考えられなくなってしまうのだ。

私も、自分が持っているワーグナーの『指輪』のCDを数えてみた。ボダンツキーとラインスドルフ版、カイルベルト版、ショルティ版、ベーム版、グッドール版、それにDVDのレヴァインとブーレーズ版、おまけにフルトヴェングラーの不完全なセット。そのうち、一番のお気に入りはカイルベルト版だ。なぜなら、批評家たちがもっとも大げさに褒めているのが、このバージョンだから（私には、自分がよく知っている音楽分野以外では、判断を批評家にゆだねるという怠惰な癖がある）。そして恥ずかしいことに、カイルベルト版のパッケージが一番素敵だからだ。

かつて一部のＬＰがそうだったのとは異なり、ＣＤの箱は、美の対象とは言えない。それでも、ＣＤの箱のこぎれいさとスマートさは、音楽に対する私の考えに影響を与える。だから私はダウンロード版にはスリルを感じない。とはいえ、真の偏執狂の名に恥じず、ｉＴｕｎｅｓのライブラリーは潔癖なほどに整頓している。きのう私は、ＣＤを探しに出かけた。そのＣＤは、「ｅＭｕｓｉｃ」といったウェブサイトからダウンロードすれば、もっとずっと安く手に入るものだった。結局そのＣＤは見つからず、私のうきうきした気分はしぼんでしまい、気分を引きたてるために、それほど欲しいとは思っていなかったＣＤを５枚も買わなければならなかった。そうそう、それで思いだした。買ったＣＤをそのうち聴かなければ……。

わが家を訪れた人は、ＣＤ収納用に特別にあつらえられた棚に、何千枚ものＣＤが並んでいる姿を見てびっくりする。そして、音楽の世界に身を浸す私に賛辞を送る。だが、私が重い足を引きずって生のコンサートに出かけることがどれほど少ないかを知ったら、きっと驚くに違いない。彼らが目にしている人間の真の姿とは、人を物に置きかえる世間体のいい方法を発見した中年男にすぎないのだ。もう少し異なる状況だったら、依存対象は切手だったかもしれない。だが、そうならなくて、本当によかった。

第5章

スイーツはもはやコカインだ！

――スタバの「フラペチーノ」に仕込まれた巧妙な戦略

オフィスを侵す「ごほうびスイーツ」

さて、このへんで、依存的な行動についてもう少し詳しく見ていくことにしよう。まずは、だれにとっても生活の一部になっているものについて考えてみたい。抑えがたい衝動を抱かせて人生をハイジャックしようとする行動パターンは多々あれど、私たちが最近身につけた食物に対する態度ほど、社会に広く浸透しつつあるものは他にないだろう。

ロンドンのヴィクトリア駅は、いつもこんなに太った人たちでひしめいていただろうか？　ほとんど毎日、夕方、私の職場である『デイリー・テレグラフ』紙のオフィスを出て駅のコンコースを横切るたびに、電車に乗ろうと走っていく若い通勤者が、年とったスパニエル犬のようにハアハアあえぎ声を立てるのが聞こえてくる。彼らの多くが握っているのは、中身を詰めこみすぎてはちきれそうなバゲット。それはマヨネーズをはみださせずに食べるのはほぼ不可能な代物で、乗車カードを取りだすときには、指をなめてきれいにしなければならない。

コンコースの反対側には、独立型の巨大なフードカウンターが、無数のキャンディーの重みできしんでいる。売られているのは、ジェリービーンズ、トフィー、ボンボン、リコリス・スティック、ファッジ、ロリポップといった、子どもの頃に親しんだ菓子。みな人工着色料で色づけされて、どぎつい光沢を放っている。量り売りのこのカウンターで、キャンディーをすくって紙袋に入れる客たちは、みなひどくコソコソしているように見える。背を丸め、視線をキョロキョロさせている様子は、まるでアダルト雑誌でも手に取ろうとしているみたいだ。

1993年から2009年にかけて、イングランドでは、体重過多の男性が59パーセントから68パーセントに増加し、体重過多の女性も、51パーセントから59パーセントに増えた[1]。さまざまな背景を持つ人々が行きかうヴィクトリア駅で、この傾向を見てとるのはむずかしくない。

しかし、『デイリー・テレグラフ』のオフィスでは、事情はまったく異なっている。圧倒的に中産階級の出身者が多いこの環境では、増えた体重は、特集記事のライターとファッション担当ジャーナリストが競っているダイエットによって相殺される。とはいえ、私が気づいたのは、職場に食べ物が入り込む頻度がどんどん増えていることだ。とりわけ、私たちが「ごほうび《トリーツ》」と呼ぶ、午後のささやかな食べ物にまつわる儀式を通じて。トリーツが現れると、もっとも冷徹な記者の口からさえ、子どもっぽい喜びの声があがる。と言っても、驚くには値しない。そもそもトリーツは、子どものパーティー用菓子だったのだ。

典型的なトリーツは、〝ミニバイト〟と呼ばれるもので、これは悪魔の発明品だ。ミニバイトは、とことん贅沢なケーキやデザート――チョコレートケーキ、ミリオネアズ・ショートブレッド、ラズベリードーナツなど――を、それぞれひと口サイズにしたものだ。その小ささゆえに、罪悪感から解きはなってくれるような幻想を抱かせるが、それは1つしか食べなかった場合の話だ。残念ながらミニバイトは、机5つ分離れたところからもはっきり見えるバケツ大の箱に入れられて売られている。

かくして始まるのは、日々の儀式だ。これから私が記述することは、ロンドンの新聞社『デイリー・テレグラフ』紙の解説室で起きていることだが、ほんのちょっとだけ違うバージョンがイギリスとアメリカ全土のオフィスで繰りひろげられていることは、ほぼ間違いない。

「おお！」。ミニバイトを2箱——もちろん、違う種類だ——抱えてデスクに近づく同僚を、だれかが見とがめる。この「おお！」は、くぐもった興奮の叫び声だ。この合図で、みな机から目をあげる。ミニバイトの箱がデスクの上に置かれる。いっとき、沈黙がその場を支配する。というのは、みなの心のなかで、瞬時に自分を満足させたい衝動と、最初に欲望に負けた者になることへの恐れがせめぎあっているからだ。

そうこうするうちに、社員の1人——部長のことが多い——が箱に歩みより、いぶかしげに中身を検分する。まるで、〝ミニバイト〟というコンセプト自体に初めて出くわしたとでもいうように。そして、用心深く箱のふたを開け、トリーツを1つ取りだし、口の中に押しこむ……その直後だ。集団が押しよせるのは。なかには、飛びつく前に、口先だけの「本当は控えるべきなんだけど……」という例のひと言を言ってのける者もいる。そういった連中に限って何度も箱に立ちもどる率が高い。

デスクからミニバイトへ、そしてまた自分のデスクへと戻る人々の動きは、まさに見物だ。オープンプランのオフィスでは、何かをこっそりやりとげるのはむずかしいのだが、それでも彼らは最大限の努力を払う。たとえば、チョコレート・コーンフレークの塊を最後に1つつまむために、必要のないコピーをとりに行き、その帰りに不自然な、ぼんやりしたふうを装って箱に近づいたりするのだ（これは私が実際に目撃したことである）。

私たちが目にしているのは、脳内のストップとゴーのせめぎあいが、オフィスの無言劇を引きおこす姿だ。砂糖の威力は、それほど強い。

『スーパーサイズ・ミー』が糾弾すべきは「バーガー」ではなかった？

中産階級に属すほとんどの人は、イギリスとアメリカで生じている〝肥満の危機〟について、独自のイメージを抱いている。そこには、暇さえあればチーズバーガーを口に詰めこむ肉体労働者と少数民族の人々の姿が登場する。

そうしたイメージを助長するのが、ハリウッド製のドキュメンタリー映画やベストセラー本だ。とはいえ、それらは、低所得の太った人たちが誘惑に負けやすいことを批判しないよう気をつけることも忘れてはいない。一例をあげると、２００４年に、映画監督のモーガン・スパーロックが、説得力はあるけれども独善的なドキュメンタリー映画『スーパーサイズ・ミー』を製作した。この映画では、スパーロック自身がマクドナルドのファストフードだけを30日間食べつづけるという実験を行っている。その結果、最終日には、体重が11キロ増え、動悸がするようになっていた。

彼が食べた最初のスーパーサイズの食事は、ダブルクォーターパウンダー・チーズとスーパーサイズのマックフライポテト、そして１・２リットルのコカ・コーラ。映画製作者側にとって都合のよいことに、スパーロックは気分が悪くなり、食べたものを駐車場で吐いてしまった。この映画を観おわったあとに残る印象とは、マクドナルドは低所得層の人々をジャンクフードに病みつきにさせることにより、事実上彼らに毒を盛っている、というものだ。実際この映画は、マクドナルドの客たちに次の質問を突きつけて終わっている。「どっちが先にあの世に行くべきだと思う？　君かい、それとも彼らかい？」

『スーパーサイズ・ミー』は、サンダンス映画祭のドキュメンタリー部門監督賞を受賞した。この映画がそれほどまでに人気を博した理由は理解できる。〝良識派〟の観客にとって、食べ物に対する依存症とは、明白な悪者（ファストフード企業）と犠牲者（経済的に健康的な食品が買えないためにマクドナルドのファストフードを食べざるをえない低所得層世帯）だけに関する話だと考えれば、安心できるからだ。

安心感は与えてくれるかもしれない。だが、それは事実なのだろうか？　２０１１年にアメリカで行われた大規模研究によると、年収8万ドルの世帯は、年収3万ドルの世帯よりジャンクフードを買う傾向が高いという。この発見におののいた『アトランティック』誌は、こう書いた。「ビッグマックやワッパーにかぶりついている連中の多くは、金のないアメリカ人じゃない。私たちなんだ！」[2]

この研究は、肥満の議論につきものの考え、すなわち労働者階級の人々に問題があるとする考えを矯正する効果的な手段だった。しかし、そもそも私たちは、ハンバーガーやフライドポテト、そしてそれらに含まれる飽和脂肪のことばかりを考えるのは、やめるべきなのだ。というのは、私たちの食生活を歪めている最大の要因は、脂肪ではなく糖分であるという証拠が続々と集まっているからである。このことは、とりわけ中産階級の人々に、彼らが婉曲的に〝食べ物にまつわる問題〟

と呼ぶものを突きつけている。〝カップケーキ熱〟もその例だ。

私たちは、砂糖が体によくないことを知っている。糖分と脂肪と塩分は、現代の食品添加物の「聖ならざる三位一体《さんみいったい》」だ。しかし、それがどれだけ体に悪いかについては、必ずしも知っているとは言えない。飽和脂肪に対するロビー活動が非常に効果的に行われてきたため、食生活に関心のある消費者は、脂肪の摂取量と心臓疾患のリスクには、単純な相関関係があると思い込んでいる。しかし、そんな関係は存在しない。糖分も脂肪と同じくらい動脈に悪影響を与える。糖分は肥満と糖尿病の直接の原因になるからだ。そして心臓発作を引きおこす危険性は、単に脂肪分の多い食生活を送るよりも、肥満や糖尿病になるほうがずっと高い。

糖分は、脂肪を含まない《ファットフリー》けれども、非常に体を太らせる《ファットニング》物質でもあるのだ。モーガン・スパーロックは、自分をスーパーサイズにする過程で、5・5キロ分の脂肪を摂取したが、彼の胴回りと内臓にダメージを与えた本当の犯人は、13・6キロ分の砂糖だった。だがそれは、スパーロックが目の敵にしているマクドナルドが製造したものではなく、同社がただ販売しているだけの炭酸飲料からきていたために、映画では、この点が強調されることはなかった。

砂糖は脳を支配する――ケーキとコカインの類似性

2011年2月、カリフォルニア大学サンフランシスコ校の研究チームが、「公衆衛生――糖分の毒性に関する真実」と名付けた論文を『ネイチャー』誌に発表した(3)。この論文は、糖分は

“無意味な《エンプティ》”カロリーであるとする世間一般の考えを一蹴することになった。それどころか、糖分は悪いカロリーだと指摘したのである。「少しなら問題ないが、多量に摂取すると命に関わる――徐々に体をむしばんでいくのだ」と。著者らはさらに踏みこんで、糖分の多い食品には税金を課すべきであり、17歳以下の子どもたちへの販売は規制すべきだとまで主張している。

私たちはまた、精糖は、肝臓と腎臓にダメージを与えることが示唆されているだけでなく、2型糖尿病を全世界に広めた主な原因であることもずいぶん前から知っている。「もしこの結果が非合法薬物の実験で得られたものだったら、これほどの危険性を持つ薬物をたまたま所持していて捕まった不運な者を厳罰に処す根拠に使われることだろう」[4]と言うのは、ロンドン大学キングス・カレッジにある国立依存症センターのマイケル・ゴソップだ。

しかし、砂糖は薬物だと言えるのだろうか？　ゴソップはそう考えている。他の銀河からふらっと地球にやってきた宇宙人が人間を見たら、私たちは実際よりもひどい薬物濫用に陥っているとみなすだろう。なぜって？　もちろんそれは、私たちの大部分が、白い結晶を1日に何度も摂取しているからだ。そして、その供給がとぎれると動揺し、もっと手に入れるための苦しい言い訳をする。私たちは“エネルギー”の供給源として糖分が必要だと言うが、それは自分をだましているだけだ。糖分がもたらすエネルギーがみなぎったあとには、それに呼応するエネルギーの低下が続く。だから、生理学的には役に立たないのだ。しかし、その生理学的な作用メカニズムは、たとえばコカインのような薬物による浮き沈みを強く思いおこさせる。

糖分には、娯楽用の麻薬に含まれている精神活性特性の一部がそなわっているという考えは、とみに信憑性を増している。過去10年間に判明した重要な研究結果の1つは、砂糖がラットを典型的な依存症に陥らせるというものだ。プリンストン大学心理学部の科学者チームが行ったこの研究では、通常の餌に加えて、大量の砂糖水を断続的にラットに与えた。砂糖水を断続的に与えた理由は、砂糖を取りあげたとき、ラットに何が起こるかを知りたかったからである。その答えは、離脱症状だった。ラットは、フィックスが手に入らない麻薬中毒者のように、不安げに震えていた。そして、砂糖水が再び与えられると、むさぼるように飲みほしたという(5)。

なかでも、もっとも興味深いのは、**砂糖は、ある重要な局面において、コカインやアンフェタミンのように作用するという発見である。**コカインまたはアンフェタミンに病みつきにしてから供給を断ち、1週間経ってから、ごく微量の同じ薬剤を与えるとラットが過度に反応すること、一方、その薬物を一度も投与されたことのないラットはまったく反応しないことは、それまでにすでに判明していた。つまり、依存症に陥っているあいだに、ラットはその物質に〝感作《かんさ》〟されたわけだ。実のところ、ラットは交差感作される。すなわち、コカインに病みつきになっているラットは、ごく微量のアンフェタミンにも過剰に反応する。その逆も同様だ。この「乗り換え」は、人間の依存者についても観察されているが、倫理的な理由から、人間について同じ実験を行うことはできない。

プリンストンの研究者チームが裏づけたのは、アンフェタミンまたはコカインを砂糖に置きかえても、同じことが起きるということだった。砂糖に病みつきになったラットは、アンフェタミンあるいはコカインに感作される。その逆もしかり。この所見から研究者たちが導きだした結論は、砂糖は、アンフェタミンやコカインに類似した方法で、側坐核内にドーパミンを放出させるというもの。２００８年に発表されたこのエビデンスは、砂糖が依存症を引きおこすという説をもっとも強力に裏づける証拠である。

だが、脂肪については、同じことが起こるわけではないらしい。私たちは生まれつき、脂っこいものが好きだ。脂っこい食べ物は口当たりがいいため、そういったものを好むように私たちは進化してきた（食品業界のいささか気持ち悪い用語を使えば「脂肪は食感に、ぬるぬる感を与える」のである）。しかし脂肪は、砂糖とは違って、精神活性物質としては働かない。

とはいえ、人類が何千年にもわたってやってきたように、糖分と脂肪分を組み合わせれば、進化がもたらしてきた複数の衝動が１つに収束する。食べておいしい食物はみな、癒し効果のあるエンドルフィンを脳に放出させる。たとえばチョコレートのようなケースでは、このオピオイドがもたらす快感が、穏やかな精神活性物質である糖分により放出されるドーパミンの横溢《おういつ》によって増強されるのだ。

糖分は、なめらかで脂っこい質感のおかげで、簡単に胃の中に滑っていく。塩分と脂肪分も強力な組み合わせで、それらを合わせたものは、それぞれ単独の場合よりずっとおいしい。それでも、この組み合わせには、満腹になっても食べつづけさせる糖分と同じパワーはないようだ。ケンタッキーフライドチキンをこよなく愛する者が、その結果太ってしまう、ということはあっても、吐き気を催すまで食べつづけるというようなことは、まずないだろう。

最近出席した職場の親睦会を思いだして、会がはねた後にどんな食べ物が残されたかを考えてみてほしい。後片づけのときに、チョコレートやミニバイトは残されていたけれども、サンドイッチは食べつくされていたので捨てる必要がなかった、などというオフィスパーティーが、今まで一度でもあっただろうか？　私にはそうは思えない。ケーキが残されることは、ときおりある。すぐ満腹になってしまうからだ。でも、たとえ残されたとしても、ケーキは捨てられずに持ちかえられるだろう――気の毒なサンドイッチとは違って（たしかに、ケーキより日持ちがしないことは認めなければならないが）。だが、甘さ超弩級《ちょうどきゅう》のドーナツがパーティーの終わりまで食べられないまま残っているようなことは絶対ない。

甘くない食べ物に比べて、甘い食べ物のどれぐらいが世界のゴミ箱行きになるかと考えてみたら面白いかもしれない。私の予想では、甘い食べ物は、ゴミ箱に行くよりはるかに多くの量が――ありていに言うと――トイレを経由して下水管行きになる。その理由は、ラットを使ったプリンストン大学の実験に明らかだ。つまり、糖分が脳内のドーパミン受容体と特別の関係を結んでいるのだとすれば、糖分は脂肪や塩分に比べて、はるかに強力な「欲しい」という衝動を引きおこすのだ。

「コーヒーと一緒なら許される」――クリスピー・クリーム・ドーナツとスタバの戦略

私は、急成長しているナチュラルテイストのレストランチェーン「Ｌｅｏｎ（リオン）」の経営者ヘンリー・ディンブルビーに、オフィスで仕事をする人たちが、前より糖分に夢中になっていると思うかと尋ねた。「ああ、たしかに。糖分は、食べ物における最大の問題だよ。イギリス人の40パーセントが、何らかの糖分依存症に陥っていると思う」と彼は答えた。

そのあと、こちらが水を向けたわけでもないのに、彼は口にしたのだ。ケーキとコカイン《コーク》の類似性について。「だれかが、クリスピー・クリーム・ドーナツの箱を抱えてオフィスに入ってきたところを見てみるといい。一斉に歓声があがって、全員が駆けよってくる。まるで、だれかがパーティーにコカインを持ち込んだみたいにね。みんな、そんなふうに集まる。きっと効果が酷似しているからだろう」

もちろん、クリスピー・クリーム社は、そんな示唆を喜ばないだろう。だが、1937年にノースカロライナ州のウィンストン・セーラムでヴァーノン・ルドルフが創業した同社の命運は、この健康志向の世の中で、糖分含有量が超高い娯楽用の食べ物をどうやって売ればよいかを教えてくれる。マグノリア・ベーカリーのカップケーキと同じように、クリスピー・クリーム・ドーナツも、ノスタルジアという切り札を使っていて、「Krispy Kreme」という社名のスペルは、うっとりするほど古風だ。そのロゴも、1930年代に地元の建築家だったベニー・ディンキンズがデザインしたものから、ほとんど変わっていない。

同チェーンは、1990年代に拡大路線に打ってでたが、手を広げすぎて失敗してしまった。古風なドーナツを食べるのは、皮肉っぽい態度を表明することだと自らに言いきかせていた客たちも罪悪感に屈し、あわただしく開店した店の多くは閉店を余儀なくされた。

が、そのあと同社は、さまざまな方法を試し、ついにドーナツと一緒に飲む〝特製《シグニチャー》コーヒー〟を開発したのである。2010年11月の『ウォールストリート・ジャーナル』紙の報告によると、クリスピー・クリームは第3四半期決算で、97パーセントの利益の伸びを記録したという(6)。

これは、食事と食事の合間にペイストリーを食べることへのスタバの言い訳と同じだと言ってもいいかもしれない。つまり、〝コーヒーと一緒なら許される〟ということだ。とはいえ、スタバには、クリスピー・クリームにはない強みがある。同社のブルーベリーマフィンは、朝食に偽装させることができるのだ。他方、「食べ物にまつわる問題」がありそうだという疑念を他人に抱かせずに、鮮やかなピンク色のドーナツで1日を始めるのはむずかしい。

朝食にマフィン――もっと洗練された人たちのあいだでは「パン・オ・ショコラ」――を食べる習慣は、ロンドンではすっかりおなじみになってしまった。そのため、1990年代初頭にアメリカンスタイルのコーヒー店が現れるまで、そんな習慣はイギリスではほとんど見たことも聞いたこともなかったという事実を忘れてしまいそうになる。もしこうした店が突然すべて閉店して、昔ながらの紅茶とシリアルとトーストの朝食に戻らなければならなくなったとしたら、客たちはどう反応するだろう。もしかしたらそれは、プリンストン大学の実験で使われたラットにちょっと似たものになるかもしれない。

正直なところ、朝食にマフィンを食べるのは、まだイギリス人の平均的な習慣にはなっていない――今のところは。しかし、脳の快楽中枢を刺激するように慎重に仕組まれた食品に対する好みの変化は、偶然に生じるものではないのだ。職場のデスクに出現する午後の〝トリーツ〟にも、脳の快楽中枢を刺激する「お祝い」と「ごほうび」というニュアンスが込められている。

私の両親の世代のオフィスには、「ティー・レイディー」という、紅茶を給仕する女性がやってきたが、彼女たちがティー・トロリーに載せた紅茶とともに配って歩いたビスケット「カスタード・クリーム」は、マフィンやトリーツと同じだと言うことはできない——仕事の手を休められたのは、ありがたかっただろうけれども。

　言うまでもなく、ビスケットも基本的には砂糖と脂肪を押しかためたものだが、量がほんの少しだったため、人々が目くじらを立てるようなことはなかった。〝ティー・トロリーの儀式〟とでも呼ぶべきこの習慣は感情を伴わない儀式で、人々が自らの食欲と戦っているような兆候は、ほとんど見られなかった。つまり、下位の脳の部位が要求するゴーという刺激と、高次の脳の部位が送るストップの指示を調整する必要などなかったのだ。とどのつまり、カスタード・クリームは、そんな気持ちを湧かせるほど刺激的な食べ物ではなかったということだ。

　かつて、「本当は控えるべきなんだけれど」カテゴリーに属す食べ物のジレンマは、客を迎えて開くフォーマルな午後のお茶会やディナーのためにとっておかれていた。ケーキは軽く扱われるものではなかったのだ。それは、もてなしの気持ちを示すために家庭で手作りされるもの、あるいは、私の子どもの頃の経験で言うと、日曜日の午後に百貨店内を連れまわされたあとのごほうびだった。

　しかし今や、ケーキはそこいらじゅうに溢れている。『サンデー・タイムズ』紙のコラムニスト、インディア・ナイトは、こう不満を述べる。彼女が住んでいる街の商店街《ハイストリート》には、肉屋は1軒もない。しかし「ケーキ店は6軒もある。まるでマリー・アントワネットに庇護されてでもいるかのように[7]」。

「不思議な食べ物だね、ケーキは」と言うのは、先に登場したヘンリー・ディンブルビーだ。「気分を変えてくれるんだ。むずかしい会議をしなくちゃならないときには、いつもケーキを持っていく。目の前にベトベトしたチョコレート・スポンジケーキがあると、みなリラックスして、より融通がきくようになるのには、まったく驚かされるよ。先日、同僚に試してもらうために、さまざまなケーキの試食品をオフィスに持ちかえったんだが、それが巻きおこした興奮は、たとえばチキン料理の試食品のときなどとは、ぜんぜん違ったね。反応はとても感情的だった。ある若い女性社員などは、〝キャロットケーキに夢中なんです〟と言ったよ。まるでプライベートな関係を打ちあけるみたいにね」

外食の楽しみが「食べる」から「撮る」に変わったのはいつから？

プライベートな関係という表現は、言い得て妙だ。今日、私たちは、親の世代に比べて、いっそう多くの〝関係〟を食物と築くようになっただけでなく、その中身もいっそう親密なものになっている。しかも、外で食べる回数が増えているなかで、そんな親密さが生まれているのだ。大都会で働く若いプロフェッショナルが1週間に3、4回も外食するのも、まったく珍しいことではない。

このような外食には、仲間内で食べるというよりも、人づきあいを通して楽しむためのものという性格がある。どこで、だれと、何を食べるかは、その都度異なる。その外食1回1回が、数多くの選択肢から選ばれ、交渉を経てたどりついた結果なのだ。この点は、ここ数百年続いてきた家族でとる食事とは大きく異なっている。かつてそういった食事で選択権を手にしていたのは、予想可能な狭い選択肢しか持たない家庭の主婦だけだった。

もし私の祖父母の年代の人が、地元の居酒屋で夕食をとる現代の20〜30代の若者たちを見たら、おそらく何かを祝っているのだろうと思うに違いない。客たちは、アルコールで増幅された笑い声をたてながら、メニューを精査してお気に入りの食べ物を探す――「カラマリの誘惑には勝てないわ！」と。これはオフィスの〝トリーツ〟の拡張版だ。

外食をするとき、私たちは、ただ単にエネルギーを補給しているわけではないし、同じ顔触れの家族の絆を補強しているわけでもない。私たちは食事の相手を、その人が持つ娯楽的価値に基づいて選んでいるのだ。そして、メニューで〝誘惑に勝てない〟食べ物を見つけると――そう、そのとおりのことが起こる。レストランに足を踏みいれた瞬間から、ドーパミン受容体は高い警戒状態にある。今や欧米の生活様式から徐々に追いだされている、家族でとる毎度の食事のときよりも、ずっと敏感になっているのだ。テーブルの上を漂う楽しさ、選択肢の多様さ、そして報酬は、脳の報酬回路を刺激する――それも、前頭葉のストップ機構を無効にするように仕組まれた食べ物に実際に出会う前から。

高級レストランで食べようが、ファストフード店で食べようが、もはや、ほぼあらゆる外食の目的は、燃料よりフィックスを手にすることにあるという段階に私たちは到達している。メニューで料理を選ぶのにかける時間、そして土壇場で注文内容を変える癖は、何としても食事から妥当な量と質の喜びを得ようという決意を示すものだ――さんざん迷ったあげく、結局、ケンタッキーフライドチキンの〝ジンガー・タワー・バーガー〟を注文することになったとしても。

「メニューに載っていない〝オフメニュー〟の料理を頼む客は10年前に比べてずっと増えた」とへ

ンリー・ディンブルビーは言う。客のほうは痛ましいほど真剣だ。何を注文したかが、最後の審判で問われるとでも考えているんじゃないか、とさえ思えてくる。

これは、人を物で置きかえるという単純な例ではない。というのは、こういった夕食には、楽しめる友人を選ぶことが欠かせないからだ。だが、そんな集まりは、一過性のものだ。そしてこの頃は、若くて気楽な客でさえ、中年の美食家のようにふるまう。「これは、食べ物のポルノなのよ」と語るのは、20代半ばのライター、エイミーだ。彼女の友人たちは、トレンディな郵便番号を持つとくに、ロンドンの東部地区に住んでいる。「私たちみんな、料理の写真を撮るのに夢中になってるの――ほんとに高級なレストランで、薄く削ったトリュフをトッピングした豪華なラヴィオリが目の前に現れたようなときにはね」

エイミーとその裕福な友人たちは、苦痛さえ伴う複雑な関係を食べ物とのあいだに築いている。彼女たちは、高級なフレンチのコース料理「オート・キュイジーヌ」に敬意を払っているが、それに含まれているのはシェフへの賛辞だけではない。料理への恐れも含まれている。なぜなら、それは自分を太らせるものだとわかっているからだ。レストランにいるときには、ややぎこちない思いを抱くことなしに「痩せているという感覚より気持ちいい感覚はない」という信念――いうまでもなく彼女たちが信奉している信念――を貫くのはむずかしい。よって、エイミーたちがオフメニューの料理を注文するとすれば、それは通常、高カロリーの材料を使わないようにというシェフへの依頼だ。

こうした若いグルメたちは、たっぷりした食事の前後に絶食することがある。さらに一部の者は

「吐く」選択肢も常に頭の片隅に置いている。メディアの報道のおかげで私たちは、過食症は拒食症と同じぐらい深刻な病気であるという考えに慣れた。しかし、あまり報道されていないのは――レストランのトイレの掃除人に訊けばすぐわかることだが――ストレスで疲弊しているものの常習的な過食症に陥ってはいない客（女性のことが多い）は、食欲のコントロールができなくなると吐くことがよくある、という事実だ。

ある皮肉屋の観察者はこう言う。「コースの途中でトイレに行き、笑みを浮かべて戻ってきた女性を見たら、ゲーゲーやってきて、また一から出直せる幸せに酔っているか、あるいはノーズキャンディ（鼻から吸い込む麻薬）を補充してきたかの、どっちかだと思うよ。後者の場合だったら、その晩彼女は、もうひと口も食べないだろう。ワインは飲むがね」

大都市圏では、さまざまなグループが、食べ物にまつわる問題をそれぞれ独自の方法で解決している。気がかりな例を1つ紹介しよう。「ロンドンにいるゲイ男性のあいだでは、〝アリ〟という名の減量用の薬が人気を呼んでいる」と、ロンドンの病院に勤務する精神科医のマックス・ペンバートンは言う。アリはアメリカでは「ゼニカル」と呼ばれており、処方箋がなければ手に入らない。この薬の効果は劇的だ。脂肪の吸収を阻害するため、肥満体の人にしか勧められていない。イギリスではアリは市販薬だが、客が本当にその薬を必要としているかどうかを販売時に薬剤師がチェックすることになっている。この薬は一般の人にもよく売れているが、体重増加を大罪とみなすゲイ・コミュニティーでの人気はまさに絶大だ。「ディナーに出かけたいけれど太りたくないという人たちに薬を売ってくれる、ゲイに優しい薬剤師がいるんだ」とペンバートンは言う。

「だが、この薬には悪名高い副作用がある――便失禁だ。ここでは、あまり詳しい話はしたくないが、常用者は実情をよく知っている。だから、脂ぎった食事をしたあとに錠剤を飲むんだ。そうすれば、ゾッとするような副作用を夜中まで遅らせることができるからね」

それならだいじょうぶだろう――デートの相手を家に連れて帰ろうとしない限り。

スーパーの陳列棚は依存につけこむアイデアで溢れている

もちろん、ほとんどの人は、食べたものを吐いたり、やせ薬を使ったりして近道しようとはしない。だが、食べ物と不安定な関係を築く人の数は、ますます増えつづけている。私たちは、食物が持つ気分向上の――そして気分破壊の――潜在性に気づいているのだ。だからこそ、レストランでちょっとしたドラマが生まれるし、多くのスーパーマーケットに、それも、とりわけ電子レンジで調理できる商品をレストランのコース料理のように見せかける高級スーパーの通路に、戸惑う人々の不幸せな雰囲気が漂うのだ。

私は仕事が終わると、ほぼ毎日のようにヴィクトリア駅にある「マークス＆スペンサー」の食品売り場に立ちよる。人ごみをかき分けてレジに到達するのが悪夢のような作業になることも少なくない。ただ店内が混んでいるだけでなく、買うものを決められない、口をぽかんとあけた客たちが通路をうろついているからだ。その視線は、〝ケイジャン・チキン・フェトチーニ〟から〝サーモン・オン・クルート〟に移ったと思うと、また戻る。パックされた商品を両の手に天秤のように載せて、電子レンジがチンとなったときに、どちらの商品がより多くの喜びまたは罪悪感をもたらしてくれるか量ろうとしている人もよく見かける。しかも、まだそのあとにやってくる本当に重要な選択――プディング選び――の前なのに、すでにそんな状況に陥っているのだ。

メーカーが記載する食品表示ラベルが重宝されるのは、そんなときだ。中産階級の買い物客は、ぜいたくな食事の代償を痛切に理解している。それは体で支払わなければならない。パック商品の裏に記載された数字は、そうする価値があるかどうかの判断を助けてくれるものだ。しかし実のところ、総カロリーと脂質量に気をとられて糖分含有量を見過ごしがちであることを考えると、パックの数字に頼るのは情報に基づく賢い意思決定とは言えないかもしれない。にもかかわらず、そういった数字は食べ物との関係、すなわち、衝動と選択肢の融合が生み出す〝プライベートな関係〟をさらに助長する。

マークス&スペンサーは、うっかり動脈を詰まらせないように買い物客を助けている、という印象を与えたがっている。

「健康的な食生活を送らなければならないことは、だれでもよく知っています。でも、何が体によくて、何が悪いのかは、すぐにわかるとは限りません。そのため当社ではお客様に代わって、それを明らかにすることにいたしました」

同社は庇護者ぶって、そう宣言する。(8) 店内の加工食品に「栄養情報」が記載され、他のあらゆるスーパーマーケットと同様に、同じ食品の低脂肪バージョンも販売しているという点においては、そのとおりかもしれない。しかし、それらは低報酬の選択肢ではない。むしろ、いっそう魅力的に見えるように作られている加工品だ。

ヘンリー・ディンブルビーは、脂肪分を減らしても、健康向上には役に立たないと言う。「スーパーマーケットが、自社で作っているラザーニャの脂肪分を減らすときには、おそらく減らした分を、精製でんぷんに置きかえるだろう。そうすれば、スムーズでぜいたくな食感が得られるからね。しかし、グリセミック指数（食後血糖上昇指数）は上昇する。さらに、糖分もふんだんに加えるかもしれない。こういった〝低脂肪〟はインチキくさいね。もとのラザーニャのほうが、ずっと体にいいだろう」

マークス&スペンサーの食品売り場は、家庭でとるありきたりの食事さえ、豪華なディナーパーティー——あるいは子どもたちのにぎやかな誕生日パーティー——に変えようとする中産階級の決意を徹底的に利用しており、砂糖衣で固められたケーキが店じゅうに置かれている。だがこれは、マークス&スペンサーに限ったことではない。

2011年の夏、私は、世界でもっともヤッピー度が高いスーパーマーケットに出かけた。それは、カリフォルニア州パロアルトにある「ホールフーズ」。同社のモットーは、「健康的な食育を通して当社の利害関係者（顧客）の健康を促進する」というものだ。私が訪れたとき、当の〝利害関係者〟たちは、私が今まで見たなかでもっとも巨大なカップケーキの無料試供品に群がっているところだった（「あんまり大きくて、かじれなかった」とオンラインサイトに苦情を投稿した客がいたほどだ）。ホールフーズによると、バニラ・カップケーキ1個のカロリーは、480キロカロリー。私が見る限り、これは控えめな見積もりだと思われる。

無料試供品の周りに群がっていた客は、ビルケンシュトックのサンダルを履き、ラディカルなスローガンが書かれたTシャツを着ていた。彼ら自身が、また巨大だった。カリフォルニア出身の私の保守的な友人は、アメリカの外交政策やら福祉予算の削減やら、その他もろもろのことに反対を唱える中年女性の巨大な臀部を「活動家尻《アクティヴィスト・バット》」と呼んでいる。たとえリベラルなイギリスの新聞がどう書こうが、肥満と共和党支持に、明確な関連性があるわけではないことはたしかだ。

ホールフーズは、同社の製品の材料とその調達先の選定に関して〝情熱《パッション》〟を抱いていると言う。この言葉は、ここ数十年間に企業が使ってきたキャッチフレーズのなかでも、もっともうんざりさせられる陳腐な表現の1つだと言ってもいいが、ホールフーズのブログのスレッドを見ると、同社の顧客の多くは本当に、そういったものに情熱を抱いているらしい。

もし食べ物とのあいだに、ふつうよりずっと強い〝プライベートな関係〟を築いていなかったら、顧客はそれほど強い感情を抱いただろうか？　答えはノーだ。この関係をそれほど強いものにしているのは、同社の倫理的な材料調達方法や健康的な食生活への決意だけではない。それは、病みつきになるほど美味な製品にある。その値札を見れば、同社のリベラルな経営陣が、食物に対するブルジョワの不安につけこんで利益を得る方法を正しく把握していることは明らかだ。

もしホールフーズが、本当に同社の利害関係者の健康を最優先に掲げたらどうなるか、と想像してみよう。これ見よがしなカップケーキの陳列棚は撤去されなければならなくなるだろう。なぜなら、どれほど材料の収穫に責任を持とうが、どれほど奇跡的にトランス脂肪を除去しようが、カップケーキはジャンクフードなのだから。同様に、マークス＆スペンサーが、何がよい食べ物で何が悪い食べ物なのかを顧客に本気で教えようとするなら、何十種類もの同社の〝ぜいたくな〟プディングやケーキ、そしておそらくは、甘くない低脂肪の加工食品についても、糖尿病の警告をパッケージの上に貼りつけなければならなくなるだろう。

だが、もちろん、そんなことをしたら商売は立ちゆかなくなる。それは、ますますうるさい要求を突きつけるようになった21世紀の客を満足させられないスーパーマーケット、食料品店、ベーカリー、レストランについても同じだ。客たちの要求は、それぞれの背景や信念によって異なる。コストパフォーマンスを要求する客もいれば、食品の品質の高さを気にする客もいる。また、健康的なイメージを重要視する客もいれば、材料調達先の選び方の倫理的正当性にこだわる客もいる。

しかし、こうした要求すべてに共通しているのは、自分の欲求を満足させてくれることへの、いよいよ高まる期待感だ。そしてこうした期待感が高まれば高まるほど、私たちは依存症に引きよせられていくのである。

食品業界が悪用する4つの状況「HALT」

ふつうの酒飲みとアルコール依存者を見分けるコツとは?

ふつうの酒飲みはこう言う。「今晩パブに行って、酔いつぶれてやる」

アルコール依存者はこう言う。「今晩パブに行くが、酔いつぶれないようにする」

どこのAAミーティングで耳にしたのか覚えていないが、これより真実を突いた言葉は聞いたことがない。私の場合、自分がアルコール依存者だと観念したのは、半端ではない飲酒量のせいではなかった。それは、いつへべレケになるか、まったく予想が立てられなかったからだ。ときおりは、自分でも驚いたことに、酒漬けのディナーの席から、グラス数杯分の酒を飲んだだけで無事自宅に帰還できたこともあった。だが、それより頻繁に起きたのは、仕事のあとの、なんでもない「ちょっと1パイント」のはずだったものが、『失われた週末』（アルコール依存症の作家を描いた1945年のアカデミー賞作品賞受賞作）に姿を変えてしまうことだった。いずれにせよ、アルコール摂取量を抑えるには、膨大な精神的エネルギーを費やさなければならなかった。

摂食行動に問題を抱えるすべての世代の人々も、同じことを食物について見出している。ショッピングセンターを通り抜けるときに、どの方向に顔を向けても「欲しい」という衝動が刺激されるような人たちにとって、誘惑に抵抗するのはフルタイムの仕事だ。

12のステップ共同体には、このような状況を表す頭字語がある。〝止まれ〟という意味の「HALT」だ。その中身は、空腹（Hungry）、怒り（Angry）、孤独（Lonely）、疲労（Tired）。こうした感情が2つ以上組み合わさると、甘いか、脂っこいか、塩からいフィックスに手を出しやすい。これはファストフード専門店のあいだでは、よく知られていることだ。イライラさせられたり、孤独感を抱かされたりするような場所では、彼らの商売は繁盛する。ヴィクトリア駅が、そのいい例だ。

誘惑に負けてしまう人を見定めるのは、ふつうむずかしいことではない。私が知っているある女性は、10歩離れたところからでも、過食症に陥っている人を見分けられると主張する。「あの子たちには、例の臭いを隠せる香水なんかないっていうことが、いつまでたってもわからないのよ。それに、きれいな女の子の歯が黄色かったら、それは決定的証拠よ――胃酸で変色したってことだから」

しかし結局のところ、食べ物にまつわる〝問題〟を抱えている人を見分ける絶対確実な方法などない。なぜなら、もっとも悩んでいる人でも、不安感や幻想にかられた行動をとらないことがあるからだ。

『過食にさようなら――止まらない食欲をコントロールする』（エクスナレッジ　２００９年）では、アメリカ食品医薬品局（ＦＤＡ）の元長官だったデイヴィッド・ケスラー医師が、同僚たちに、お気に入りのスナック――口の中につばが湧いてくるほどおいしいお菓子――について取材したときのことを書いている。その結果わかったのは、痩せた人も太った人も、クッキーとチョコレートに対して、強力で親密で不安を伴う強迫観念を抱いていることだった。彼らはこっそり吐くようなことはしていなかった。このような邪魔な衝動を抑える戦略を駆使していたのである。

ロザリータという名の痩せた女性は、Ｍ＆M'sのドカ食いを埋めあわせるために、いつも皿に料理を残すようにしていたそうだ。だが、彼女のこの戦略も、同僚がオフィスにクッキーを持ち込むと、いとも簡単に崩れてしまったという。「1個食べたあと、自分のデスクに戻るんです。でも、クッキーのことが頭から離れない。そこで、また1個食べに行く……。そんなふうにして、その日の午後じゅう過ごすことになるんです」(9)

なぜロザリータは、もう1個クッキーを食べようとして席を離れるのをやめられないのか。脳内の化学物質によってクッキーをもう1個食べることを強要されたと考えるのは間違いだろう。彼女は典型的な依存者ではない。しかし、食べ物との関係は、とても衝動的で不健康だ。

食物への依存という、つかみどころのないコンセプトは、**正常な行動と人生を狂わせてしまう本格的な依存症のあいだに広がりつつあるグレーゾーン**に私たちを向きあわせる。糖分がマウスにコカインと似たような反応を引きおこすことは、すでに見てきた。他の食物については、マウスはそういった反応を示さない。だが、人間は脂質と塩分を好むように進化してきたため、糖分のようにドーパミンの波を次々と引きおこすわけではなくとも、依然として不健康な量の脂質と塩分をとってしまうのだ。

「食物《フード》」という言葉が指す物質は数限りなく、なかには気分を変える能力において、まるで薬物のように働くものもある。ただ、メディアが〝食物依存症〟、さらには〝ジャンクフード依存症〟などと言うとき、その犠牲者は何に病みつきになっているのかははっきりしない。これは、アルコールやヘロインには当てはまらないことだ。さらに、当たり前のことだが、私たちはみな食べなければならない──しかも多くは、誘惑が飽和状態になっているような環境で。

このような曖昧さは混乱をもたらしているが、その一方で、隠れていたことを明らかにしてもくれる。食物依存症──および食物に触発された依存的行動──は、他のどのような過剰摂取よりも、人間社会で執りおこなわれる日々の営みに深く根ざしているのだ。食べ物を探すことの必要性は、人間の脳を進化させ、最初の共同体を築き、もっとも聖なる儀式にその跡を残してきた。だからこそ、もしこの本能が依存症的な衝動によって無慈悲に操作されるというのなら、不安になっても当然だ。

フラペチーノ――欲望のスイッチを押す巧妙な製品

クイーンズランド大学の臨床心理学教授であるデイヴィッド・カヴァナーは、美味なる食物への依存が引きおこす独特の悲哀を捉えている。それは言わば罪深い欲求のようなものだ。彼は前述したケスラーに次のように語っている。「欲望を抱きながら、それをコントロールしようとしているときには、多くのことが同時進行する」[10]。脳内の異なる派閥が、またも、とことん戦おうとしているのだ。だがこのケースでは、通常、その結果は予想できる。というのも、食欲は、それをコントロールする力よりずっと強力だからだ。

ケスラーは、不健康な食物に対する私たちの貪欲だが不安感に満ちた摂取方法を、「条件づけされた過食」という用語で表している。「条件づけ」という言葉を使った理由は、食品業界が、糖分、脂質、塩分に対する私たちの自然な好みを利用するだけでなく、実際に物を食べていないときにも、「欲しい」という本能を目覚めさせるキューを使って、私たちの注意を引こうとしているからだ。

脳内にあるドーパミン受容体が自然にキューに結びつくことについてはすでに見てきたとおりである。たとえば、ハリウッドの白黒映画で、俳優が無頓着にタバコに火をつける姿には、何年も禁煙している元喫煙者のニコチン渇望を再活性化させる力がある。

食物へのキューはまた、1日のどの時間帯でも欲望をオンにすることができる。巧妙な製造企業なら、人々がふだん何か別のことをしているときに、食べ物が欲しくなるように促すことができるのだ。この分野の金メダルは、スターバックスとフラペチーノに贈呈すべきだろう。フラペチーノという名前は、冷やす（コーヒーの場合は氷とまぜて振る）という意味のフランス語「フラッペ」と、「カプチーノ」を合わせた造語だ。この飲み物を発明したのは、マサチューセッツ州のコーヒーチェーン。スターバックスに買収されたときに、その権利を同社に譲ったのである。

この買収によりスターバックスは、長年引きずってきた問題の解決策をにわかに手にすることになった。ケスラーが取材したあるベンチャー・キャピタリストは、こう言っている。かつてのスタバは、いつも混んでいる店内も、午後には「あまりにも閑散としていて、やろうと思えば、ボウリングのボールを転がせるほどだった」と。(11) しかし、このリッチで甘いミルクシェイクという興奮飲料は、午後4時の凪に、うってつけだった。

私は経験からそれを知っている。なぜかと言うと、以前、カナリー・ウォーフにある超高層ビルで仕事をしていたとき、そのビルの1階のエレベーターの横にスタバがあったからだ。夏のあいだじゅう、午後になると、私はフラペチーノをするために12階から下に降りていった――バリスタがじゅうぶん時間をかけて電動シェイカーで氷を適切に砕くように、そしてキャラメルシロップはホイップクリームに無料でついてくることを忘れていないようにと、いつも祈りながら。こういったことを毎回指摘しなければならないのは、とても気まずいので。

結局私は、スタバに行かなくなった。太りだしたからだ。こうした〝無意味な〟カロリーは、私の腹をぐっとせり出させていた――おまけに『ネイチャー』誌の記事を読んだ今では、早死にする危険性が高まることも知っている。とはいえ、モカフラペチーノから逃れるすべはない。この飲み物は文句なくおいしい。

過食に関する研究結果は、実のところ、かなり恐ろしいものだ。研究によって明らかになった脆弱性は、ほぼだれにでも当てはまるもので、社会全体の傾向は——ヘルシーな食生活を広めるための、たっぷりと資金をかけたキャンペーンがこれだけ行われているにもかかわらず——未だに過食の方向に突きすすんでいる。

私たちの新たな食習慣——ホモサピエンスの歴史から見れば、ほんのごく最近身につけたばかりの習慣——は、食欲と生物学的必要性のはなはだしいミスマッチを示している。かつてエネルギーを蓄える貴重な機会をもたらしてくれた高カロリーの食品は、今や体を動かすことが少なくなった私たちの内臓を攻撃しているのだ。

肥満になったナバホ族——食の「欧米化」は遺伝子をも変える

こうした問題は私たちが思っているよりずっと根が深い。研究者たちは、この進化にまつわる物語には、２つの〝ひねり〟があることを発見している。

最初のひねりとは、理由ははっきりとはわからないものの、私たちが本当に好む食べ物は、それを食べはじめたあとのほうが、空腹感が強くなるということだ。[12] こうした超「味のよい」食べ物とは、もちろん、健康を脅かすお決まりの材料に満ちている。そしてこの第２の空腹感の波は、環境の〝呼び水効果〟と関係があるように思える。たとえば、イタリアンレストランで友人を待っているときに、隣のテーブルの客が、脂肪分に満ち、ネバネバした、とびきり魅力的な4種のチーズのピザをむさぼっているとしよう。そんなときには、それから数分後に料理を注文する際に、同じものを頼まないではいられなくなる。これは、もともと空腹ではなかった場合にも当てはまる。そして、フィックスを手にしたいというニーズは、ピザを食べるにつれ、弱まるどころか強まっていく。呼び水効果の影響を受けたからだ。

2番目の意地悪なひねりは、加工食品を食べるようになって日の浅い非欧米文化のコミュニティに属す人々に影響をおよぼしていることである。

これについては、私自身の実体験を通して説明しよう。2006年のあるとき、私はアメリカ合衆国南西部にあるアメリカ先住民の保留地にいた。それは、びっくりするような経験だった。イギリス人の私がそれまで出会ったことのあったアメリカ先住民と言えば、チェロキーの血を16分の1受けついでいることを自慢するような人たちばかり。しかし、そこのレストランにいたのは、だれもが100パーセント純粋な先住民に見えた。そこでは私のほうが、2つ以上の意味で少数派だった。

つまり、どう言っても失礼にあたることはわかっているが、そのレストランにいたほぼ2人に1人の客は太りすぎだったのだ。レジで働いている10代の若者でさえ、病的な肥満になりかけていた。なかには頬が膨れあがって、ほとんど目が埋没しているような者さえいたほどだ。彼らはナバホ族の若者で、甘味料が加えられた清涼飲料を全国平均の2倍以上摂取していることが、調査でわかっている(13)。

明らかに思い切った介入策が必要な若者の姿を目にするのは悲しかった。それに、そんな介入策は、絶対にとられないだろうとも思えた。彼らのコミュニティでは、肥満は正常な状態だからだ。それには理由がある。太った人は、問題の原因をすぐ遺伝子のせいにする傾向があるのだが、ふつうそれは自己欺瞞でまったくのナンセンスに過ぎない。しかし、ことアメリカ先住民については、この限りではない。彼らが太る理由の一部は、その遺伝子にあるからだ。

カリフォルニア大学ロサンゼルス校セメル神経科学・ヒト行動学研究所所長の精神科医、ピーター・ワイブラウによると、今日の生物学と環境のミスマッチの悪影響をもっとも深刻にこうむるのは、食糧難の時代をうまく生きのびてきた過去を持つ民族だそうだ。[14] アメリカ南西部の砂漠に移りすんだ人々は、ときおり手に入るウサギ、それに加えて昆虫、木の根、ベリー類、種子、木の実といったもので命をつながなければならなかった。最終的には、土地の灌漑を学んで、カボチャ、トウモロコシ、豆類などを育てるようになったが、それでも飢餓の危機は常に存在した。そんな環境を考えると、彼らがこれまで生きのびてきたのは、偉業だと言ってもいいだろう。

しかし、多くの世代を経るあいだに、共同体が食糧難を乗りこえられるように環境に適応して遺伝子を変化させてきたのだとしたら、その食生活が突然変わったとき、その遺伝的形質は負の遺産になる。

あなたが脂質から得ているカロリー摂取量の割合が、ほぼ一夜にして15パーセントから40パーセントに急増したとしたら、まず間違いなく、あなたはトラブルに見舞われる。とりわけ、それが、糖分摂取量の急増と、体を動かさない生活様式への変化とともに生じた場合には。

ワイブラウは、とびぬけて肥満と糖尿病の危機にさらされているアリゾナ州に住む先住民、ピマ族についてこう言う。「今日では、西太平洋に浮かぶ孤島のナウル島に住む人々を除けば、ピマ族の人々ほど肥満度の高い民族は世界にいない。35歳以上の人口の約半数は、インスリン抵抗性の糖尿病という危険な合併症を患っている」(15)

さらに、糖尿病にかかっている母親から生まれたピマ族の子どもたちも、同じく糖尿病を発症する危険性が高い。「古代から保たれてきたバランスの崩れから生じた、日常生活を損なわせる疾患が、今や生殖サイクルを通して居座りつづけている」とワイブラウは言う。

これより深刻度はほんの少し低いが、同様の問題は開発途上国全体を通して生じている。たとえば中国では、政府が、都市部の子どもたちに起きていることに震えあがっている。教育部のデータによると、10歳から12歳までの子どものうち、4分の1近くまでが体重過多または肥満に陥っているというのだ。しかもこの変化はたった10年間のうちに生じたものだという(16)。

ブラジルでは、ジョゼ・ゴメス・テンポラン元保健相が、生活様式と食生活の急激な変化のせいで「国民の半数は太りすぎている」と語っている。実際、ブラジル人男性のちょうど50パーセントが体重過多に陥っているが、1990年の時点では、その割合は20パーセントにすぎなかった(17)。ブラジル人はまだアメリカ人ほど肥満に陥ってはいないとはいえ、体重増加率はおどろくほど高い。まるでブラジル人の体型が変化していくのを、今目の前で見ているかのようだ。専門家は今や、開発途上国の人々が栄養不足から肥満に直接移行する「栄養転換」の問題を憂慮している。

大げさに聞こえるかもしれないが、これほどまでの急激な体型の変化は、人類史上、他に類を見ないものだ。この変化に関わっている重要な要素は遺伝だ。何千年ものあいだシンプルな食生活を続けてきた人々の子孫なら、だれだって、バケツのような容器に入った大量のケンタッキーフライドチキンには適応不良を起こすだろう。

「食べ物によって自分をねぎらう」という新しい習慣

欧米に住む人たちは、食文化の変化を突然こうむったわけではない。糖分、脂肪分、乳製品（欧米人にも元々は、今日のアジア人と同じように乳製品不耐性があった）を多く含む食生活に、何世代にもわたって徐々に体を慣らしてきた。それでも、今どうなっているのかというと、平均的なアメリカ人女性の現在の体重は、１９６０年の平均的なアメリカ人男性の体重とほぼ同じだ。

私たちには、この傾向がどこまで続くかまったくわからない。さらには、より安全なものにするために食物の環境をどうやって変えはじめたらいいのかについても、よくわかっているとは言いがたい。禁煙運動の活動家は、食生活改革運動の活動家にはない強みを持っている。少なくともタバコがなんであるか、そしてそれがいかに体に悪いか、一般の人々がよく知っているからだ。

一方、健康的な食べ物と不健康な食べ物との境界線がどこにあるかは、まったくコンセンサスが形成されていない。ディンブルビーが言うように、スーパーマーケットの〝ヘルシーな選択肢〟のほとんどは、ただ脂肪分を糖分に置きかえただけだ。糖分には、病みつきになる潜在性があることを考えると、こういったものは、かえって状況を悪化させていると言ってもいいかもしれない。

「一部の人は、条件づけされた過食を導く刺激に対して、とりわけ無防備であるように見える」とケスラーは結論づける。「しかし結局のところ、過食は、どんな人でも陥る可能性のある行為だ。過食は、何度も繰り返すことにより徐々に蓄積される習慣である」[18]

かくして、**食べ物によって自分をねぎらうこと**は、日々の食生活の一部になる。やがて、それだけでも300キロカロリーもあるコーヒーの上に空気で泡立てたクリームを噴射しないようにバリスタに頼むのは、自分を罰することのように思えてくる。

かつて人々は、食べ物からのキューに無意識に反応していた。それが今では、反応しない、ように、意識的に決断する。その結果、自分が立派に思える半面、何かを奪われてしまったようにも感じる。そんなことをずっと続けられる人はいない。

現代の繁華街を歩くのは、1990年代のゲームセンターにあったゲームで遊ぶ経験によく似ている。そういったゲームでは、ドアの陰や店頭から数秒ごとに攻撃者が襲ってきた。今や攻撃者はガタイの大きなマフィアの殺し屋ではなく、趣味よく包装されたスナックだ。ヴィクトリア駅をうろつくヒツジの群れのような人々が、毎週ごとに太ってきているように思えるのも不思議なことではないだろう?

第6章

どこに行っても安く、大量に酒が手に入る世界で

——社会をアルコール漬けにするメーカーと販売網

ユーチューブに溢れかえる「酔っぱらい動画」

短時間に暴飲してどんちゃん騒ぎを繰りひろげる〝ビンジ・ドリンキング〟は、健康を脅かす現代の主な要因の1つになっているだけでなく、はた迷惑な行為として新聞読者を大いに憤慨させている。大衆紙は数か月おきに〝ビンジ・ドリンキングのイギリス〟というような題をつけて見開きページの特集を組み、街の中心部にあるナイトクラブから千鳥足で出てきた若者が、嘔吐したり殴りあったり窓ガラスを突きやぶったりしている姿を掲載する。しかもこの姿は女性のものだ。

過去20年以上にわたり酒類販売許可法の大幅な緩和を含むさまざまな要因が組み合わさったおかげで、10代と20代の若者のあいだには、公衆の面前で酩酊する新たなパターンが生まれてきた。

こうした危機が進展するにつれ、メディアは〝ラデット〟現象に夢中になった。ラデットとは、夜じゅうウォッカなどのショットを何杯もあおったあとに、乱闘を繰りひろげたり泥酔したりして、男のようにふるまう若い女性のことだ。かつては、ピントをわざとぼかしてビンジ・ドリンキングにふける女性たちの写真を掲載していた新聞各社も、今では自社のウェブサイトに、カメラの前であらわな胸を振る女性や、深夜の騒々しい喧嘩で互いの服を引きちぎっている女性たちの動画が見られるリンクを張っている。さらにこの現象をもっと詳しく知りたければ、何時間も耽溺できる量の動画がネット上に溢れている。

しかしラデットは、すでに時代遅れの用語だ。1990年代に流行った言葉で、当時はまだ、そういった女性のふるまいが今よりショッキングな現象として受けとられていた。と言っても、ラデット型の行動が以前よりおとなしくなったというわけではない。単に私たちがそんな行動に慣れただけ。そして、街の中心部でよろめいている学生の集団には、男子学生と同じように酩酊している女子学生も含まれているという事実が当たり前に思えるようになっただけだ。

ユーチューブには、泥酔した美少女の姿にそそられる男性をターゲットにしているらしい動画が投稿されている。たとえば、〝マクドナルドのインバネス店で酔っぱらった若い女性（Young woman drunk in McDonald,s（Inverness））〟と題された動画がある。これは、10代の2人の少女が、とても可愛いが完全に酔いつぶれている3人目の少女を階段のところまで引きずっていく姿を撮影したものだ。それも真っ昼間に。この動画は100万回以上視聴されたが、少女がレイプ被害にあってもおかしくなかったことを考えるとぞっとする。

これより少しは気が楽なユーチューブの酔っぱらい動画は、女性のビンジ・ドリンキングの笑える面を引き出すものだ。こうした動画は酩酊した女性の姿を、女性の泥レスリングのような観戦スポーツふうに映しだす（ラデットたちの激昂しやすい性格から判断すると、泥レスリングもきっと得意に違いない）。バカ騒ぎに音楽をつけたり、繰り返し映すことによって、転んだり吐いたりする姿を何度でも思う存分見られるようにしてある動画もある。だが先ほども言ったように、彼女たちの目新しさは、数年前の〝ラデット・パニック〟とでも言うべき全盛期に比べると今では薄れてきた。当時は『ジン横丁』の泥酔した女さながら、社会不安の象徴として取りあげられたものだった。

本当に興味深いのは、30代の半ばから後半に差しかかり、既婚者や離婚経験者になったかつてのラデットたちが、今、どんなふうに過ごしているかだ。少なくともその一部は、たいしたきっかけがなくても、昔の悪癖に簡単に陥るに違いない。ここで、中産階級の女性が飲みすぎるとどうなるかを示す教訓として、イギリス鉄道警察がクリスマスシーズンの飲酒に注意を喚起するために２０１０年に各紙のウェブサイトで公表したＣＣＴＶカメラの映像を紹介しよう。『デイリー・テレグラフ』紙はこう記している。

この身がすくむような映像は、ちょっと飲みすぎた上品なご婦人が、夜遅く、サウスヨークシャー州バーンズリー駅で列車から降りる様子を捉えたもの。

帽子とドレスを身にまとい、平底の靴を履いているように見うけられるこのご婦人は、ふらつく足取りでノーザンレイルの客車から降りるが、急に右側によろめいてバランスを崩す。体を支えるために右腕を突き出して列車にもたれかかろうとするものの、落下する体を支えきれずにプラットフォームに転倒。そのあと転がって、列車とプラットフォームの隙間から線路に落ちてしまう。

動画は、完全に彼女の姿が視界から消えたところで終わっている。彼女の体は列車とプラットフォームのあいだにハマってしまったのだ。(1)

記事の軽妙な調子から、女性は擦り傷とあざを作った程度で無事だったことがうかがわれる。鉄道警察は当人の許可を得て、この映像を公開したのだった。

だが、もしこの映像が過度のアルコール摂取に対する警告になると警察が思ったのだとしたら、あまりにも世情にうといと言わねばならない。実際、この映像は口コミで広まった。なぜそれほど人気を博したのかと言うと、それは人々がこの映像を見て怖いと思ったからではなく、すごく笑えると思ったからだ。とはいえ、もし登場人物が女性ではなく男性だったら、これほどヒットしただろうか？　私はそうは思わない。ユーモアの大部分（告白しなければならないが、私も笑ってしまった）は、上品なご婦人がふらふらと後ろ向きに下がりだし、ボウリングのピンみたいに転がって消えてしまったことにある。

2011年の6月、新聞各社は、中年女性たちがサッカーのフーリガンのようにふるまっていると非難することによって、もっと楽しむチャンスを手にした。1990年代に流行った、かつての少年バンド「テイク・ザット」がマンチェスターとカーディフで再結成コンサートを行った際のことだ。『デイリー・メール』紙は、いかにも楽しそうに、こう綴っている。

彼女たちは、夫や子どもたちを家に残し、10代だった頃の思い出に浸ろうと、数千人単位で集まってきた。しかし、ある年齢の「テイク・ザット」ファンにとって、以前のアイドルの姿をコンサートで目にするという刺激は、強烈すぎるものだったらしい。
かつての少年バンドがステージに現れる前のマラソン飲酒と酒が入った状態での喧嘩により、病院にかつぎこまれた女性の数は100人を超えた。
こうしたバカげた行動により、ファンたちは酔っぱらったサッカーのフーリガンより忌まわしい烙印を押されることになったわけだが、それでも、長きにわたる飲酒と薬物依存症との闘いの末に絶対禁酒を断行している「テイク・ザット」のメンバー、ロビー・ウィリアムズの称賛を勝ちとることはできた。

「以前ぼくらは、気絶する女の子たちがもっとも多いことで一番になったものだった」。水曜の夜、今や37歳になったウィリアムズは、カーディフのコンサートに集まったファンに告げた。「でも今では、酔っぱらった中年女性がもっとも多いことで一番になった。私ことロビー・ウィリアムズは、君たちを誇りに思っていると、ここに宣言する」(2)

時代遅れの「テイク・ザット」ファンのほとんどは労働者階級の出身だ。だがそのなかには、コンサート会場にウォッカをこっそり持ち込んだ中産階級の女性もたしかにいた。これは偶発的な例外ではない。郊外に住む裕福な女性たちも、人知れず大量飲酒にふけっているのだ。とは言っても彼女たちの酒盛りは、300cc近くも入ろうかというゴブレット状のグラスで白ワインを提供するバーやレストランによって偽装されている。これは、ワインバー側にとっては意図的な方針だ。なぜならオーナーは知っているのだ。結局同じ量を飲むにしても、客の女性たちにとってはワインを「グラス2、3杯」飲むほうが、ワインを「ボトル1本」飲むより気が楽なのだと。

アルコールにおける男女格差は縮まっている！

女性のビンジ・ドリンキングのことばかり書いているせいで、性差別主義者のように聞こえたとしたらお許しいただきたい。女性を差別するつもりではないのだ。女性が男性より大量に飲酒しているとか、悪いふるまいをしているとか言える者はだれもいない。男性の多くは、思春期に身につけた飲酒パターンを中年に差しかかっても、とりつづけているのだから。

しかし、社会における女性の立場の変化は、人々の気づくところとなっている。実のところ、それには私も再三気づいてはいた。私の知り合いに、彼女たちが20代前半だったときから知っている女性が2人いる。それぞれ結婚して子どももいるのだが、この2人は夕方になると、シャブリ・ワインをがぶ飲みしているのだ。彼女たちを基準に推し量るべきでないことはわかっているが、AAミーティングでも女性の存在が増えていることに気づかないわけにはいかない。

イギリスでは、アルコールにおける男女格差は急激に縮まっている。[3] ジョーゼフ・ラウントリー財団が行った調査によると、1998年に8パーセントだった女性のビンジ・ドリンキングは、2006年には15パーセントに増加した。つまり、ほぼ倍増したのだ。ちなみに、同期間における男性のビンジ・ドリンキングの増加率は、22パーセントから23パーセントへと、ごくわずかである。これらの統計値は〝ラデット〟に限定されたものではなく、あらゆる年齢層の女性を含めたものであることに留意されたい。つまり今では、女性も、それまで主に男性に限られていた脳内の化学作用の変化にさらされるようになっているのだ。

アメリカでも、ウェブマガジン『サロン』が〝レディー・ビンジャー傾向〟と名付けた現象に対する懸念が広がっている。[4] 2010年に行われた全米女性法律センターの調査によると、過去1か月間に、一度に5杯以上の酒を1回以上摂取した女性の割合は10・6パーセントにおよんだ。[5] イギリスでは、過去1週間、一度に6単位以上（国営医療制度（NHS）が定めたビンジ・ドリンキングの基準。男性では8単位）のアルコールを摂取した女性の率は、2006年では15パーセントだった。[6] この2国の統計値は方法論がまったく異なるために単純比較はできないが、それでもイギリスの女性のほうが、アメリカ人女性よりもビンジ・ドリンキングを頻繁に行っているという印象は、おそらく正しいだろう。さらにイギリスの少女たちがアメリカの少女とは異なる酔い方をすることは、ユーチューブの動画を比較してみればすぐわかる。つまり、イギリスの少女たちは、他人の目の前で酔っぱらう傾向がアメリカ人たちよりずっと強いのだ。

これには単純な理由がある。イギリスでもアメリカでも、女性たちはそれぞれの国の男性の飲酒癖をまねしているのだ。清教徒の国として出発したアメリカには、公衆の面前で酔うことに対するタブー視がある。一方、イギリスは最近まで、酒場の閉店時間にワイワイ騒ぎ立てる酔っぱらいを、しぶしぶとはいえ大目に見てきた。アメリカの動画が、部屋の中で元気に暴れる少女たちを映しているのにひきかえ、イギリスの女性たちの場合は、酔って道端で歌を歌う動画が山のように投稿されているのも決して偶然ではない。

とはいえ、このような文化的な違いにもかかわらず、〝アルコールにおける男女格差〟は大西洋の両側でそれぞれ狭まっている――しかも大人の女性だけでなく、少女のあいだでも。アメリカにせよイギリスにせよ、専門職の女性たちは、仕事のあとに数杯酒をあおることについて、もう羞恥心を覚えることはなくなった。『セックス・アンド・ザ・シティ』で描かれた小生意気なカクテル文化は、アメリカの主要都市すべてで見られ、今やイギリスにも広がっている。

このことが健康に与える影響は深刻だ。女性のアルコール処理能力が男性より劣っている事実を指摘するのは、性差別主義でもなんでもない。アメリカ人の女性ジャーナリスト、トレイシー・クラーク＝フロリーはこう書いている。

「私は、男性の友人を飲み負かすことができると自慢してきた。そして実際、完全に意志の力によって飲み負かしたことも何度かある。でも、私の鉄の意志をもってさえ、肝臓にアルコールをふだんとは違う方法で処理しなさいと命じることはできない」(7)

私はこうして人生の支配権を失った①——人づきあいの不安から酒に手を……

私がまだ酒を飲んでいた頃、飲酒問題を抱えた女性の知り合いはあまりいなかった。ときどき嘔吐する女性はいくらかいたが、それは当然と言えば当然だった。1980年代には、若い男女が一緒にビンジ・ドリンキングに出かけることはあまりなかったのである。男たちが酔った勢いで退屈な自慢話を始めるやいなや、女性たちは言い訳をしてその場を去るのが常だった。とはいっても、これもまた、ただ私が気づいていなかっただけで、女性たちはずっとそこに居たのかもしれない。その頃の記憶は、とりわけ不鮮明だ——あらゆることを考えあわせると、それはありがたいことには違いないが。

自分のビンジ・ドリンキングが、いつアルコール依存症に転じたのかも私にはわからない。もしかしたらその理由は、その2つが長いあいだ同じものだったからかもしれない。こうして原稿を入力しながらも、飲酒に負けてしまった理由を突きとめようとして私の手は何度も止まる。だが、それはつかみどころがない。私には、ふつうの人と同じように酔っぱらったために自分が制御できなくなったことと、常に酔っぱらって二日酔いに襲われていたために自分の人生の支配権を失ったことが、区別できないのだ。

ＡＡミーティングでは、多くの人が「アルコールは不幸せな子ども時代から自分を解放する手段だった」と言うのを聞いた。これには、私も思い当たる節がある。私にとってアルコールは、自分の行動が作りだした牢獄から逃げ出すための、じれったいほど短い１日外出許可のようなものだった。

私は、生まれもった好奇心を生まれもった怠け癖で簡単につぶしてしまうような子どもだった。１９７０年代末のレディングの街は、刺激的な環境とは無縁の場所。通っていた学校「プレゼンテーション・カレッジ」はアイルランド人の修道僧たちによって運営されていたが、彼らの本当の信仰はサッカーで、私はこのスポーツが大嫌いだった。それでも運のよいことに、教師の何人かは、そんな修道僧とはまったく別の世界の住民だった。こうした教師たちの知性の豊かさに匹敵するのは、アルコールに対する好みだけ。彼らは私の友人になった。それは今でも変わらない。

16歳から18歳までの生徒が通うシックスフォーム（大学進学準備課程）に在籍していたときには、よく彼らに変哲のないパブ――レディングには、それ以外のパブはなかった――に連れていってもらった。だが私にとってみれば、それはメチャクチャに楽しい夕べで、いつも、３パイントから6

パイント（1パイントは500cc強）のラガービールを飲みほした。ポテトチップを食べ、ピーナッツを食べ……。それはまるで天国にいるように楽しいひとときだった。

これはおそらく私の自己認識の欠如を示すものなのだろうが、そんな飲み会のとき、あるいはそのずっとあとも、自分は気分を変えるためにビールを利用しているという事実に、まったく気づいていなかった。とはいえ、その兆候がなかったわけではない。

学校の友人と一緒にパブに行ったときに、のんびり飲むやつのせいで、順番に全員のビールを買う〝ラウンド〟のペースが落ちると、私はイライラした。そのため、地理の教師からフリーメーソンの儀式のごとく厳かに伝授された秘伝の技〝インターラウンド・ドリンク〟に頼らなければならなかった。トイレから戻ってくる途中で、こっそりカウンターに寄り、半パイントのビールやウィスキーチェイサーをさっとひっかけるというトリックである。

もう1つの兆候は、たまたまパブのオーナーが、無慈悲に早い10時半という閉店時間を過ぎてもアルコールを提供しようと決めたようなときに、自制できないほどの興奮を覚えたことだ。それはまるで「スプレッドイーグル」亭のオーナー、レン・クルックの足元にひれ伏したくてたまらなくなるほどの興奮だった。寛大な領主に命を救われた罪人みたいに。とはいえ追加の2、3パイントはそれほど楽しめるものではなかった。楽しみのピークは、いつも晩の早い時間――2杯目あたり――にやってきていたから。だが、ケント・ベリッジの言葉を借りるなら、私の「欲しい」という衝動は、「好き」という衝動が横ばい状態になっても、いっそう強くなっていったのである。

私は、大学入学前の1年間を休学する「ギャップイヤー」をとらなかった。そもそも、1980

年代にそんなことをするグラマースクール（公立の進学校）出身の学生はほとんどいなかった。だがもしそうしていたら、オックスフォード大学での生活にもっとうまく溶けこむ準備を整えることができていたかもしれない。私のカレッジ「マンスフィールド」は小さくて気取らない学寮だった。「クライストチャーチ」や「モードリン」といった由緒あるカレッジだったら、さぞかし途方にくれたことだろう。それでも私は恐怖にかられていた。自分に内気なところがあると知ったのもそのときである。

カレッジの他の学生に話しかけることができなかった私は、シックスフォームの生徒だったときに唯一訪れたことがあった学生討論会組織「オックスフォード・ユニオン」に直行した。討論がある夜は、アルコールを自己投与する絶好の機会になった。オックスフォード・ユニオンは、大学にいたあらゆる孤独な目立ちたがり屋を引きよせているように見えた。

早い話、私は人づきあいに関する不安からビンジ・ドリンキングをする連中とつきあうようになったのである。もちろん私たちは〝ビンジ・ドリンキング〟という言葉は使わなかったし、劣等感を抱いていることも認めはしなかったが、互いのコンプレックスをつつきあっては楽しんでいた。

そんな仲間のうち、名の通ったパブリックスクールを出ていたのは1人だけだった。チャーミングで向こう見ずで、どこかぼんやりしたところのある、この学生サイモンはイートン校を出ていて、マイナーなカレッジに行くはめになり家庭も裕福ではなかったことから、イートン出身のエリートたちの厳密な規律に基づくダイニング・ソサエティーに入る努力をするよりも、私たちのへつらいを楽しむほうを選んだのだった。彼はまた、徹底した酒飲みだった。倒れるまで飲みつづけたが、翌日にはひと言も文句を言わなかった。二日酔いは〝無粋《ぶすい》〟なことだったから。

彼の妹の21歳の誕生パーティー（イギリスでは成人式として盛大に祝う）で、酔っぱらった私が彼の祖母のハンドバッグの中に嘔吐してしまったところを、従軍していた彼が見なかったのは不幸中の幸いだったと言える。

人づきあいに関する不安感がビンジ・ドリンキングの一因として引き合いに出されることは少ないが、おそらくはもっとそうされるべきだろう。私がとくに思いうかべるのは、まねしたいと望んでいる一流の人々に囲まれているみじめさだ。1980年代初頭のオックスフォードには、かつてアメリカ南部で色の薄い黒人が白人として〝許容《パス》〟されたように、質素な家庭の出身でありながら認められたいと願う学生で溢れていた（さえない非寄宿制学校の出身者ながら、目をみはるルックスのおかげでオックスフォードのハイソサエティーに受け入れられた唯一の学生として私が覚えているのは、当時〝ヒューイー〟・グラントとして知られていた将来の俳優だ）。

当時は、ファッショナブルで保守的な上流階級の若者を指す〝スローン・レンジャー（スローン族）〟の最盛期でもあった。そして偽のスローン族も。ニセモノであることは、身につけている不自然に清潔なバブアーのオイルドクロス製ジャケットや、チェーンストアで買った穴飾りのある短靴「ブローグ」などを見ればわかった。これは私だけの印象かもしれないが、ニセモノ——私も含めて——は、本物よりも派手に酔っぱらっていたように思う。私たちがやっていた、夜を徹して飲む会には、どこか哀れなところがあった。私たちは役を演じていたのだ。それもひどくへたくそに。

オックスフォード大学には受かっていたものの、私たちがやっていた時代遅れのどんちゃん騒ぎは、レッドブリック大学で繰りひろげられた、『ブライズヘッドふたたび』をまねした哀れなバカ騒ぎを思いおこさせる。私たちがトラフィックコーンを盗み、消火器を噴射していたのは、田園地帯の大邸宅で育ったお坊ちゃんたちがやる、場なれたバカ騒ぎをまねたお粗末な芝居だった。裕福で格式の高い上流階級出身者だけが入れる、名高き酒乱クラブ「ブリンドン・クラブ」のメンバーには、学生時代の3年間に一度も出会った覚えがないが、もし出くわしていたら、おぞましいことにサインをねだっていたかもしれない。

当時のそんな学生たちのうち、どれほどまでの者がアルコール依存症に陥っただろう。それは簡単にはわからない。ある者にとっては、大量に酒を飲むのは一時的なものだった。だが大学生のときに始めたビンジ・ドリンキングのパターンに囚われてしまった者もいる。

学術誌『アルコール依存症――臨床研究と環境調査』に2011年に発表された論文に、600人のフィンランドの双子を調べた研究がある。それによると、16歳のときの飲酒問題を調べれば、25歳になったときの「アルコール摂取に関して下される診断が確実に予測」できるそうだ。(8) それはたしかに私のケースに当てはまる。とはいえ私の場合、AAで「デイミアンといいます。アルコール依存者です」と宣言するには、32歳まで待たなければならなかったのだが。

私はこうして人生の支配権を失った②――酒が友人となり、AAの扉を叩く

私がかつてロンドンの新聞社街だったフリートストリートの住人になったのは、1989年のこ

とだった。家賃もほとんど会社持ちで、潤沢な経費も与えられるという結構な身分。若手ジャーナリストの基準から言っても、私は不敵な酒飲みだったろう。

当時、風刺雑誌『プライベートアイ』は、酒がふんだんにふるまわれる、年に一度の大混雑するパーティーの余興として、もっとも酔っぱらっている酒飲みを選んで賞を与えていた。誇らしくなど思うべきではないが――とはいえ、もちろんそれは私の誇りになっているのだが――私は、1992年の同賞を受賞したのだった。しかも、全国紙の宗教担当記者だったときに、である（この件の全体像を示すには、私の最良の職業的人脈――高教会派に属すイギリス国教会司祭の、いわゆる〝ジンとレースと中傷〟友愛会――が、たいていの政治家を飲みまかすほどの酒豪ぞろいだったことを指摘しておかねばならない。そのなかには、聖餐式《せいさん》さえ酔っぱらって執りおこなっていた司祭さえいた。自分が書いた厳かな文言が、500年後に酔っぱらいによってしどろもどろ口にされているのを聞いたら、カンタベリー大主教トマス・クランマーはどう思ったことだろう）。

30歳になる前に、私は、絶対にしないと誓っていたことを始めた。1人飲みである。驚いたことに、赤ワインの瓶を1本抱えて自宅に1人でこもるのは、孤独感を抱かせる行為ではなかった。むしろ、孤独を癒してくれるものに思えた。それは、人を物で置きかえる私独特の手段だったのだが、その頃は、旧友を酒で置きかえてしまったとはわかっていなかった。言いかえれば私は、もっとも予測可能なやり方で依存症に陥りつつあったのに、それがわかっていなかったのだ。

私の経験から言うと、依存者はみな自分のことを特別のケースだと思っている。私が自分のことを、自ら選んだ薬物に満ちた環境の、かなり典型的な犠牲者だと捉えられるようになったのも、ごく最近になってからだ。ともかく、ある時点で私は、赤ワインのことを、うまが合う連れだとみなすようになっていた――瓶が空になるまでのことだが。そんな事態を防ぐために、私は職場から帰宅する途中で、酒屋チェーンの「オッドビンズ」でボトルを2本買うようになった。それに、だれかと話す必要にかられたときには、いつでも電話があった。

「酔っぱらい電話」は、おしゃべりな酔っぱらいが友人にかける最大の迷惑の1つである。そして私はずば抜けたやっかい者だった。Eメールがまだなかったことには、どれほど感謝していることか。さらに言えば、ツイッターもなくて本当によかった。ツイッターは、クラレットを手にして家でくつろいでいる酔っぱらいが、世界に向けて、口さがない女たちみたいに悪口を言いまくりたくなったり、お涙ちょうだいの告白をしたくなったりしたときには、まさにうってつけの媒体だ。朝になって読みなおして戦慄することは間違いないが。そんな状況を想像すると、私の血は凍りつきそうになる。

1992年のある日の朝、私は見知らぬ空っぽの家の見知らぬベッドで目を覚ました。そのあと、こそこそと居間に行き、マントルピースに飾ってあった家族写真を見て、どこの親切な人が私を泊めてくれたのかを割りださなければならなかった。そんな事態は頻繁に起きていたのだが、いつまでたっても慣れることはできなかった。心の奥底では、ひどく恥じ入っていたのだ。

とくにたまらなかったのは、飲んだ結果がどうなるか予測がつかないことだった。前に述べたAの言葉を借りれば、私は「今晩パブに行くが、酔いつぶれないようにする」と自分に言い聞かせるタイプのアルコール依存者だった。そして実際、酔いつぶれずにすむことも、あるにはあった。

だが、何らかのまぐれで比較的しらふでいられる晩は、どんどん少なくなっていった。私は、1週間のうち3～4日は、朝、ミニスカートをはいた『カトリック・ヘラルド』紙のイタリア人女性編集者で親友のクリスティーナ・オドーネにきまって電話をした。「またやっちゃったよ」と私が言うと、「マドンナ！」と彼女は、いつもため息をついた。

クリスティーナは酒飲みではなかったが、私が尊敬しているもう1人の女性、クレア（本名ではない）はAAのメンバーで、もし私に参加する気があったら、ミーティングに連れていってあげると控えめに申し出てくれていた。

1994年4月15日。私はクリスティーナに電話して、散々な結果に終わったビンジ・ドリンキングについて告白した。それは、信じがたい話だが、カンタベリー大主教の大酒飲みの補佐官とランチをともにしたことから始まったのだった。その後、この補佐官は私をウェストエンドじゅうの酒場に連れまわした。どこに行ったかは訊かないでほしい。見当もつかないのだから。自分のベッドで、しかも1人で目を覚ますことができたのは、奇跡としか言いようがない。私は『カトリック・ヘラルド』紙に電話をかけた。

クリスティーナの返事はこうだった。「あなたがクレアに電話するか、私が彼女に電話するかよ。どっちがいい？」

クレアに電話したのは私のほうだった。

酒造メーカーと販売店が狙う夜の世界経済圏

先日私は、ロンドン大学に付属する教育病院で働いている精神科医と話をする機会があり、大学時代の飲酒癖について尋ねられた。彼は昔からの友人だったので、私は正直に、他の学生たちから哀れみの目で見られていた不幸せな酔っぱらいサークルに所属していたと伝えた。「ぼくらは明らかに少数派だったし、そのことは自分たちにもよくわかっていた」と私は言いそえた。

ところが、彼は「いや、今なら、君たちは少数派ではないよ」と言ったのだ。

今の学生が親の世代よりいっそう積極的にビンジ・ドリンキングをしていることについては、だれも反論しないだろう。その理由は、さまざまなタイプの入手しやすさが1つに合わさったことにある。

アルコールの製造企業は、女性の飲酒と公衆の場で大量飲酒をすることそれぞれに対するタブー視が同時に弱まったことを組織的に利用した。ロンドンに拠点を置くシンクタンク「デモス」は次のように報告している。「夜の経済環境が既存の需要に沿って成長したものであるのは確かだが、ときには、供給が需要を生みだすこともある。言いかえれば、若者がこうした環境に繰りだすとき、ある程度まで彼らは、無鉄砲な飲酒にふけるように促される。なぜなら、夜の環境は、まさにそのような行動をとらせるように設計されているからだ(9)」。はしご酒をするのに、時間のかかる旅をする必要はない。次の停泊地は数軒先にあるのだから。

スーパーマーケットもまた、経済的な面で、酒類の入手しやすさに大きく貢献した。スーパーはワインやビールや蒸留酒を、客寄せのために採算を度外視した目玉商品として販売している。酒類が１９８０年に比べて69・４パーセントも買いやすくなった主な理由も、そこにある⑽。

明らかに、何らかの社会的流行が進行しているに違いない。酒造メーカーはこうした流行から恩恵を得ていることだろう。だが他にも、儲けとは関係のないことで、考えるべき要素がある。たとえば、大学生たちは、社会的な絆を結ぶ練習として大量飲酒にいっそう重きを置くようになった。イギリス全土のキャンパスで、アルコールに関する男女格差がすさまじい勢いで縮まっていることは一見すればすぐわかる。イギリス政府は、若者の50パーセントを大学に入学させるというバカげた目標を掲げているが、もしこの目標が達成されるようなことがあれば、アルコール依存者が急増すると心しておいたほうがいい。とりわけ、生理学的に大量飲酒に向かない女性の犠牲者の増加は必至だ。

さらに、ビンジ・ドリンキングはイギリスだけ、あるいはアメリカだけの問題ではない。今や、公衆の面前で泥酔するという伝統のなかった国々にまで広がっている――かつてそうした行為を恥だとみなしていた国々にまで。

南欧諸国の人々は伝説的な〝地中海料理〟によって心臓病の罹患率を低く抑えてきたが、それと同じように、独特の飲酒パターンのおかげで、イギリスとは違って街頭で失態を演じずにすんできた。

たとえば、フランス人はたしかに、肝臓を危険にさらすような量のワインを摂取してはいたものの、飲むスピードがゆっくりとしていたために、飲酒が社会問題として衆目を集めることはなかった。イタリアとスペインに至っては、酒はレストランで食事をするときの添え物で、不可解なほどのろのろとしたペースで飲まれていた（パスタと一緒に飲む1杯のグラスワインの魅力など、私には絶対に解せない。それっぽっちしか飲まないのなら、飲む意味などないのでは？）。

しかし、この伝統的なゆっくりとした地中海の飲酒ペースは、ビンジ・ドリンキングの味をしめたスペインとイタリアの若者に挑戦状を突きつけられている。スペインは今や、大きなペットボトルにウィスキーとコーラを混ぜた、その名も〝大瓶《エル・ボテリョン》〟と呼ばれるカクテルを、仲間と一緒に地べたに座って飲む若者たちで溢れている。15歳から19歳までのスペインの少年の44パーセントが定期的に酔っぱらうというデータが２００４年に報告されたが、これは２０００年時に比べると2倍の増加だ。酔っぱらう少女の率は4分の1にすぎないが、この率も、２０００年から倍増している[11]。年配者たちはあきれかえる一方である。

この傾向はヨーロッパ以外にも広がっている。シンガポール政府がビンジ・ドリンキングの解決を「喫緊の課題」と宣言したことを受けて、現地のメディアは熱心に取材しはじめた。あるニュースはこう報道している。「19歳の大学生マーヴィン・リー君は友人の家で酔っぱらい、浴室で服をすべて脱いでしまいました。『気がついたら、友達のベッドで寝ていて、きれいに洗われたパンツをはいていた』そうです[12]」。こんなふるまいは、グラスゴー市民にとっては日常茶飯事で、わざわざコメントするまでもないことかもしれないが、統制することが何より好きなシンガポールのような国では、酔っぱらって自分のパンツを置きわすれたティーンエイジャーの話でさえ懸念材料になる。

欧米流の飲酒形態が広がったことは、東アジアの各国政府を驚かせた。こうした国々では、アルコールに対する遺伝的な不耐性が国民を守ってくれると思っていたからだ。しかし、多くの若者は〝アジア人顔面紅潮症候群《エイジアン・フラッシュ・シンドローム》〟と呼ばれる現象、そしてそれに伴う嘔吐をあえて我慢しようとしている。日本で5年間特派員を務めたあるイギリス人は私にこう言った。「東京について考えるたびに、地下鉄に漂うゲロの臭いを思いだすよ。東京を離れてよかったと思う理由の1つがそれだね」

もちろん、アジアの若者は、イギリスのビンジャーのまねをして社会生活を送っているわけではない。シンガポールの大学生もイギリスの大学生も、ともに、映画やテレビで誇張して描かれるアメリカの学生のパーティーからインスピレーションを得ている。

当のアメリカ人学生たちでさえ、大学の友愛会館で繰りひろげられるビンジ・ドリンキングという典型的なイメージに追いつこうと必死だ。あるアメリカのウェブサイトには、春休みに観るべき「もっともワイルドなパーティー映画15選」と銘打ったリストが掲載されている。このサイトによると、春休みは「ビーチで缶ビールを一気飲みし、太陽の光を吸収して、デートレイピストやどんちゃん騒ぎをやらかす連中と、クラブですし詰め状態になる絶好の季節」だそうだ[13]。

アメリカの問題は、ビンジ・ドリンキングをする大学生の割合が増加していることではない。およそ40パーセントの学生が、もうずいぶん長いことビンジ・ドリンキングにふけっている。注目すべき変化は、そういった学生の飲み会の頻度が増していることだ。今では2週間に2〜3回酔っぱらう学生の割合は約4分の1におよぶが、２０００年には20パーセント以下だった[14]。

このことは、私がイギリスの大学や高校の教師と交わした会話の内容にも符合する。若者の飲酒量がこれほど増えた理由は、ひと晩で飲む量が増えたことと同じくらい、頻繁に飲むようになったことに関係しているのだ。

数年前までは純粋なアメリカ英語だった「どんちゃん騒ぎをやる《パーティー》（party）」という動詞は、今ではイギリスでも使われるようになり、定期的に開かれるそういった〝パーティー〟は、特別な機会に開かれていたパーティーを乗っとってしまった。祝うことは習慣になってしまったのだ。若者が何かを祝うのに、何のきっかけもいらないことはずっと以前からの真実である。とはいえ、決まったテーマのもとに開かれる〝テーマ・パーティー〟が大学でますます流行っているところを見ると、酔っぱらうための言い訳をしないですむ日はほとんどないようだ。しかも、それはアルコールについてだけのことではない。

入手できるならMDMAでも精神安定剤でも——若者の「酒×ドラッグ」文化

ビンジ・ドリンキングには、錠剤やパウダーがつきものだ。パーティー参加者にとって、それらはみな同じ種類の快楽なのだ。これは社会の大激変で、アルコールとドラッグはまったく違うものとみなされていた時代に育った政策立案者たちを大いに困惑させている。

私が学生だったときは、大麻とタバコを混ぜて紙で巻いた〝ジョイント〟を吸うことにさえ、社会的な意味合いがこめられていた。そうする者は大勢いたが、その大部分にとって——私にとっても——ジョイントを吸うことは、自意識過剰でちょっとスリリングな〝ドラッグをやる〟世界に向かう行為だった。

深酒と同じように、ドラッグをやることにも、あこがれが関与していた。大麻の喫煙は、パブリックスクール出身者、とりわけイートン校の卒業生と関連づけられていたのである。私の知り合いに、イートン校にいたときに、のちのイギリス首相デイヴィッド・キャメロンとジョイントの一種〝スプリフ〟をかなりやった者がいる。その後オックスフォードに進学したキャメロンがそれより強いドラッグをやったかどうかはわからないが、2012年に、首相（キャメロン）も財務大臣（オズボーン）も、コカインを鼻から吸った経験を否定しなかったのは興味深い。

考えてみれば、現在のアメリカ合衆国大統領（オバマ）も、その前任者（ブッシュ）も、コカインの吸引経験を否定していない。いずれだれかが〝ドラッグをやったことのある保守党議員〟と題して本を書くべきだろう。それは必ずしも薄い本になるとは限らない（電気掃除機まがいの鼻を持つ、確実にドラッグをやったことを私が知っている元議員は、選挙区のラジオ局のインタビューで、アルコールより強い薬物には触れたこともないと話していた）。

1980年代半ばに登場し、即座に人気を博した合成麻薬〝エクスタシー〟が成しとげたことは2つある。1つめは、ハードドラッグとソフトドラッグの境界線を曖昧にしたこと。2つめは、何百万人もの若者に、錠剤という形で大量摂取《ビンジ》の概念を教えたことだ。エクスタシーはアルコールよりも強い多幸感をもたらす——少なくとも最初の数回は。しかし、ハイの感覚が長くは続かないことと、そのわびしい退薬症状は大量飲酒と変わらない。さらに、このドラッグはあまりにも容易に社会に容認されたため、それまで毎週末に泥酔する必要などなかった若者が、気分を変えるために、違法に製造された製品を頻繁に使うはめになった。

おそらく、ＭＤＭＡ（エクスタシーの活性成分）をやっている者のうち、この頭文字の意味を知っているのは、１０００人に１人もいないだろう。その答えは、メチレンジオキシメタンフェタミン。薬物研究者のハーヴェイ・ミルクマンとスタンリー・サンダーワースが指摘するように、この長い言葉の後ろ半分は、だれにとっても警戒警報になるはずだ。

〝メス〟（メタンフェタミンの略）は、路上で手に入る非合法ドラッグのうち、人類が知るなかでも最悪の薬物の１つだ。その（もともとは）中産階級用の派生物だったエクスタシーは、メスと同じように、セロトニンとドーパミンの神経系を過剰刺激して長期的な脳の障害を引きおこす危険性がある[15]。現在中年に差しかかっているエクスタシーの最初期のユーザーが、このドラッグに捧げた半宗教的とも言える献身のつけをどう払わされることになるのかは、いまだに判明していない。

一方、これまでに起きたことは、研究をさらに複雑なものにしている。つまり、ＭＤＭＡはクラブの外に沁みだして世界じゅうのバーに広まり、それにつれて化学的に変化しつづけているのだ。そのあいだに、コカインも神秘的な雰囲気の多くを失った。コカイン、エクスタシー、ケタミンなどのドラッグのどれを摂取するかは、その場で手に入るものが何であるかによって決まることが多い。

ロンドンにある病院の救急救命科で働く精神科医、マックス・ペンバートン医師の仕事には、若い患者に薬物歴と飲酒歴について聞き取りを行うことが含まれている。「彼らを裏切って通報したりしないとわかるやいなや、ほとんどの者は、ここに運ばれてくる前の数日間に、コカイン、MDMA、メフェドロン、ケタミンなどをやったと明かす」と彼は言う。

年配の世代にわかっていないのは、ドラッグとアルコールの組み合わせは、クラブに行く若者たちにとって、ごくふつうのことだという事実だ。出かける前に、ちょっとコカインをやったり、〝前もって負荷を加える〟ために酒を数杯飲んだりしてからバーに行く。そこで酔っぱらい、トイレでコカインを1列吸い込むと、それ以上アルコールは飲まない。そのあとクラブに行った場合は、錠剤を飲む。もしかしたらそれは純粋なMDMAかもしれない。近頃は、だれもエクスタシーを信用しないからね。何が入っているのかわからないから。その時点で絶対にやりたがらないのは、酒を飲むことだ。そもそも、クラブの多くは酒を出さない。それから、だれかの家に行き、軟着陸するために、今度は精神安定剤のゾピクロン、ゾルピデム、ベイリウムなどを飲む。

それは若者の典型的な行動なのか？

そうだな、リスクを負うのが嫌いではない若者の行動だとでも言っておこうか。彼らは、ちょっとイケないことをやっていると自覚している。でもだれでも薬物をインターネットで買えるようになった昨今、自分の身に危険がおよぶとは思っていないんだ。それに、そういった薬物が最初に登場するときは、本当に安い。ごくわずかな金でハイになれるのだとすれば、酒でハイになるのに40ポンド以上も払う必要がどこにある？

ぼくはよく、深夜に「ファブリック」（パーティー好きな中産階級のしゃれ者を対象とするロンドンのナイトクラブ）の前で長い列を作っている若者の姿を目にした。すごく寒かったが、彼らが身につけていたのはTシャツ1枚。ぼくは思ったよ。もし警察がやってきて薬物検査をしたら、1人残らず陽性だろうとね。だが、さっきも言ったように、そういった行動は今ではふつうのことなんだ。それは、自分に生じる精神薬理作用をコントロールしようとする試みの一部。すべての薬物を試してみたいんだよ。この問題はなくならないね。

たしかに。クラブで使われる新たな薬物は、毎週のように登場している。２０１０年だけでも、イギリスの路上で、40種類の新たな薬物が販売された。そのほとんどが「危険ドラッグ」だった。つまり、政府の手続きが追いつかないというだけの理由で、まだ非合法扱いになっていない薬物だ。そうでなくても、現在、薬物乱用法により規制されている薬物は６００種類を超えている。

当然のことながら、インターネットは薬物の広がりを加速化させている。ＩＴ関連のベンチャー企業界で言われているように、電子商取引は無限に拡張可能だ。薬物を販売しているウェブサイトは、在庫があるだけ顧客に商品を提供できる。ペイパルが使えるウェブページを作れば、街の売人を大量に雇う必要などない。

このプロセスはあまりにも迅速なので、毒物学者による薬物の短期および長期作用の分析が間にあわない。驚くほど自らの健康に注意を払わないクラブ通いの若者たちは、〝ロフルコプター〟などという名前の怪しげな錠剤にも喜んで手を出す。その中に何が入っているのか、まだだれもよく知らないのに――もちろん、そんな薬を作った悪徳化学者以外は、だが。

政府のお抱え科学者たちは、こういった薬物を分類して若者たちに摂取の危険性を伝えようと奮闘しているが、地下組織の研究所とその新たな電子商取引部は、彼らのずっと先を行っている。これは勝ち目のない戦いだ。

いずれにせよ、違法薬物に対する宣戦布告など、今日では旧態依然とした行為になってしまった。若者が陶酔感に浸ろうとするとき、その手段は、ドラッグ、アルコール、その他何でもありなのだ。**快楽の経験には、入手できるものなら何でも、そしてそのときにぴったりくるものなら何でも関わってくるのである。**

ビンジ行為の多くには、快楽の軌跡が辿れるように計画された一連の飲酒と薬物摂取が含まれる。クラブ通いをする若者が、スーパーマーケットのカートにウォッカの瓶を入れたあと、「あ、MDMAも入れなくちゃ」と思って棚にある小箱に手を伸ばす、というような段階にまで私たちの社会が達することはおそらくないだろう。でも、MDMAは電話を1本かければ手に入る。だとすれば、そこに違いなどあるだろうか？

第7章

処方箋薬がこれほどいい加減とは!

――合法的なおクスリでもじゅうぶんトべる

ADHDの薬「アデロール」のもう1つの顔

アメリカにおける処方箋薬の利用と乱用のすさまじさは、実際に見なければとても信じられるものではない。そこには、「鎮痛剤」に病みつきになる者がいる。自暴自棄の娯楽用に薬を盗む者がいる。そして幼い子どもたちを含むかなりの数の者が、向知性薬として無邪気なパッケージに収められたアンフェタミンを飲んで成績を上げようとしている。

いずれにせよ、マイアミの老人ホームにいる高齢者《シニア》からハーバード大学ロースクールの上級生《シニア》までを含む数百万人のアメリカ市民にとって、錠剤の入った小瓶は、もはや日用品になっているのだ。これはイギリスでも問題になっている。正直に言うと、私もこの問題を引きずってきた。だがまずは、カリフォルニアで出会った、処方箋薬にまつわるサブカルチャーを紹介しよう。

私の友人ティムは、花火の打ち上げを仕事にしている。彼はアメリカ西海岸で活躍する、もっとも勇敢な熟練花火師の1人だ。ティムはまた、注意欠陥多動性障害（ＡＤＨＤ）と診断されて、アンフェタミンを含む薬「アデロール」を処方されている。注意散漫になったとたんに顔面を吹きとばされるような巨大花火のあいだを駆けまわりながら、瞬時の決断を下さなければならない者にとって、ＡＤＨＤは危険な障害だ。アデロールは、集中力を引き出してくれる。だから、ティムが差し出す完璧に合法な処方箋に応じて薬局がアデロールを処方するのは、万人の利益にかなうと思って当然だろう。

だが問題がある。カリフォルニアでは、薬局に処方箋薬のアデロールを出させるのは簡単ではないのだ。なぜ知っているかと言うと、私は2011年の10月に、ティムと一緒に、ロサンゼルス東部にある1ダースほどの薬局を走りまわったからだ。どこの薬局でも、何の処方箋であるかを目にしたとたん、薬剤師は顔をしかめ、おおげさに肩をすくめた。

もしアメリカのドラッグストアに行ったことがないなら、標準的な規模のスーパーマーケットに、老眼鏡やビタミンのサプリメント、特価品のトイレタリー製品や養毛剤などがぎっしり詰めこまれた場所を想像されたい。その一角に、病院の受付みたいな調剤薬局部がある。

ティムは薬局に行くのが大嫌いだ。とはいえ、これでも控えめな表現だ。彼は言う。

カフカの小説を思い浮かべてみてくれ。そして、ガミガミ怒鳴りつける検察側の治安判事を、受動攻撃性のある〝フレンドリー〟な薬剤師に置きかえる。そういった薬剤師はみんな異常に白い歯をしている。そんな人間など、とてもじゃないが信じられない。

診察室の壁一面に資格証明書を貼りめぐらしているような医者が書いた合法的な処方箋を渡せば、薬はすぐにでも手に入ると思うだろ? なんてったって、その薬は400ドル近くもするんだからね。でも、そうは問屋が卸さない。白衣に身を包んだ〝専門家〟たちは、ぼくが言うところの自主規制を専門にしている。つまり、薬を出すことを拒否するクソ勝手な言い訳をひねりだすのを専門にしているんだよ。

ティムの意見には共感できる。私も長年にわたって医学部の教授みたいにふるまう薬局チェーン「ブーツ」の薬剤師と小競り合いを繰りひろげてきたからだ（尊大さをあてつけられている人へのアドバイス――「あんたが医学部に入れなかったのは私の責任じゃないよ」と別れ際に一発言ってやるのはなかなか悪くない）。それでも、あの日ティムと一緒に経験したような困難には、一度も遭遇したことがなかった。

ティムと私は、アデロールを求めて、グレンデイル、イーグルロック、パサデナを走りまわり、5時間も無駄にしてしまった。どの薬局でも、言い訳はほぼ同じだった。ロサンゼルス郡全域でアデロールが不足しているという。ティムはそんな言葉を信じず、その晩、片端から薬局に電話をかけまくった。しかし成果はゼロ。ティムの気分は落ちこんだ。アデロールは自分を正常にしてくれるだけの薬だとティムは主張していたが、それでも彼はこの薬が好きだった。

実際より先の日付を入れておいた処方箋が有効になったので、第5章で出会った砂糖を追いもとめる者たちと同じように、ティムは期待感がもたらす化学的陶酔感を経験していた。彼の処方箋はキューだった――ただし、肝心の報酬をもたらしてはくれなかったが。

その時点までに、ティムは、これはもう自分に対して陰謀がたくらまれているに違いないと確信していた。しかし、実のところ、役立たずの薬剤師たちは本当のことを言っていたのである。たとえそうしたいと思ったとしても、ティムにアデロールを渡すことはできなかったのだ。

2012年1月。ABCニュースは、慢性的なアデロール不足について報道した。それによると、アメリカ全土の患者が、ドラッグストアで同じ経験をしているという。この報道には、ぞっとするような統計も含まれていた。2007年の時点で、540万人にもおよぶアメリカの学童がADD(多動性を伴わない注意欠陥障害)あるいはADHDと診断されていたのだ。これはアメリカの子どもたちの10パーセントに迫る数である。2010年に発行されたアデロールの処方箋数は、のべ1800万枚。2009年から13・4パーセント増大していた。

「この薬への需要が高まるにつれ、地元の薬局に薬がないという状態に直面する患者の数も増える一方です」とこのニュースは指摘する。「しかし専門家は、アデロール不足の原因を特定するのはむずかしいと言っています」[1]

えっ? だとしたら、専門家は、あまりにも世間知らずなのではないか? ティムも言っていたが、アデロールは飲む人を笑顔にするような薬だ。とどのつまり、塩化アンフェタミンから作られた強力な精神刺激薬なのだから。基本的にこの薬は、持続放出型の覚醒剤《スピード》なのである。

アデロールの人気を強く疑った麻薬取締局は、製造できる割当量を製薬会社各社に課した。割当量は、アデロールの合法的な需要を満たすことになっているが、この薬の需要はADDまたはADHDの診断を正当に受けてしかるべき人々の処方箋の数をはるかに超えている。想像力をたくましくして自己診断した〝注意欠陥〟症状を、だまされやすい医師が単純に信じこんで、数百万枚もの適切でない処方箋が発行されているのだ。2012年1月には、女優のデミ・ムーアが発作に襲われた。自発的に行った絶食とアデロール摂取の組み合わせが原因だという。アデロールの作用の1つは、強力な食欲抑制作用である。[2]

18世紀のライプツィヒにタイム「トリップ」

ここで、私がアデロールを飲んだときの話を紹介しよう。

そのとき私は、サンフランシスコ郊外のイーストベイで、病院の顧問医とその妻の弁護士が住む家に泊めてもらうことになっていた。ロンドンからロサンゼルスまで空の旅をしたあと徹夜で車を走らせてきた私は、時差ボケに悩まされ、睡眠不足で、『スペクテイター』誌の記事――それもバッハのカンタータについての記事――の締切りが迫っているという、さんざんな状態にあった。

中庭に座ってノートパソコンを広げた私は、うまくいっていない文をどんどん削除していった。そのうち陽が傾きだし、寒さに震える私を見た女主人は、毛布とハーブティーと〝集中できるようにするもの〟を持ってきてくれた。

私はその錠剤を飲んだ。だがそのときは何の変化も感じず、夕食の時間が来て家に入るように呼ばれたときには、ほっとした。

その家のダイニングルームの内装は、フランス第二帝政のカリフォルニア版とでもいったもので、私の横に座ったのは、元南部美人《サザンベル》の不動産業者。そのまつげは、巨大なグラスに注がれた3杯目のナパ・ヴァレー・シャルドネの影響で早くも垂れさがっていた。彼女は前夫との離婚話を始めた。彼女が自分のグラスにワインを注ぐたびに、新夫は、あきれたように目を天に向けた。

それはまるで『ダラス』のエピソードか、非常に出来の悪いテネシー・ウィリアムズの芝居に入り込んでしまったみたいだった。だが本当のことを言うと、そんなことはどうでもよかった。なぜなら、モッツァレラチーズサラダとグリルドチキンのあいだのどこかで、私の気分は凧のように空高く舞い上がっていたのだから。

アデロールが集中力を高めてくれることに疑いの余地はない。私は、隣の女性が逐一語る扶養手当交渉のてんまつに強く心を奪われてしまった。

自己憐憫《れんびん》にどっぷり浸っていた当の女性さえ、私のほとばしるような感情移入にはびっくりしたようだった。ディナーのあと、私は記事を仕上げるために、キッチンのテーブルにパソコンを置いた。ハイの感覚は徐々に消えてきていたが、文字を入力しはじめるやいなや、第2のアンフェタミンの波が血流にみなぎってきた。錠剤は持続放出型のアデロールだったのだ。これ幸いと、私は18世紀のライプツィヒに飛びこんだ——カンタータのカタログ番号をチェックする面倒な作業をこよなく楽しみながら。それはまるで、偉大なヨハン・セバスチャン・バッハ本人が私の肩越しに仕事を監督してくれているようだった。時計を見やったときには、朝の5時を回っていた。記事を書きおえた喜びを、ドーパミンの光悦感がさらに高める。なんてすばらしいドラッグなんだろう！

ブルーな気分は翌日まで襲ってこなかった——が、その症状が消えるには、ほぼ1週間かかった。

9歳の子どもから元ジャンキーまで ——600万人がやってる処方箋の不正利用

アメリカ人は、こんな薬を落ち着きのない9歳児に投与しているのだ。だが、この薬の投与を擁護している者たちは反論する。アデロールやリタリン（アンフェタミンに類似した、別の中枢神経刺激薬）を与えられた注意欠陥障害を持つ子どもたちは、潜在的に病みつきになるハイの感覚なしに、集中力という贈り物を手にすることができるのだと。そして、こうした子どもたちは、脳にある欠陥が興奮を相殺するから、私が経験したような化学的スリルを味わうことはないという。

　私は以前からずっと、この主張の正当性に疑問を抱いてきた。だから、２０１２年1月に『ニューヨークタイムズ』紙にＬ・アラン・スルーフの記事が掲載されたときには、それを興味深く読んだ。スルーフは退官した児童心理学の教授で、30年にわたってＡＤＤの子どもの薬理的治療法を綿密に観察してきた。彼は今、ＡＤＤと診断された数百万人の子どもたちは、実際にはありもしない脳の異常を治療されてきたものと確信している。そして、こうした子どもたちが抱える本当の行動上の問題は――脳に司られているあらゆる行動がそうであるように――環境要因に誘発されているケースが多い、と。

　たしかに、アデロールとリタリンは教室内で子どもたちを落ちつかせる。だが、これらの薬剤は、注意欠陥と診断された子どもたちだけにではなく、すべての子どもたちに同じ作用をおよぼす、とスルーフは指摘する。

　さらには、刺激薬を摂取する者すべてに当てはまることだが、子どもたちにも薬に対する耐性ができる。スルーフはこう記している。「子どもに薬を飲ませるのをやめた親たちは、問題行動の悪化に直面するだろう。そしておそらく、薬は効いていたのだという思いを強くするに違いない。だが、行動が悪化した本当の理由は、子どもの体がすでに薬に順応していたからだ。大人も、突然コ

ーヒーの量を減らしたり禁煙したりすれば、同じような反応が生じる」(3)

子どもたちは、自分自身の力で、この事実をずっと前に見きわめていたのではないかと、私は疑わずにいられない。子どもたちは、アデロールやリタリンを飲めばハイになれると知っているのだ。だからこそ、自分はADDだ、ADHDだと言い張る子どもが出てくる。しょせん、その症状をまねるのはむずかしくない。また、そうだからこそ、合法的に処方箋を手にした子どもたちが、クラスメイトに喜んで薬を売ったり、父親や母親に〝貸してあげたり〟するのだ。年上のきょうだいも、薬を欲しがるだろう。ゲームやセックスを刺激的なものにしてくれる、穏やかな効き目の覚醒剤《スピード》ほどありがたいものが他にあるだろうか？

イギリス人の医師たちは、アデロールやリタリンを処方することにあまりにも無頓着なアメリカの医師の態度にいつもあきれている。もう1人の私のアメリカ人の友人、パトリックのケースを見てみよう。彼には、ありあまるほどの注意欠陥障害の症状がある。たとえば、白昼夢にふけっているかと思うと、とっぴな用事で外へ飛びだしていく。話の途中で何を話しているのか忘れてしまう。じっと座っていられずに、体重を移動させたり、もぞもぞ動いたりしているが、何か新しいものが目にとまると、それに夢中になってしまう。

パトリックがアデロールを飲む必要性を医者たちに納得させるのは、全然むずかしいことではなかった。事務の仕事に集中させてくれる薬は、それしかないと彼は言う。だが、パトリックの話は、これで終わらない。彼は30代の半ばに、「クリスタル・メス」にハマっていたのだ。それをやめて数年になる。やめられたこと自体が、ほとんど奇跡だが、ずっとクリーンでいつづけられるという保証はまったくない。

またの名をメタンフェタミンというクリスタル・メスは、ドーパミンの邪悪な双子と言われてきた。この薬が生成するドーパミンの量は、楽しいときに脳が生成する量の600倍にもなると考えられている。使用者は、この薬を大量にやり、酔いつぶれ、断続的なまどろみに陥り、また薬を飲んで同じことを繰り返す。体重減少は劇的だ。これは当初はありがたいかもしれないが、ひどい栄養不良に陥り、歯のない90歳の老人みたいに見えるようになると、そうも思えなくなる。彼のメス依存がもっとも深みにハマっていたときに、フェイスブックに載った写真を見て心配した友人が、私にその写真を送ってくれたのだが、当時のパトリックはそんなふうに見えていた。ある段階では、彼の母親までもが、パトリックが死につつあることを覚悟したと私に打ちあけたほどだった。

だから私には信じられないのだ。パトリックが元メス依存者だったことを知っていたにもかかわらず、彼がかかったすべてのアメリカ人医師が、ADHD——あるいはADHDだと思われたもの——の治療薬としてアンフェタミン剤を処方したという事実が。医師の頭のなかをよぎっていたものが何であるかは、私に訊かれてもわからない。どうやらアメリカでは、〝注意欠陥〟という言葉が準神話的ステータスを持ち、それが医師の常識を無効にしてしまうらしい。または、話上手なパトリックが医師の注意をそらして、カルテに複数回の薬物更生施設への入所記録があることをうまく隠しおおせたのかもしれない。

いずれにせよ、クリスタル・メスによって一度死の淵に追い込まれた者にアンフェタミンの処方箋を書くような医師は、イギリスの誠実な家庭医の中には1人もいないことは確かだ。それでも念のため、私はイギリス中部で医師をしている旧友に訊いてみた。彼だったら、パトリックにアデロールを処方するようなことをするかと。「冗談だろ?」と友人は答えた。「あんなクソみたいな薬は、いいいいい、どんな病気にも絶対に処方なんかしないさ」

パトリックの話は、アメリカで向精神薬の処方がどれほど混乱しているかを示すものだ。2004年には600万人のアメリカ人が、処方箋薬を医療以外の用途に使ったと認めている。これは全人口の2・5パーセントに相当する。(4) とはいえ、その多くの者の動機は理解できる範囲のものだ。たとえば、足をくじいたためにバイコディンを処方された老婦人が、痛みが消えたあとも薬を使いたがったとしても、責めることはできないだろう。もしかしたら、連れ合いが死去したあと、唯一気分を高めてくれるものがその薬だったのかもしれない。それに、職場でリストラされて神経がズタズタになった夫が妻のベイリウムを〝借りた〟としても、それは絞首刑に値するような罪ではないだろう。

関節炎の痛みを緩和するためにコデインを含む薬を処方され、その後コデイン依存に陥った男性は、私にこう言った。「痛みが止まって、薬を楽しみだす境目がいつなのかはよくわからないんだ。そうだな、この薬は、あまりハイにはしてくれないが、それでも座っているイスがほんとうに心地よく感じられるようにはしてくれる、と言えるね」

しかし、もしある大学生がレポートの締切りという危機を切りぬけるために、ルームメイトを襲って、彼が(合法的に)入手したリタリンを奪ったとしたら、あまり同情はできないだろう。そしてもっと同情できないのは、夜を徹してコカインをやりまくったあと、中枢神経系をなだめるために、インターネットで注文したベンゾジアゼピン系の抗不安薬「ザナックス」を飲むような連中だ。

私たちがここで直面している問題は、合法ドラッグと非合法ドラッグの境界線が曖昧になっていることなどより、もっと深刻だ。**合法薬物の〝合法的な使用〟と〝非合法的で不適切な使用〟の境界線、それに加えて、治療と自己治療の区別も曖昧になっているのである。**

この問題は、弁護士が読者の質問に答えるウェブサイトに投稿された次の匿名の質問がよく表しているだろう。若い男性とおぼしき人物が、処方箋なしにアデロールを9錠所持しているところを検挙されてしまった。さて、どうしたらいい？　弁護士のアドバイスは、事件が法廷で裁かれる前に、ADHDの診断を下してアデロールを処方してくれる医師を大急ぎで探すこと。そうすれば、罪を重罪から軽犯罪に格下げすることができる、というものだった。(5)

このトリックはイギリスでは効かない。われらが医師は、そう簡単に操られたりはしないからだ――少なくともドラッグの分野では。だが、のちに見ていくように、アデロールとそれにまつわる依存の問題は、イギリスのエリート大学のキャンパスで、すでに日常生活の一部になっている。そして当局は、そんな状況に対して、なすすべがないのだ。

私のアルコール依存、その最終段階
――精神安定剤にハマって儀式を執りおこなう

悪しき二日酔いの末期段階に精神安定剤を飲むことほどすばらしい体験はない。私が頭に浮かべているのは、頭痛は消えたが、まだ筋肉痛が残っていて、睡眠不足から頭が混乱し、自分がしでかしたことに病的な罪悪感を抱いているという状況、すなわち「またやってしまった……」と感じているときだ。

実のところ私は、不快なレベルがそこまで達するのを心待ちにもしていた。というのも、その時点に至れば、「ジモバン」（比較的新しい睡眠薬「ゾピクロン」の商品名）のブリスターパックに手を伸ばして、楕円形の7・5ミリグラム錠剤を、処方された摂取量の2倍――つまり2錠――台紙から押し出すことができたからである。

ゾピクロンは、他の精神安定剤や睡眠薬と同様に、中枢神経系の作用を抑制する。その化学的属性はジアゼパム（商品名ベイリウム）などのベンゾジアゼピン系薬剤に非常によく似ているが、薬を飲んだときの感覚はまったく違う。じわじわ忍びよるようなタイプの薬ではなく、周りにあるものの見た目の触感を変えることにより、突然その存在を顕示するような薬だ。その効果は、どれほどフォトショップを駆使しても表現できないし、言葉に表すのも簡単ではない。たとえば、ふかふかしたセーターを着ているとしよう。だとしたらそれは……もっとふかふかに見えてくるのだ。木製のコーヒーテーブルも、もっと木っぽく見えてくる。そして、この薬が作る鏡の国を通りぬければ、二日酔いは消えてなくなるのだ。

そして同じく消えてなくなるのは、そう、「抑制」だ。ゾピクロンは、大麻のようにバカげたくすくす笑いをもたらすような考えを頭に浮かべさせたりしないし、コカインのように自己中心的な独弁をだらだらさせたりもしない。実は、そんなものより、ずっとたちが悪い。

眠らせるどころか、この睡眠薬は、頭に浮かんだ、もっとも愚かで不適切なことを私に口にさせた。唯一のなぐさめは、この薬ほど記憶をきれいに消しさるものもなかったことだ。そんなわけで、私には、当時ロンドン一ファッショナブルなメディア界御用達クラブだった「グラウチョ・クラブ」に、スコットランド人の俳優、ロビー・コルトレーンと一緒にいたときの記憶がほとんどない。コルトレーンは、犯罪ドラマシリーズ『Ｃｒａｃｋｅｒ（心理探偵フィッツ）』の主役や、『ハリー・ポッター』シリーズのハグリッド役を演じたことでよく知られている。

私が彼に出会ったのは１９９３年。キャリア途上のコルトレーンは、そのときすでに傍目に見ても心配になるほど太っていて、その話題を嫌っていることは有名だった。さまざまな取材を通し、コルトレーンは、体重の件は〝タブー〟だと宣言していたが、ウォッカ・トニックで15ミリグラムのゾピクロンを流しこんだ者にとって、タブーなどというものは存在しない。

一緒にいた友人によると、私は体重の件でコルトレーンをからかうより、もっと確実に彼を怒らせることをしたのだという。私はわざわざ彼のところに出向いていって、デ、ブ、だ、と、い、う事実を彼がい、い、い、い、い、い、い、い、い、い、い、素直に受け入れたことを祝福したというのだ。

私は、ときおり、そのあとどうなったのかと友人に尋ねたものだが、「知らないほうが身のためだよ」と彼はいつも答えた。「君は、もっとも完璧なバカを演じたとだけ言っておこう」

私が飲酒をやめたのは、そのすぐあとだった。きっかけは比較的単純なことで、酒にひどく打ちのめされた私は、もう二度と手を出したくないと思ったのだ。だが、精神安定剤を使って自己治療を行うという狡猾な癖は、思ったよりも、手放すのがずっとむずかしかった。

１９９４年の夏、私のいわゆる禁酒が３か月目に入ったとき、私のＡＡスポンサー（助言者）だったイギリス国教会の聖職者が電話をかけてきて、ゾピクロンは飲まないようにと強く助言した。私が驚いたのがわかったのだろう、彼はこう続けた。「昨晩、私に電話をかけてきたことを覚えていないのかい？」と。私は覚えていなかった。

「それなら、既婚者でありながら、隠れゲイでもあることに、どうやって折りあいをつけたのかと私に尋ねたことも覚えていないわけだね」

ゾピクロンは、他の人々の脳にも、私にしたのと同じような面目を汚すやり方で、ちょっかいを出すのだろうか。ほとんどの人は、この薬を意図されたとおりに——つまり、寝る直前に——使う。だから、その奇妙な特性についてはあまり耳にすることがない。だが数年前、私はある話を聞いた。ふだんは控えめな老婦人が、ゾピクロンを飲んだあと、亡くなったご主人の浮気にまつわる愉快な話で友達を楽しませようと電話をかけまくったというのだ。電話をもらったほうは、彼女にかわって恥じ入ったが、当の本人は何も覚えていなかったそうだ。

私のゾピクロンの乱用は、飲酒の乱用とは異なり、友情によって強められたものではなかった。実のところ、友人たちは、ゾピクロンの影響で私がダラダラ話しつづけるのに辟易《へきえき》していた。ときおり、私は錠剤を飲んだことを隠そうとしたが、結局はいつもばれてしまった。バカなことを話しつづけたからではなく、言葉がひっかかってすんなり話せないという特徴的な癖に陥ったからである。

そのときは、私のアルコール依存も最後の段階に近づいていた。大方の人間関係はすでに崩壊していたが、私は相変わらず人を物で置きかえていた。だから、ゾピクロンの錠剤と儀式的な関係を持ったのは偶然だとは思えない。お宝が入った紙袋を薬剤師から渡されたとき、私の脳内にはものすごいドーパミンラッシュが起きていたことだろう。それは、クレジットカードの支払いが処理されるときに買い物依存者が感じるスリルに似ている。そして、ポケットに錠剤を入れた瞬間から、それを摂取するための事実上の儀式を計画していることが、自分でもわかっていた。

こうした1人でする儀式は、通常、深刻な大量飲酒のあとに行われた。昼間のあいだは何も食べないようにして——どのみち、二日酔いがひどくて、物を食べるどころではなかったが——夜9時半にゾピクロンを飲むのにそなえた。胃を空にすると、この薬の効き目は列車のように襲ってくるからだ。なぜその時間を選んだのかは、よくわからない。たぶん、その摂取量で薬の効果が減じないうちに眠りに落ちることができる、もっとも早い時間だったからだろう。

ゾピクロンを飲む数時間前に、私は錠剤をコーヒーテーブルの上にきちんと並べたものだった。私がそうしている姿を見た友人のティムが、一度こんなことを言った。「娼婦を買おうとする客が、やる前に金を並べているみたいだな」と。だが、今考えて思いつくのは宗教的なたとえだ。それはまるで聖餐式のパロディだった——聖餐用のパンをいただく前に信心深い人たちがやる断食まで含めて。

依存症が人ではなく物にひとたび結びつくと、必然的に儀式が生じる。前に私は、ブラックジャックのテーブルの上で起こることを宗教の典礼儀式にたとえた。ヘロインをやる者も、ナイフやパイプや注射針を聖なる道具のように扱う——道具を用意すること自体がハイの一部であるかのように。おそらくそうなのだろう。期待感はドーパミンを放出させるのだから。

自分がどれほど身体面でゾピクロンに依存するようになっていたかはわからない。最初の数か月に感じたすばらしい興奮が迅速に消えていった一方で、不快な部分——記憶の喪失や金属的な味——はいつまでも残った。ゾピクロンに対する私の結びつきはたしかに不健康なものだった。私はこの薬を睡眠薬として使ったことはない。なぜなら、ゾピクロンがもたらす眠りの質はあまりにも低かったからだ。目が覚めたときには、いつも不潔感と疲労感に苛まれた。この薬を飲んだ他の人たちも同じことを言っている。だから、いずれ家庭医はゾピクロンの処方をやめて、他の睡眠薬を患者に勧めるようになるものと思っていた。

ところが、だ。２００７年にイングランドで発行されたゾピクロンの処方箋の数は４５０万枚近く。ラッセル・ニューカム博士が２００９年に慈善団体「ライフライン」を通じて発表した報告では、〝ジミーズ〟（ゾピクロンのヨーロッパでの商標名「ジモバン」の愛称）がイングランドの北東部で人気のあるストリートドラッグになっていること、とくに15ミリグラムの錠剤が人気だが、それはイギリスでは入手できないため、インターネットで注文されたものに違いないことが明らかにされている(6)。

取材を受けたある者は、ゾピクロンのヘビーユーザーは、「極悪人のように見える」と言った。目は血走り、髪は乱れ、服はだらしなく、よだれをたらし、酔いどれの船乗りのような歩き方をするからだ。「腰を下ろして座るのに30分もかかる者もいる——実物を見なければとても信じられないだろうけど。あれほど哀れでなけりゃ、おかしい光景なんだけどね」

友人たちが私に近寄らなかったのもうなずける。とはいえ、これらは最悪の例だ。オールナイトでパーティーをする常連たちにとって、〝ジミーズ〟は、刺激薬まみれの夜のあとの退薬症状を和らげるため――前章でマックス・ペンバートン医師が語っていたパターン――に使う薬なのだ。

私が知っているロンドン在住の若者に、ゾピクロンをハイになるためのドラッグとして飲む者は1人もいない。むしろ、ハイになるためにゾピクロンを選んだとしたら、それは変わった選択肢だと言えるだろう。これだけの規模の都市なら、もっと適切な薬がいくらでも手に入るのだから。若者は、ゾピクロンを睡眠薬として処方してもらっている。私が知っている若者たちは、親がかかっている高額なプライベート医療の医師を使って自分たちの〝睡眠問題〟を解決していた。そうした場合ゾピクロンは、娯楽目的には使いにくい抗うつ薬とともによく処方されている。

驚かされるのは、若いイギリス人が、その背景にかかわらず、向精神薬の名前と特性におしなべて精通していることだ。「彼と別れてから抗うつ薬としてエスシタロプラムを飲んでるの。眠れないときには、ゾピクロンもね。でも、どっちかって言えばゾルピデムのほうが好みだわ。作用時間が短いから」と言うのは23歳の女性、アナだ。

20年前、ベイリウムとジモバンの区別を知っているだけで、私は自分が変人であるような気がしていた。時代は変わったものだ。

「眠らずにすむクスリ」を乱用して勉強する大学生

大学には、大学独自の処方箋薬にまつわる問題がある。「モダフィニルを出してくれと、しょっちゅう学生から頼まれるんだ」と話すのは、大学に勤務している精神科医の友人だ。彼はうんざりした口調でそう言う。

じゃあ、学生に処方しているのか？

「いや、そういった薬は、どれも嫌いなんだ。飲みはじめて数年経ったときに、脳にどんな影響が出るかをちゃんと知っている者などいるかい？　もちろんいないさ。たとえ臨床試験をパスしているとしても、まだ新しすぎるんだ」

モダフィニルはセファロン社が製造している薬で、睡眠不足時にも記憶力を増強する作用がある。この薬は脳内でドーパミンとセロトニンの量を増やすが、アデロールなどのアンフェタミン剤が引きおこすような多幸感はもたらさない。学術誌『神経精神疾患と治療』に掲載されたモダフィニルの属性の考察によると「その主な作用メカニズムは捉えどころのないままである」という(7)。

すでに販売されている向精神薬について、そんな言葉、あるいはそれに酷似した言葉が頻繁に聞かれるのには驚くばかりだ（余談だが、『ワイアード』誌に掲載されたジョナ・レーラーの記事が興味深い。それによると、巨大製薬会社であるアストラゼネカ社とグラクソ・スミスクライン社は、脳に関する研究部門を縮小したそうだ。たとえ薬の製剤設計がどれほど理屈の上で期待できるものだったとしても、実際の新薬の作用があまりにも予測不能であることがその理由だという(8)）。

モダフィニルは、摂取する者の頭をよくするわけではないので、厳密には向知性薬とは呼べないかもしれない。だが、この薬は睡眠の必要性を低減するため、ライバルの学生が疲労困憊して眠りこんでしまったときでも、勉強が続けられる。だから、向知性薬と呼べないとしても、その違いは微々たるものだ。

ここで、ヨーク大学の学生新聞『ヌーズ』で、ある学生がモダフィニルの使用について語った言葉を紹介しよう。

「夜、モダフィニルで活気をつけるときは、こんなふうにするんだ。まず夕食のあとにモダフィニルを飲む。そのあと友人とパブに行って、映画を観るとかする。午前1時くらいに帰宅して、それから8時間勉強する。これは生産的な生活パターンだよ。友達づきあいと学業を両立させることができるんだからね」

煎じ詰めて言えば、この学生は、やっかいなほど時間がかかる睡眠という活動をなしにしているわけだ。

眠る必要をなくしてくれるという、ほとんど奇跡とでも言わんばかりの能力がモダフィニルにあることについては、だれも異を唱えない。アメリカ軍もすでに空軍の任務でこの薬の使用を許可している。『スコッツマン』紙によると、イギリス国防省は、「フランス外人部隊をはじめとする軍隊にならって一度に最大60時間まで寝ずの番を可能にするモダフィニルの利用を開始すべきかどうかを調査するため、これまでに何十万ポンドもの研究費を投じてきた」という(9)。

『スコッツマン』紙は、そんな研究をすること自体が公的資金の極端な乱用でもあるかのように、この〝秘密の覚醒剤〟のことを批判的に綴っている。しかしイギリスは、潜在的な敵の頭のほうが自国の兵士の頭より冴えているような状態をよしとするだろうか? もちろん、そんなことはないだろう。だとすれば、同じ議論を大学生の競争に当てはめた場合はどうだろう? 向精神薬という武器を使ってライバルを出しぬくのは間違った行為に当たるだろうか？

モダフィニルとアデロールは、アメリカのアイビーリーグのキャンパスでは、どこにでも顔を出す薬だ。こういったエリート大学の学生たちは、自分の将来はどれだけよいGPA（成績平均値）がとれるかに完全にかかっていると思い込んでいる——アメリカ人が教育を偏重することを考えると、ある程度の妥当性は認めなければならないが。彼らはまた、外国人留学生とも競わなければならない。とりわけ東アジアからやってくる学生は、おそろしく猛勉強するという、実績で勝ちえた評判を手にしている（そして、パーティー熱もアメリカ人学生より低い）。だからアメリカの学生たちは、競争から脱落しないように、こうしたドラッグに頼っているというわけだ。

アメリカの大学生がすんなり処方箋薬の乱用に陥った理由の1つは、非常に多くの者が、人格形成期にADDとADHDの治療薬としてリタリンを摂取していたことにある。もちろん、このような障害が実際に存在するかどうかは議論の余地がある。この章の冒頭で見てきたように、注意欠陥障害を持つ子どもたちへの薬物投与の研究においてアメリカを代表する専門家の少なくとも1人は、この障害の診断には疑問があり、薬物治療は無意味どころか、有害だとみなしている。

しかし、統計値を見れば、実態は明らかだ。アメリカ疾病管理予防センターによると、「親にADHDであると報告された子どもの数は、2003年から2007年のあいだに100万人増えた。これは22パーセントの増加である[10]」。

概してアメリカの学校では——そして最近はイギリスの学校でも——こういった薬物を子どもたちに投与しても困るようなことにはならない。むしろ、これらの薬物から最大の恩恵を得ているのは教師のほうだろう。彼らにとって、多動児に対するアンフェタミンの作用は、「奇跡のしつけ」以外のなにものでもない。とはいえ、大学は危惧の念をつのらせている。こうした薬物が学生のあいだで売り買いされていること、そして、とりわけリタリンとアデロールの場合は、夜を徹してパーティーをすることが原因で〝注意欠陥〟症状に陥る学生に乱用されがちなことを知っているからだ。

「向知性薬」頼みの生活の副作用やいかに？

ミシガン大学薬物乱用研究センターのショーン・エステバン・マッケイブ教授によると、アデロールの使用者は、難関大学の白人学部生であることが多いという。こういった学生は、たいてい友愛会のメンバーで、GPAは3・0あたりかそれ以下。他のドラッグもやっていると認めることが多い。「言いかえれば彼らは、自分で思っているよりも、もっとパーティー通いをあきらめなければ優秀な学生になれないような大学に通っている、良識ある学生なんだ」(11)

学生たちはアデロールを使うことによって、勉学という行為を大学生活から得られる総合的な快楽の一部にしている。研究書の熟読が快楽になるのであれば、学業と遊びの区別は曖昧になる。2009年の『ニューヨーカー』誌に掲載されたある記事には、アデロールを利用して1週間のルーチンを、食べ、飲み、勉強し、それを長い睡眠で区切るプロセスとして再構築したハーバード大学の学生〝アレックス〟の経験が綴られている。

「大学ですべきことを考える際には、9時から5時までという観点からではなく、人づき合い、恋愛、セックス、クラブ活動、履歴に書きくわえる活動、勉学といった多岐にわたる分野で多岐にわたる目標を達成しながら、1週間のあいだに物理的に何ができるか、という観点に立って物事を考えるべきなんだ」と彼は言う。

記事の中でアレックスが触れたアデロールの副作用は、彼と同じように薬物の使用に情熱を抱いている私の若い知り合いが言っていたものと同じだった。「レポートを書こうと思っていたのに、夜遅くアデロールを飲んだら、〝そうだ、音楽ライブラリーを整理しよう!〟ということに何度なったことか」

私の友人の25歳になる娘、レベッカにも、思い当たる節があるという。

アデロールの使用者が疲れはてて眠ってしまうとすれば、その原因は法律の教科書か、iTunesにある可能性があるわ。

大学生だったときにゲイの男性とルームシェアをしたことがあるの。彼は、自分の音楽ライブラリーにあるすべてのアルバムを完璧に分類することに取りつかれていたわ。マドンナのどのトラックにも発売日の記録がつけられ、『バフィー〜恋する十字架〜』の全エピソードに用語索引が添えられていた。各エピソードのディレクターとプロデューサーの名前といっしょにね。驚くべきものだったわ。まさに、芸術作品みたいだった、ほんとに。

私が寝る時間は、彼が夜の作業を〝始めようとしている〟とき。朝起きてシャワーを浴びるときにも、彼はまだそこにいた。画面に目をくぎづけにして、夢中でメタデータを再入力しているの。〝全部整理し直すための、もっといい方法〟を見つけたからって。

容易に想像できることだが、脳の働きを高める薬物の摂取は、卒業論文とともに終わるわけではない。卒業試験の前に経験したようなプレッシャーが毎週のようにふりかかってくる仕事の現場で働こうというときに、薬をやめる理由なんて、どこにある？

さきほどの『ニューヨーカー』誌では、向知性薬がいかに職場にも入り込んでいるかを示す例として、『ワイアード』誌に投稿された読者の苦情を引用している。この読者は、同じ職場にいる「将来有望な若手社員が、処方箋以外の手段で入手したモダフィニルを使ってメチャクチャ長い時間働いているから、ボスは私のことを生産性が低いと言い出した」と書いていた。

セファロン社が、「プロビジル」（モダフィニルの商標名）は疲労と〝活動の低下〟を改善する薬だと標ぼうしていることを考えれば、こうした向精神薬が世間で問題視されていないのも驚くには値しないだろう。しかしそれは、政府の許可を得た当初の〝日中の過剰な眠気〟を改善する薬という文言から、はなはだしく変わっている。アメリカ食品医薬品局（ＦＤＡ）は、表示を〝水増し〟したことについて、同社をけん責した(12)。

モダフィニルやアデロールといった薬剤は、イギリスの大学生活には最近まで関わっていなかった。イギリスで最初に姿を現した場所は、オックスフォード大学とケンブリッジ大学。そこから、徐々に大学の食物連鎖を下って広がっていったのだった。

私は、ケンブリッジ大学のもっとも由緒あるカレッジを最近卒業した24歳の男性、ルイスに話を聞いた。「オックスブリッジの学部生は、イギリス国内のレッドブリック大学の学生たちとよりも、アメリカのアイビーリーグの学生たちとのほうが、共通点が多いと考えていることを思いださなければなりません」と彼は言った。「その多くは、フェイスブックでハーバードやイェールの友人と情報をやりとりしているときにモダフィニルを知ったんです。そして自分もやりたいと思った。自分もハーバードの友人たちと同じように、プレッシャーに満ちた環境に入っていくのだからと」

彼はさらに言いそえた。「これは、一種の支配者願望《アルファ・メイル》なんです。アイビーリーグの成功願望の強いやつがインターネットでバカみたいにたくさんモダフィニルを注文して、顧問弁護士になろうとしている友人たちに売る。猛烈に勉強していながら飽きないってことほど、イケてることもないでしょう?」

たしかに。だが、ここでふたたび、前に引用したL・アラン・スルーフの記事に立ちもどろう。こうしたドラッグには、摂取した人にダメージをおよぼすことに加えて、もう1つ欠陥があると彼は言う。実のところ、長期にわたって知力を増強するような効果はないと言うのだ。子どもたちのテストの成績が向上するのは、集中できるようになったからだ。だが、この影響は薄れていく。そして、精神刺激薬を長期間にわたって摂取したことからくる退薬症状にやがて悩まされるようになると。

ケンブリッジのアルファ・メイルたちにとっては、いわゆる向知性薬が卒業試験の成績を向上させるのに役立つかもしれない。けれども、もしその習慣をプレッシャーに満ちた職場に持ち込むとすれば、かつてリスクを伴わない成功への近道に見えていたものに囚われてしまう危険性がある。前章で見てきたクラブ通いの若者たちと同じように、彼らもこれから数年後に、脳内化学物質の状態を調べたほうが身のためかもしれない。

第8章

ゲームという新時代のギャンブル

――合言葉は「ユーザーを永遠のキャッシュマシンに！」

「ネトゲ廃人」デニスと9つの人格

「パパ、いつねるの?」

ケント州マーゲイトの自宅の地下にあるオフィスで、元トラック運転手がオンラインのロールプレイングゲーム「セカンドライフ」をプレイしている。ぶっ通しでプレイすること12時間。この男、48歳のデニスは、今では運送会社を経営しており、仕事にさほど時間をかけずとも家族にじゅうぶんな暮らしをさせることができる快適な身分だ。だが、かつて絵画や読書や妻との会話に費やしていた余暇の時間は、完全にセカンドライフに奪われてしまった。

ほとんど毎日、デニスは着替えずに寝間着で過ごす。食事も、ゲームの他のキャラクターとセットアップした〝バーチャル会議〟の予定に合わせて、地下に運ぶように言いつけてある。娘の1人、4歳になるケイティーは、床下からけたたましいベルの音が聞こえてくるのにすっかり慣れてしまった。

「あ、お茶のベル!」。ケイティーは楽しそうに言う。が、飲み物が運ばれてきても、デニスの目はパソコン画面を離れない。ときおり、ありがとう、とぼそぼそつぶやくこともあるが、たいていの場合は食べ物や飲み物が運ばれてきたことさえ気づかない。それを食べることすら忘れてしまうこともしょっちゅうだ。

これほど多くの時間を費やしていることをごまかすために、デニスはセカンドライフで9つのキャラクターを演じわけている。1人ひとりにまったく違う背景を付与しているだけでなく、これらのキャラクターのリアル世界の〝オーナー〟まで、キャラクターごとに作りあげているのだ。そんなキャラクター「サブリナ」のリアル世界のオーナーは「レズリー」。彼女はメイドストーン出身の22歳の大学生で、試験勉強の暇をぬって、チャットや買い物、バーチャル不動産での取引などをしていることになっている。

セカンドライフの大きな特徴は、自分がしていることをきちんと把握していれば、バーチャルな不動産の取引を通して、かなりの（リアルな）金が稼げることだ。デニスは、オンラインの不動産取引で、毎月2000ドルほど稼いでいると見積もっている。これは本気でやっているバーチャル不動産屋から見ればつましい額だが、デニスは金儲けのためにゲームをやっているのではない。

とは言っても、彼自身、何のためにゲームをしているのかよくわかっていない。わかっていることと言えば、毎朝妻より3時間早く起きて地下に直行し、自分の〝書斎〟に閉じこもって鍵をかけ、ゲームをロードすることだけだ。このゲームの社会的な要素が好きだということは認めている。新たな人格を作るのが楽しいと。さらには、彼が言うところの〝定期的なフィードバック〟が得られること――つまり自分の行動が大きな結果を生みだす感覚が手にできるようにデザインされているところもいいという。

「2～3回もクリックすれば、城が揺らめいて現れる。そしたら、インテリアをデザインしたり、家庭を築いたりすることができるんだ」とデニスは言う。「もちろん、リンデンドルがじゅうぶんにあれば、だがね」

リンデンドルはセカンドライフの仮想通貨で、ゲームに組み込まれた一連の複雑な報酬システムの一部だ。これはリアルマネーに換金することができる。セカンドライフのプレイヤーたちは、〝仮想経済〟に投資することによって、米ドルを蓄えたり、大穴をあけたりしている。

デニスは、セカンドライフユーザーのなかでも、もっとも衝動的にプレイするユーザーの典型だ。家族がバラバラになり、仕事も手につかなくなったとフォーラムで説明するたぐいのユーザーである。しかし、ゲームに病みつきになっていることは認めない。「そうだな、パソコンにちょっと時間を使いすぎているかもしれないいな」と彼は言う。「でも、だれにも迷惑はかけてないさ」

デニスは言わなかったが、その妻は私にこう明かした。先月、２人の娘を連れて家を出ると、彼に通告したところだ、と。

「インターネット依存症」は存在するのか？

「ときどき、電話とパソコンを窓から放りなげたくなる。イライラさせられるからじゃない。私に貼りついて、エネルギーを吸いとっているような気がするから」(1)

「トーキョー・ハウスワイフ」と名付けられたブログにこう書くアシュリーは、テクノロジーに依存するようになった最初のアメリカ人女性ではない。もっとも偏執的なインターネットユーザーの多くは男性であるとはいえ、近年では女性――とりわけ、30歳から40歳の女性――も急速に男性に追いついているという学者たちからの指摘は、日を追うごとに増えている。(2)

ギャンブルとインターネット・オークションサイト「イーベイ（eBAY）」での戦いにあけくれていたアメリカの主婦たちが今病みつきになっているのは、これら2つの娯楽の報酬力学をより洗練させた単純なゲームだ。

イーベイでは、勝ちとった物がなんであれ、それを受けとるのに1週間も待たされる。ギャンブルサイトは、短期間に大量の金を使わせるようプレイヤーをだますことがよくあり、それにひっかかると夫とのあいだに波風が立つ。しかし、オンラインゲーム「ファームビル」は、無制限に金を使わせるようなゲームではないものの、ゲームを続けたいと思わせる報酬や励ましは無制限に与えられるように見える。

こうしたゲームをプレイする女性たちにとって、自分たちが集める〝仮想グッズ〟は、イーベイでの購入品と同じくらいリアルなものだ。「主婦たちが依然として金を使っていることには変わりないが、彼女たちは、それまでのように必要のないガラクタで車庫をいっぱいにするのではなく、フェイスブックにある農場でウシやトラクターを所有している誇り高い農場主になったんだ」と言うのはある技術系ジャーナリストだ。「それが果たして前進なのか後退なのかは、わからないがね」

こうした女性たちはインターネット依存に陥ってしまったのだろうか？　「インターネット依存症」というキーワードでグーグルを検索すると、依存度テストやヘルプサイト、餓死しかけているゲーマーたちの記事をはじめとして、この現象にまつわる新聞記事や学術研究がザクザクヒットする。

古典的なホラーストーリーが浮上したのは、2012年2月に、台湾の男性が台北のネットカフェでビデオゲームをプレイしている最中に死亡したときだった。カフェにいた何十人もの客は、死体のそばに座っていることをまったく知らずに、何時間もパソコンを使いつづけた。警察によると、両手を伸ばした状態で椅子に座って硬直していた23歳の男性をウェイトレスが発見したときには、すでに死後9時間が経過していたという(3)。ただし、若者ではあったものの、この男性には心臓疾患の病歴があり、低温にさらされたことが死因だった可能性がある。だから、定義を意図的に緩いものにしない限り、彼をインターネット依存症の犠牲者と呼ぶことはできないだろう。

精神科医のほとんども、インターネット依存症という用語には疑いを抱いている。それにはまっとうな理由がある。私も、この用語の使用は避けたほうがいいと思う。なぜなら、〝アルコールに依存している〟というかわりに〝パブに依存している〟と言うようなものだからだ。インターネットのサイトを開くのは、それぞれ人を病みつきにさせる品物を売っているテレビショッピングのチャンネルを次々に観ていくのに似ている。私たちが責めるべきなのは、買いたいと思う衝動のほうであって、それを媒介するテクノロジーではないだろう?

とはいえ、多くの人々にとって、インターネットと距離を置くことがますますむずかしくなってきているという事実を否定するつもりはない。このようなウェブサイトの抗しがたいオーラは、ますます強力になっていて、その圧力をいっそう強めているのがテクノロジーであることは間違いないだろう。だれだって、オンラインのギャンブル、ゲーム、そしてポルノに習慣性があることは知っている。

だがあまり知られていないのは、そういったものにそなわっている習慣性を刺激する潜在的な能力が、常に洗練されつづけているということだ。とりわけ次章で詳しく見ていくことになるポルノでは、このことが危険なほど当てはまる。さらに、デザイナーたちは、ギャンブルとポルノで実験した結果をオンラインの娯楽に応用している。そういった娯楽は、一見無邪気で子どもっぽいので、人々をどっぷりハメることを意図しているという事実を見抜くのは簡単ではない。

「ゲーム化」するテクノロジーが僕らをハメる

デニスの例が示すように、サイバースペースに囚われるのは子どもたちだけとは限らない。私たちは、子ども時代のおもちゃをどんどん大人の世界に持ち込むようになってきている。例の楽しい向知性薬と同じように、ソーシャルテクノロジーも〝仕事〟と〝遊び〟の境目で私たちをたぶらかす。本質的には1990年代のMSNメッセンジャーと変わらないチャットアプリケーションのツイッターも、以前なら、単なるソーシャル系のおもちゃとみなされただろうが、今では、プロが使う強力な伝達ツールになっている――職場における第一の通信手段として、電子メールをツイッターに置きかえているところさえあるほどだ。

しかし、ツイッターは電子メールとは重要な点で異なっている。2000年代の他の〝Web2・0〟製品と同様に、ツイッターではいよいよ**〝ゲーム化〟**が進んでいるのだ。企業は、ゲームからヒントを得て、顧客を病みつきにさせようとしている。あなたが使っていた電子メールソフトは、時間がある限りそれを使っていたい気持ちにさせるようにはデザインされていなかったろう。

だが、ツイッターでは、はじめからそれが意図されている。

それに、「フォースクエア」を考えてみるといい。これは、リアル世界の場所に〝チェックイン〟することにより、自分がどこにいるかを、いつなんどきでも友人に知らせることができるSNSだ（不思議なことにユーザーは、しゃれたレストランで食事をしているときや、エキゾチックな外国の都市に到着したときに、チェックインする必要を強く感じるらしい）。フォースクエアでは、さまざまな達成度――〝アチーブメント〟と呼ばれる――に応じて、〝バッジ〟を提供し、ユーザーをねぎらう。使われる言葉やユーザーインターフェースの要素は、ビデオゲームで使われていたものをそのまま流用したものだ。

アプリの開発者は、製品を構築する際、サンフランシスコに拠点を置くジンガのようなソーシャルゲーム企業の製品を参考にする。そういった企業のエンジニアが製作しているゲームは、インターネットの世界でもっともハマる体験だと知ってのことだ。

ジンガのようなゲーム開発企業が人々をハマらせるのに使うテクニックの1つは、〝デザイン・キュー〟。つまり、何らかの報酬が手に入ることを示唆するユーザーインターフェースの要素を使って、人々を夢中にさせるのだ。このようなデザインはユーザーを興奮させ、他の病みつきになるキューと同じように、ドーパミンを脳に放出させる。

ジンガのファームビルの場合、プレイヤーは、何かを達成するたびに視覚的な高揚感を手にする。たとえば、農作物に水をやったり、収穫したりすれば、かわい子ぶった音楽とともに短い動画が表示されるのだ。そして、野菜を育てて販売して得たゴールドコインが仮想ハンドバッグの中にたまっていくのを見るにつけ、また〝ヒューッ〟という心地よい効果音で自分の行為がねぎらわれるのを聞くにつけ、そういった行為をまた繰り返したくなる。

興味深いのは、そもそも、そんな行為が〝ねぎらわれる〟ことだ。強迫性障害を持つ人の障害がねぎらいの対象になることはほぼないが、ファームビルでは、無意味で反復的な強迫性障害タイプの行為が、眉をひそめられるどころか激励される。こういったソフトウェアが、社会的な励ましと自尊心をくすぐるメッセージというちょっとしたフィックスをユーザーに浴びせかけるのも偶然ではない。

見逃せないのは、ゲームとは関係のないソフトウェア企業も、このようなトリックを取り入れるようになったことだ。現代のアプリケーションは、1時間に何十個ものちょっとした高揚感を提供するように作られている。そして、パソコンでは、スカイプ、ツイッター、電子メール、フェイスブックをはじめ、通信コンポーネントをそなえたありとあらゆるソフトウェアからの押しつけがましい通知が、山のように表示されるようになってきた。

たとえば、Ｍａｃパソコン用のさまざまな通知を一本化するために開発された「グロウル（Ｇｒｏｗｌ）」というアプリケーションがある。実際には、このアプリのうっとうしさは、個々の通知がバラバラに届く乱雑な状況のうっとうしさとあまり変わらない。何らかのプログラムがユーザーの注意を引きたくなると、半透明の長方形のポップアップが雨あられのようにバラバラ画面に表示されるのだ。まったく腹が立つ、と思うだろう。だが、グロウルをインストールする人は、そんな邪魔を歓迎している——自分が必要とされていると感じるからだ。そして、通知が表示されるペースがダウンすると、どうしたのだろうと気にかけさえする。

事務処理を実行するアプリケーションのユーザーインターフェースは、車のダッシュボードに似てきつつある。アップルのOSX（オーエス・テン）には、実際に「ドック（Dock）」と呼ばれるダッシュボードが実装されている。さまざまなアプリケーションに直接アクセスできるドックには、赤いインジケータランプが表示され、たとえば、未読の電子メールがあることなどを通知する。これは1990年代末期のビデオゲームのアイデアをそのまま盗んできたものだ。

この狡猾な盗用の結果、人々はいっそう画面から目を引きはなすことができなくなった。たとえ〝病みつき〟という言葉を使わないとしても、その点についてはだれも否定しまい。

しかし、粘着性と脳のハイジャックという点において、どんなオペレーティングシステムをも色あせたものに見せるのは、最新のゲームだ。

オンラインゲームの第一命題は「脳のハイジャック」

オンラインゲームは新手のギャンブルとして、過去10年間に爆発的に成長した。ゲームは、ギャンブル依存者のお気に入りの「毒」として、オンラインギャンブルに取ってかわりつつあるように見える。プレイヤーを惹きつけつづけることにおいては、バーチャル・ルーレットより効果をあげているほどだ。

先ほどのデニスは、20代から30代にかけて、ギャンブルと飲酒にふけっていた。だが、40代前半に可処分所得が減り、こうした気晴らしは容易に手を出せるものではなくなった。だが50歳近くなって事業がまた上向きになり、それにつれて彼の依存的行動もふたたび頭をもたげてきた。飲酒とブラックジャック・テーブルの世界に戻るか、それともコンピューターゲームに身を投じるかという選択肢を手にしたデニスは、自宅の回転イスに座ったまま楽しめるデジタル・フィックスを選んだのである。

ゲーム依存症に陥った多くの人と同様に、デニスも当初、セカンドライフでは金銭のやりとりはないという誤った印象によって、このゲームに惹きよせられた。リンデンドルは、ペイパルの口座を通して購入している。しかし彼自身が言うように、それは「休暇で使う外国の通貨みたいなもんだ。実際に金を使っている感じはしない。少なくとも、クソ明細書が銀行から送られてくるまではね」。

人々をギャンブルからゲームに移行させる推進力となったのは、２００６年にアメリカ政府が通過させた法案だった。何度かの失敗を経て、議会はついにオンラインでの賭け事を違法にすることに成功し、アメリカ国内では、オンライン上の賭博活動が封じられることになったのである。[4]その波紋は世界じゅうに広がっていった。

ジェイソン・トロストは、２００８年に国外脱出を余儀なくされ、イギリスで賭博企業「スマーケッツ」を立ちあげたアメリカ人だ。彼はこう語る。

今でもまだ、多くのアメリカ人は、海外のオペレーターを使って違法なオンラインのギャンブルをやっている。でも、法律の改正以来、アメリカでオンラインのギャンブルをやる人の数が激減したのは確かだ。こうした人たちは今、何か他にやるものを探している。

もちろん、アメリカの大規模なオンラインギャンブル・プロバイダたちが一夜にしてシャットダウンした状況を受けて、世界のギャンブルシーンは今では以前よりずっと細分化されているけどね。(5)

ゲームの開発企業は長いこと、人々がインターネットギャンブルにハマっていく姿を羨望の目で見つめていた。オンラインギャンブルの開発者だった人たちが今、ゲーム企業にこぞって雇われているのも、そのせいだ。こうした開発者たちは、ゲームのプログラマーやギャンブルのプログラマーというよりも、応用のきくスキルを持つ脳のハイジャッカーと言ったほうがふさわしい。これについて、シリコンバレーに拠点をかまえるあるゲーム会社のCEOが個人的に明かしてくれた話を紹介しよう。

ある意味ぼくらは、昔のギャンブルサイトよりはるかに多くの柔軟性を手にしていると言えるね。彼らはルーレットやスロットマシンといったリアル世界のゲームに基づく経験をユーザーに提供しなければならなかったが、ぼくらには、そんな必要はない。なんでも好きなように開発し、見えないところでシステムをいじって、ユーザーを惹きつけておくことができる。

ぼくらは、負けが目立たないような環境、そして定期的にユーザーをやる気にさせるような環境をデザインする。そのあと、その環境に手を加えて、もっともユーザーを長くプレイさせる罰と励ましのコンビネーションを突きとめるんだ。ゲームは、プレイヤーを可能な限り長く楽しませるように、細かな点にまで気を配って製作する。そして、複雑なソフトウェアを駆使して、あらゆるユーザーがそれぞれのゲームで何をしているかをモニターしている。

何がうまくいくかはデータをとりながら学んでいる――推測なんてしなくていい。これこそ、新しいモバイル・ソーシャル・プラットフォームの偉大な点だね。ユーザーに関するリアルタイムのデータを山のように提供してくれるんだから。

言いかえれば、本書のはじめの章でロヴィオ社のピーター・ヴェスターバッカが言ったように、彼らはただ数値をアルゴリズムに計算させるだけでいいのだ。

アプリ内課金という悪魔――デザインの力で気づかずに金を使わせる

ゲームがプレイヤーをハマらせるために使う手段は、報酬だけではない。障害、つまり〝フラストレーション〟も利用する。単純なゲームから複雑なゲームまで、あらゆるゲームには、慎重に仕組まれたフラストレーションが含まれている。たとえばときおり、あるレベルをクリアすると急にゲームがむずかしくなることがあるが、そういった障害は金を出せば切りぬけられるようにできていることが多い――アプリ内の課金手段を使い〝パワーパック〟を購入することなどによって(純粋主義者たちがこうした近道を見下していることは、言うまでもない)。

一見シンプルなアングリーバードのようなゲームにさえ、プレイヤーにもう少し金を払わせるための小さなトリックが隠されている。だれもがみな、すべてのレベルで3つ星をゲットできる神童みたいに楽々とプレイできるわけではない。そのため、行きづまった人たちには、「マイティ・イーグル」という、アプリ内課金を使って得られる手段が用意されているのだ。これは、突破できないどんなレベルもクリアしてくれるツールで、一度99セント支払えば、繰り返し永久に使える。

「アプリ内課金について特筆すべきことは、アップルが、できるだけ〝摩擦なく〟使えるようなデザインを心がけたことだ」と言うのは前述のCEOだが、彼はあらゆるアプリ開発者がそうであるように、秘伝ソースの材料をあまり明かそうとはしない。


ユーザーは、iOS(アイ・オーエス、アップルのモバイルオペレーティングシステム)で金額を支払ったことに、ほとんど気がつかない。電子メールアドレスを一度入力すれば、数回クリックするだけで、バーチャルグッズを買いつづけることができる。

だから、子どもたちが親のiPhoneを使ってタップしまくった日には大変なことになる。そうした親たちは、必ずぼくらのところに連絡してきて、払い戻しを請求するんだ。これは、どんなに簡単に金を使いつづけることができるかを示す好例だろう。2歳児だってできるんだからね。

今日のゲームは、ありあまる報酬システムを提供しており、そのいずれもが、それぞれ少しずつ異なるやり方でプレイヤーの脳をもてあそぶ。その例の1つが、ゲーム内でのステータスを上げる「レベルアップ」。これはいわば、21世紀版のゲームスコアだ。もっとも高い報酬を手にできるのは、もっとも長い時間プレイしたプレイヤー。たとえば、他のプレイヤーより進化した武器を購入するチャンスなどが与えられる。〝レベル〟を他のユーザーに見せびらかすのは、うっとりするような体験だ。プレイヤーはゲーム内での社会的地位を気にして、スコアを上げるために、いっそう多くの時間をゲームに費やすようになる。

ゲームの製作者は、プレイヤーのカテゴリーに合わせてゲームを最適化することに細心の注意を払う。少年向けには、1人でどっぷり遊べるような空想世界のゲームが提供されるが、こうしたゲームは、Ｘｂｏｘやプレイステーションといったゲーム機でプレイするのに適していることが多い。「コール オブ デューティ」への依存は、男性に特有な現象に見えるだろう。

では、女性をゲームに病みつきにさせるにはどうすればいいだろう？　ゲーム企業はこの点について多くの研究を行い、女性は見知らぬ人と出会えて、しかもチャットができるような環境でプレイするソーシャルゲームを好むという事実を立証した。ファームビルやオンラインの言葉遊びゲーム「ワーズ・ウィズ・フレンズ」は、こうした男女差を念頭に置いて製作されている。1日の大部分を家事や子育てに費やして過ごす主婦は、他の大人とのやりとりに飢えていることが多い。彼女たちが感じている退屈さは、ゲーム企業が徹底的に利用できる特別な性質をそなえているのだ。

ＢＢＣで働いたことがあるゲームデザイナーは、オフレコでこう私に明かした。「ある特定の企業が、わざとユーザーを病みつきにさせるように製品をデザインしていることは業界ではよく知られた事実だ。だが、そういった話は公にはされない。なぜって、とても自慢できるようなことじゃないからね」

私たちが目にしているのは、おいしそうに並べられたキャロットケーキの前を通らなければカプチーノを注文できないようにするコーヒーチェーン店の巧みな便宜主義と同じものだ。いずれの場合も、報酬に反応する脳の化学構造とマーケティングとが組み合わさって生まれる社会的流行が、また1つ世に送りだされることになる。もちろん、こうした取るに足らないことについて、こんな仰々しい物言いをするのはちょっと尊大に聞こえるだろう。それは私にもわかっている。だが、これだけは覚えておいてほしい。これは本当に起きていることなのだと。

ファームビルに病みつきになったあるユーザーは言う。「ファームビルで、私のきれいな垣根と桜の木を眺めながら座っていると、『マッドメン』に出てくる、ロボトミー手術を受けたぼうっとした主婦みたいになっちゃった気がするの」。ただし、もちろん、彼女の状況はロボトミー手術を受けて無感覚になった女性のものとは正反対だ。自分の農場のために慎重に考えぬいた品物を購入するたびに、彼女の脳内化学物質は、優美な満足感をせっせと生みだしているのだから。

人は偶然ゲームに病みつきになりはしない――すべては開発者の戦略

ライアン・ヴァン・クリーヴは、オンラインゲーム「ワールド オブ ウォークラフト」（略称Wo

W）にハマって人生をメチャメチャにしてしまったアメリカ人の大学教授だ。彼は自分の経験を2010年に本にした。デニスほどついていなかったヴァン・クリーヴが書いた本の第1章は、未遂に終わった自殺の記述で始まる。それは人生最悪の〝どん底〟の瞬間だったが、その体験のおかげで、悪癖を断つきっかけがつかめたのだった。

ヴァン・クリーヴのWoWとの闘いを読むにつれ、私は、これまでの章で見てきた強迫的な行動を思いだした。実際、パソコンに関する記述さえ除けば、彼の告白は、薬物依存者やアルコール依存者の回想記からとられたものとしてもおかしくない(6)（ちなみに、ヴァン・クリーヴというのは、教授の本名ではなく、2006年に、本名のライアン・G・アンダーソンから改名したものだという。ヴァン・クリーヴは、ワールド オブ ウォークラフトの〝アリーナ・チーム〟の名称だった）。

ヴァン・クリーヴは、デニスと同じように、よく食事をパソコンの前でとっていた。「電子レンジでチンしたブリトー、栄養ドリンク、片手で食べられるもの――もう一方の手でキーボードとマウスが操作できるように(7)」

ワールド オブ ウォークラフトは、あたかも彼が全能の神であるかのように感じさせた。「私は全権を握っていて、現実的な結果などほとんど気にせずに、なんでも好きなことができた。一方、リアルな世界は私に無力感を抱かせた……誤動作するパソコン、泣きわめく子ども、突然電池切れになる携帯電話――こうした日常生活のささいな障害すべてが私の力を奪いとるように思えたんだ」

大学でのキャリアも、ビデオゲームへの依存により自らつぶしてしまった。「大学院生だったときは学資ローンを借りまくった。これはゲーマーが何かに取り組むときの常套手段。つまり先延ばしだ」

ヴァン・クリーヴは〝内因性の〟報酬戦略（ゲーム内の〝栄誉の殿堂〟におけるプレイヤーのポジションを含む）と〝外因性の〟報酬戦略（ゲームで目覚ましいことを成しとげたときに友人たちから寄せられる称賛など）とを区別している。これは恣意《しい》的な区別だが、重要なのは、私たちを製品にいっそう病みつきにさせようとたくらむゲーム開発者の戦略を見抜くことだ。彼らの手段は、強力なデータ分析ツールとテスト方法によって、いよいよ強められている。それを可能にしているのが、新たなソーシャルプラットフォームとiPhoneのようなポケットゲームシステムだ。この点はいくら強調してもしたりない――人々は偶然ゲームに病みつきになるわけではないのだ。

ゲーム企業は、次のレベルで手に入れられる特典のヒントをちらつかせることにより、プレイヤーをじらして楽しむ。たとえば、Z2Liveの「バトルネーションズ」では、購入可能な建物は色つきで示され、支払うべきゴールドの〝価格〟も一緒に表示されるが、まだ買うことができない建物の表示は灰色になっている。それらは、じれったいほど、すぐ手が届くところにあるように見えるが、じゅうぶんな時間プレイしたり、現金を投資したりしてレベルアップしなければ手に入れることはできない。

ゲーム開発者は、彼らの創造物をさまざまな種類のフィードバックメカニズムで何層にも覆う。ワールド オブ ウォークラフトでは、「クエスト・リワード」、「タレント・ポイント」、「オナー・ポイント」があり、それぞれ脳の報酬系を少しずつ異なるやり方でくすぐるようにできている。一方、バトルネーションズでは、軍事キャンプの見栄えをよくするための資源を集めるようにユーザーを促す。こういったゲームがいかにユーザーの自尊心をくすぐるかが、おわかりいただけただろう。コネチカット州の片田舎に住んでいる、牛乳瓶の底みたいなメガネをかけた、にきびだらけの大学中退者だって、オンライン上では強大な軍閥になれるのだ。

「人々がこういったゲームに時間をムダに費やしているのを見ると、単純なゲームは、依存性という面については、それほど危険なものではないとわかる」と言うのは、『カーネル』の編集者マイロ・ヤノポロスだ。

たとえば、アングリーバードは病みつきになるが、家庭を破壊してしまうようなゲームではない。単に時間を浪費させるだけだ。

人々の生活を奪ってしまうのは、どっぷり浸れる空想世界が広がる大規模なゲーム。その理由の1つは、ゲームボーイの成功を導いた有名なテトリスと同じように、永久に勝つことができないからだ。アングリーバードはクリアできる——もちろん、いつでも昔のレベルに戻って、もっと高いスコアをあげることはできるし、数か月に1本の割合で、メチャクチャむずかしいスピンオフが登場したりはしているが。だが、ワールド オブ ウォークラフトのようなゲームには、終わりがない。

言いかえれば、いったんゲームに引き込まれたら、リアル世界からのきっかけ——たとえば、結婚生活の破綻とか、郵便受けに届いた解雇通知とか——がない限り、二度と抜けだせなくなるんだ。

「アングリーバード依存」は治療できるか？

ご想像にたがわず、ゲームは巨大産業だ。現在までのところ、最高の売上高を誇っているのは、「コール オブ デューティ」シリーズで、その額は合計60億ドルにもおよぶ(8)。同シリーズの「ブラック・オプス」は、発売後たった5日間で、6億5000万ドルを稼ぎだした。やはり同シリーズの「モダン・ウォーフェア2」が同期間に稼いだのは5億5000万ドル。その続編の「モダン・ウォーフェア3」は、発売後たった24時間以内に、イギリスとアメリカで4億ドルという驚異的な売り上げを記録した。これは娯楽産業全体をとおして最高の発売収益をあげた製品で、あらゆるハリウッド超大作映画の影を薄くしてしまった。

利用料金を支払ってプレイするサブスクリプションゲームも、同じくらい儲かる。2008年11月の時点で、世界じゅうにいるワールド オブ ウォークラフトの課金者数は推定1150万人におよんだ。

マーケット調査会社「フォレスター・リサーチ」は、コンピューターゲームは近いうちに、粗利益において音楽業界と映画業界を抜き、娯楽業界のナンバーワンの座を占めるだろうと推測している。ジンガの資産価値は2012年現在60億ドルで、そのユーザー数は2億2000万人。そのうち8000万人が料金を支払ってプレイしている。しかもジンガは、主にフェイスブックをプラットフォームとするゲームを製作している企業のほんの1社にすぎない。他のゲーム開発企業――たとえば、エレクトロニック・アーツやブリザード・エンターテインメント――も、他の課金モデルや、ゲーム機用ソフトの製作販売により、莫大な利益をあげている。

ゲームをプレイするコストは比較的低額だ。サブスクリプションの料金はオンラインのファンタジーゲームごとに異なるが、通常は1か月100ドルをはるかに下回る。また、もっとも派手な新しいゲーム機用ソフトでも表示価格は60ドルほどだ。しかし、デニスのように病みつきになってしまうと、ユーザーは熱をおびた欲求を満たすために、料金を2倍支払って、もう1つアカウントを保持するようなことをよくする。

現代のゲームに組み込まれた非常に複雑な報酬構造は、ユーザーに少しでも長くプレイさせるために仕組まれたものであることについては、すでに見てきた。そう、この企業側の戦略はうまくいっている。ビデオゲームへの依存とそれに関連するオンライン依存という現象があまりにも広範囲に広がったため、ゲーム、携帯メール、ネットサーフィン、さらには電子メールへの依存に陥った人々を専門に扱うための二次的な産業が世界じゅうで生まれているほどだ。中国だけでも、インターネット依存を扱うクリニックが300か所もあり、同国に推定1700万人いるゲームおよびインターネット依存者の一部を治療している。(9)

「患者たちは、バーチャルな世界は美しくて公平なものだと信じています」。インターネット依存症を精神疾患と認めて分類するように主張しているタオ医師は言う。「でも、リアル世界にいるときの彼らは、気落ちして、とまどい、そわそわしています――とても不幸せなんです」

タオ医師によると、急激な経済成長による穏やかならぬ変化に文化や社会がさらされている中国では、国民がそういった変化にうまく適応できていないという。「〔インターネット依存者は〕学校生活や社会生活に適応できません。それで、困難なことから逃れて、問題を避けようとするのです。自信を喪失し、生きていく勇気さえ失っていることも少なくありません」

クリニックで治療を受ける典型的な依存者、ジャ・チュンヤンは、両親から金を盗み、地元のネットカフェで15日間のゲーム三昧にふけった。その間、彼の親は息子を探して、街じゅうを駆けまわったという。インターネット〝矯正プログラム《ブートキャンプ》〟に入れられるはめになったのも、そのためだ。彼がはめを外したやり方と、ビンジ・ドリンキングの類似点に留意してほしい。この少年は、身体的にも精神的にも、２週間以上にわたって行方不明になっていた。そしてこれは、大酒飲みにとってさえ、かなり長い期間である。

こうした問題は、極東だけに限らない。アメリカ、ワシントン州のフォールシティ——いみじくもＩＴ関連企業の多いシアトル郊外の街——にある「リスタート」は、アメリカ国内でもっとも早く設立された、デジタル依存を専門に治療するセンターだ。ゲーム、携帯メール、インターネットなどに依存してしまった者を45日間のリハビリ・コースで更生させるもので、治療費は１万４０００ドルもする。(10)

このコースを卒業したベン・アレクサンダーは、学生時代にどのように依存が始まったかについて、ＡＰ通信社にこう語っている。「最初は、１日数時間だけだったんです。でも、１学期の中頃までには、１日16時間から17時間もハマっていました」

アレクサンダーは、「カウンセリングと心理療法セッション、家事、センター敷地内の仕事、遠足、運動とクッキーづくり」などを含む同センターの治療は、成功したと主張する。「またすぐワールド オブ ウォークラフトに戻るとは思いません」[11]

これほどまでに人生をぶち壊すようなことはしないアングリーバードも、眉を吊りあげさせるような数値を引き出している。AYTMマーケット・リサーチ社によると、アングリーバードのプレイヤーで、「いつも」または「しょっちゅう」同ゲームにハマっていると答えた人は、28パーセント。同ゲームを25回以上プレイした人のうち、あまりにも時間をとられることを心配してゲームを削除した人は12パーセント。そして、さらなる12パーセントが、このゲームで遊ぶ癖を〝根治治療〟しようと考えたことがあると答えた。[12]

この調査ではまた、いつもプレイしているプレイヤーの58パーセントまでが、このゲームを起動すると気分が向上すると答えている。これは、2009年12月のお目見え以来、3億回以上にわたってさまざまなバージョンを携帯電話にインストールしてきた何百万人もの人々にとって、同ゲームがポータブルで簡単にアクセスできるインスタント・フィックスになっていることを示す明らかな証拠だ。

「友達リクエスト」と「ブロック」でゲーム化される人間関係

おそらく、オンラインゲームがもたらすダメージを押しとどめるために、専用のウェブサイトが生まれるのは必然的なことだろう。「wowdetox.com」には、ワールド オブ ウォークラフトの依存者がゲームをやめた話、そしてそれと同じくらいの割合で、やめられなかった話が掲載されている。そもそもプレイヤーを病みつきにさせたテクノロジーを使って運営されているこの支援サイトは、WoWプレイヤーたち――そして〝WoWやもめ〟たち――に情報交換の場所を提供するもので、現在までの投稿数は5万5000件。なかには、次のような、ほっとする内容の投稿もある。

ぼくがWoWという名の悪魔と遊びはじめたのは、2008年12月のことだった。それから3年経ち、数限りないログインを繰り返したあと、ぼくはついに〝WoWフリー〟だと言うことができるようになった。今ちょうど、このゲームをまったくやらなくなって1か月が経つ。実は、数日前の晩、WoWにログオンして、プレイしている知り合いにゴールドをあげ、リアルな会話をした。ゴールドをあげることは、こういった人たちがゲームをやめる役に立たないことはわかっていたが、それでも、ぼくみたいにやめてほしいと伝えることはできた。このゲームは、きみらを社会の落ちこぼれにして、もっとやりたいと、何度もゲームに引きもどす。このサイトの他の証言を見ればわかるだろう。それらはほぼみんな真実だ。このゲームは、あまりにも多くの意味で、あまりにも邪悪だ。**踏みとどまらなければ、きみの人生は破壊されてしまう!!!!!**

ぼくは12月17日に結婚したばかりで、実は、妻への結婚祝いとして、このひどく習慣性のあるゲームをやめた。そのおかげで、ぼくらは今、かつてなかったほどの幸福感をかみしめている。(13)

しかし、他のメッセージは、これほど元気づけられるものではなく、WoWをやめても、次の誘惑が待っていることを示唆している。「WoWをやめた。今度は〝スターウォーズ ザ オールド リパブリック〟だ！」[14]。こうしたメッセージには、絶望感、孤独、そして無力感がにじむ。

孤立したティーンエイジャーたちは、人生でもっとも重要な人間関係をオンラインで築くことがよくあるが、そんな関係がみじめな結果に終わることは少なくない。元依存者たちは、オンラインで生まれた友情が持つ一過性の性質を指摘する。オンラインのRPGゲームをフルに楽しむには、グループの一員になることが必要なので、みなあまりにも簡単に〝友達〟になるというのだ。たとえば、WoWでは、敵の備蓄品に〝奇襲〟をかけるにはグループを作らなければならない。

だがこういった人間関係は、築くのと同じぐらい簡単に終わる。〝友達〟は、プレイヤーの仮想兵器――役に立たなくなったら廃棄される財産――の一部になる。友情は高速化された時間スケールで働く。それはゲーム化されるのだ。

この気風とソーシャルメディアのやりとりに内在する不安定さとが組み合わさって生まれたのが、若いゲーマー世代だ。彼らは気がかりなほど無慈悲に他の人間を〝友人リストに加え〟たり〝友人リストから削除〟したりする。こうした問題は、SNSのユーザー全体について一般的に言えることなのだが、ゲーマーの場合は、ゲーム自体にそなわる競争心や衝動性によって、そういった傾向がいっそう強まる。

ゲームへの依存が引きおこす2つの弊害とは

きわめてどぎついビデオゲームは、デジタル暴力シーンを極限まで押しすすめている。そのため画面は、血まみれの戦闘場面よりもっとひどく、連続殺人犯が大暴れしたような惨状に近くなる。なかには、倒した敵に対する死体愛好症《ネクロフィリア》的な行為のシミュレーションまで許しているゲームもある。「死体いじりはゲーマーのあいだで、クールなジョークになっているんだ」と言うのは24歳のケヴィンという男性だ。彼自身、熱烈なゲーマーである。「この前、弟がゲームをやっているときに、操っているキャラクターを死んだ兵士の顔の上に座らせてクソをたれていたんで、オレは、いったい何やってんだって思ったんだ。で、弟が言ったんだよ。〝死体いじりのこと知らないのか〟って。まるで世界でもっともフツーのことを話してるみたいに」

ビデオゲームが呼びおこした激情は、興味深く、ときに不機嫌な論争をメディアで繰りひろげさせることになった。オンのスイッチがついているものは何でも本質的にいい物だと考えているらしいデジタル夢想家たちは、ゲーム依存症への警告をあざ笑う。

一方、そうした連中に対峙するのがアンチ・ゲーム活動家だ。たとえば、オックスフォード大学のシナプス薬理学教授であるバロネス・グリーンフィールドは、デジタルテクノロジーは自閉症スペクトル障害を悪化させ、子どもたちのあいだに暴力と注意欠陥症状を増加させていると主張する。だが、『ガーディアン』紙のコラムニストで本も書いている認定精神科医のベン・ゴールドエイカーは、彼女を批判する。理由はいくつかあるが、その1つがグリーンフィールドの主張は論文審査のある学術誌でアクセプトされていない、というものだ。

しかし最新の研究は、グリーンフィールドの懸念の一部を裏づけているように見受けられる。2009年に学術誌『サイバーサイコロジー&ビヘイビア』に発表された論文では、ゲームとソーシャルネットワーキングへの過度の耽溺が若者におよぼしている現実世界の問題がいくつか取りあげられた。たとえば、ステータスアップデートを取りつかれたようにチェックしたり、フェイスブック上で生まれた嫉妬や反目が自分の対人関係に悪影響をおよぼしていないかどうか頻繁にチェックしたりすることなどが、例にあげられている。[15]

もう1つ考えなければならないのは、依存的衝動の相互交配作用だ。2010年3月に、薬物とビデオゲーム依存に陥った小説家トム・ビッセルが、コカインと「グランド・セフト・オート」との闘いに関するインパクトのある記事を『オブザーバー』紙に掲載した。

12のステップ共同体なら〝交差依存〟と呼ぶであろう彼の依存は、グランド・セフト・オートの最新作を購入したお祝いに、友人とシェアした1列のコークとともに始まった。コカインとビデオゲームとの有害な関係は、すぐに切っても切れないものになる。ハイにならなければ、ビデオゲームが楽しめなくなってしまうのだ。ハイになった決定的瞬間について彼はこう言う。「わたしの神経は、ダイヤモンドをカットするレーザー光線のように研ぎ澄まされた。グランド・セフト・オート発車準備完了の瞬間だった」と。[16]

そののち、依存が深まるにつれて、ビッセルはこの2つの強迫観念に対して無力感を抱くようになる。

ほどなくしてぼくは、服を着たまま寝るようになった。ほどなくして髪が固くなり、不潔な香りをかもしだすようになった。ほどなくしてエストニア語の授業の前にコークのラインを吸うようになり、何日も徹夜して、ものすごい量の鼻血を出し、疲労から無意識のうちに嘔吐するようになった。

ほどなくして枕カバーに鼻血による錆色のコインのような染みがつくようになった。ほどなくして何を嗅いでも処方箋薬の空の瓶の内側みたいな臭いしかしなくなった。ほどなくしてコカイン・ディーラーにかける隔週の電話は毎週になった。

ほどなくしてぼくは夜の街に出かけ、何百ドルもの現金を、名前も知らないロシア人の男に渡すようになった。裏道で男が戻ってくるのを待ち――完全には期待していなかったのだが、彼はいつも戻ってきた――そしてわが家へ、ぼくのＸｂｏｘへ、グランド・セフト・オートⅣへ、アナーキーなデジタルワールドでプレイしているぼくの精神のしびれるような孤独へと戻っていった。

ほどなくしてぼくは、コカインをやっているときに唯一やりたいことが、なぜビデオゲームなのか不思議に思うようになった。

「絆」がドラッグになるとき

交差依存に陥っているゲーマーはどのぐらいいるのだろう。それがわかったら面白い。きっとかなりの数にのぼるに違いない。とはいえ、ゲームと同時にハマるものは、ドラッグである必要はない。ライアン・ヴァン・クリーヴの場合は、過食や他の強迫性行動をとることが多かった。

だが、それよりもっとやっかいなのは、新たなソーシャルテクノロジーが著しく反社会的な行動を促していることだろう。30歳以下の人々の人生は、ますますソーシャルソフトウェアやゲームを通して繰りひろげられるようになりつつある。

ソーシャルテクノロジーは、オンラインで自分の意見を発表したり、お気に入りの本やミュージシャンをリストアップする場所を提供したりすることによって若者を助けているだけではない。その人の人格まで定義するようになりつつあるのだ。フェイスブックがどこにでもある存在になるにつれて心配になるのは、リアル世界の人間関係が、デジタル世界のものに似てくることだ。つまり、人々は、親しい友人たちと長続きする絆を築くよりも、自己陶酔的な安心感というハイを提供してくれる一過性で急激で実用的なつながりを持とうとするようになる。

フェイスブックが昔の写真という形で、しつこく〝ノスタルジア〟を押しつけてくるなか――たとえば、モトカノと映っているカレの写真とか、とりわけ不適切な2年前のアップデートとか――ソーシャルメディア・ジャンキーたちは、ファームビルで作物に水をやるのと同じぐらい定期的に、自分のプロフィールを維持し、更新し、守る必要にかられている。

2012年の1月、『ウォールストリート・ジャーナル』紙は、思春期の到来がとみに早まってきていると報告した。「ティーンエイジャーがいちばん欲しがっているのは、社会的報酬なんです」とアリソン・ゴプニックは書く(17)。ニューメディアがもたらす無数の社会的励ましとビデオゲームが与える過剰な報酬は、人間の発育に影響を与えていると考えても、はなはだしく非現実的だとは言えないだろう。

それでもまだ、これらすべてがこじつけに見えるだろうか？ では、もう1つだけ統計値を紹介しよう。2011年末までにイギリスで起こされた離婚訴訟のうち、フェイスブックのデータが証拠として提出されたケースは3分の1におよんでいるのである(18)。

第9章

「無料ポルノ革命」の衝撃

――最新テクノロジーを最大限に活かす無秩序な業界とその餌食たち

ユーチューブとその兄弟が引きおこしたポルノの大洪水

調査に答える際に嘘の返答をしがちなテーマのなかでも、パソコンの前でやるマスターベーションほど上位に来そうなものも、そうないだろう。そのため、世界でもっとも急速に広まっている依存症の1つは、もっとも研究が進まず、もっとも話題に上らないままになっている。

この状況は、私たちほとんどにとっては都合が悪いものではない。ふつう人々はこの手のトピックに関して、「あまり詳しいこと」を知りたがらないからだ。それでも、私たちが手にしている限りの情報を見ると、今や無数の人たちの性欲は、前代未聞のやり方で操作されていることがうかがい知れる。

これが大げさに聞こえるとすれば、統計を見てほしい。2006年以来、インターネットでは無料ポルノが爆発的に蔓延した。それは、Xｔｕｂｅ（エックスチューブ）をはじめとするユーチューブのアダルト版ライバルが、従来のペイ・パー・ビュー方式のモデルを一掃してしまったからだ。新聞記事では、毎月7200万人のユニークユーザーがポルノサイトを訪れているとよく話題にされるが、この数は、「無料ポルノ革命」が起こる前に行われた調査に基づいたもので、Xｔｕｂｅのヒット数から考えると、大幅に過小評価されていると思わざるをえない。

〝マヴェリックメン〟と自らを呼ぶ、ボストン在住のゲイカップルがXｔｕｂｅにアップロードした動画は、2011年に9000万回も視聴された。Xｔｕｂｅおよびその他多くのハードコアとフェチサイトを所有し、ルクセンブルクに本拠地を置く企業「マンウィン」は、毎日4200万人のユニークユーザーを惹きつけている。[1] それもXtubeにアップしたコンテンツだけで、この数だ。ポルノサイトを訪れる人の数は、1年間に1億5000万人を超えている――これは、イギリスとフランスの人口を足した数より多い。開発途上国でインターネットの利用が進んでいけば、合計数は数億人に達するものと思われる。

そのうち、どれぐらいの者がポルノ依存に陥るのだろうか？ これははっきりとはわからない。理由は何と言っても――例のごとく――依存症の定義が簡単ではないからだ。よく引き合いに出されるもう1つの統計は、アメリカ人の成人の10パーセントがポルノを〝依存的に〟使ったことがあると認めている、というもの。こちらのほうが、実態を把握する数値として、よほど役に立つだろう。

いずれにしろ、だれにも否定できないのは、これほどの規模の習慣的なポルノ利用は、ワールドワイドウェブが到来する前には、まったく存在しなかったという事実だ。それには、もっともな理由がある。つまり、インターネットには、男性の性欲を刺激する魔力があるのだ。

しかし、統計値は全体像の一部を示すにすぎず、しかも、もっとも重要な部分を明らかにするものでもない。デジタルテクノロジーは、ポルノに対する前例のない欲望を生みだしただけではないのだ。その〝素材〟自体が、デジタル化以前のほとんどのポルノに比べて、ショッキングなほどきわどくなっているのである。

これほど多くの善良な人々が、自分に堕落した性的嗜好があると思い知らされたことはなかった。

かつて書斎にこもって車雑誌を眺めていた夫たちは今、女生徒に扮した"10代の尻軽女(ティーン・スラット)"が暴力的に犯され、もっともっとと求めてあえぐ動画をダウンロードしている。彼らは、ポルノなどとっくに卒業したと思っていた者たちだ。今でさえ、"エロ雑誌(ダーティーマグ)"を買うようなことは、みっともない行為だと信じている。

昔ながらのポルノとインターネットポルノとの違いは、ワインと蒸留酒の違いに似ている。穏やかな陶酔作用のあるものとして何百年も使われてきたポルノは、ここにきて、粗野な蒸留過程を経ることになったのだ。オンラインのデジタルポルノは、ジョージ王朝時代のイングランドのジンに相当する。それはみじめさと退屈を和らげるみだらな陶酔感を確実にもたらしてくれるものだ。効果がどれだけ強いかは、試してみるまでわからない。だがその時点に達したら、もはや手遅れだ。ほんの数年前まで、レインコートを着て学校の校庭の周りをうろつくイタチ顔の男たちがすることだと思っていた行為から、自分も抜けだせなくなっているのに気づくことになる。

インターネットポルノには、他の多くの依存物質と同じように、脳の報酬回路を再配線する力がある。深刻な影響を受けるのは少数派だけだが、私たちがここで話しているのは、1億5000万人の〝少数派〟であることを思いだしてほしい。しかも、その数はうなぎのぼりだ。何も依存症が〝病気〟だと信じなくても、100年前に喫煙が広まって以来もっとも急速に広がりつつある強迫的行動がポルノ依存であることは、だれにでもわかる。本書で見てきたあらゆる依存症のなかでも、専門家をもっともパニックに陥らせかねないのがポルノ依存なのだ。

インターネットポルノを従来のポルノから際立たせている点は2つある。まず、ポルノを提供するテクノロジーがいよいよ洗練されてきていること。それにより、ポルノは、今まで考えられなかったデバイスや場所でも見られるようになった——たとえば、あなたの息子のｉＰａｄなどでも。

２つめは、ソフトコアからハードコアへの変化だ。

この２つが無関係だと考える者はいない。技術面の飛躍的な進化は、人々の嗜好を、露骨で、異様で、残酷で、ぞっとするようなイメージに押しやっている。しかし、なぜそうなる必要があるのだろう？　飽和状態にある性欲を、極端な素材を使ってふたたびかきたてようとするシニカルなポルノ製造業者たちは、この現象にどれほど関与しているのだろう？　変化はどの程度まで、予期せぬ性とテクノロジーの衝突の結果なのだろう？　なにより、インターネットポルノは何百万人もの人々の脳にどんな影響を与えて、性的嗜好をこれほどまでに歪めているのだろうか？

インターネット・テクノロジーは子どもも老人も区別しない

「前は、わざわざ専門店に行かなきゃならんかったが、今じゃ、月に住むハマグリでもなけりゃ避けられないほど、簡単に手に入るようになったな」

これはポルノ依存と戦っている65歳のアメリカ人男性の声だ。彼は、自分が退職する年齢になって、ポルノが堰《せき》を切ったように溢れだしたことに驚いているらしい（とはいえ、ポルノ依存に陥っていたのだから、当初は歓迎したに違いないが）。

一方、「ぼくが10代だった頃に比べ、人々がポルノにアクセスする手段は劇的に変わっています」と言うのは、ロンドン大学を卒業し、最近出版社で初めての仕事についたばかりのロバート、24歳だ。

２０００年に11歳で全寮制男子校に入ったとき、学校の警備員は、タバコや大麻、安いウォッカといった禁制品と同じくらい、ポルノ雑誌の摘発にやっきになっていました。でも、一般教育修了資格Ａレベル試験を受けた18歳の頃には、ほとんどの生徒は自分のノートパソコンを持っていたんです。みんな、ハードドライブの目立たない場所に動画や写真を隠すことに通じていたから、学校のＩＴ課でさえ、ポルノを発見することはできませんでした。

その方法は簡単でした。まず、香港からきた中国人の〝ポルノキング〟――どの学年にも、そういう生徒が1人はいました――からＤＶＤを調達します。そのあと、他のやつにそれを貸したとしても、そいつは自分のパソコンに動画をアップロードしてからＤＶＤを破棄するから、物的証拠は残りません。ちょうどその頃、ポルノはオンラインでダウンロードできるようになりました。だから、シックスフォームの生徒がスマホやｉＰｏｄに何本か動画を保存して、そういったデバイスをこっそり教室内で回しみることもめずらしくはなかったんです。

65歳だろうが24歳だろうが、ポルノの社会的存在感が、それぞれの思春期の頃から大幅に変化したことには変わりない。65歳のほうは、１９７０年代と80年代を通じて、ポルノの存在感が着実に増していった様子を目にしてきたことだろう。まず、『プレイボーイ』と『ペントハウス』が、ますますエロティックになる大衆文化に入り込んできた。次に、VHSビデオとケーブルテレビチャンネルが、ポルノ映画をひそかに観ることを可能にした。だが、勝手に更新されるエロティカを大量に消費できるようになったのは、1990年代の半ばに、ポルノがオンラインで提供されるようになってからだ。

対照的に、ロバートが学校に入学した時点では、すでにインターネットに何百万ものポルノ写真が溢れており、それにアクセスする手段が問題だった。しかし、彼が学校を卒業するまでには、その問題は解決していた。学校が規則を緩めたわけではない。テクノロジーの発達によって、そして学校当局よりもずっと知識豊かな生徒たちによって裏をかかれてしまったのだ。生徒たちは今でも、テクノロジーへの精通度を年々高めている。

「ぼくが卒業したあと、学校は学内のネットワークを構築して、子どもたちが部屋でインターネットにアクセスできるようにしました」とロバートは言う。「視聴年齢制限などの安全策がとられてはいますが、知恵が働く13歳なら、ほとんどの対策はすりぬけられます。そして今では、ほとんどの子がiPadも持っているから、高解像度の動画を共有するのは、本当に簡単になっているんです」

とんでもない量のポルノが世界を駆け巡る

私は、ロバートと同学年の男子生徒で、オンラインの動画よりポルノ雑誌のほうを好んだという少年の話に興味を抱いた。この少年は学校近くの日用雑貨食料品店《ニューズエージェント》で、そういった雑誌を買っていたという。そしてそのために、ちょっとした〝ヘンタイ〟だとみなされていたそうだ。しかし実のところポルノ雑誌の中身は、スマホやｉＰｏｄに保存されて忍び笑いとともに机の下で回しみられる、女性を輪姦する動画などよりずっと「変態度」は低かった。

先徒たちは、一番上の棚に並べられていた雑誌を買うのが10代の少年たちの通過儀礼だった時代を知らなかった。種族の記憶として残っていたのは、〝マスかき雑誌《ワンク・マグ》〟はみじめな老人のものだというイメージだ。だが、暴力的なセックス動画が、巧みなポーズをとって肝心な場所を隠している中央見開きのヌード写真などより汚染度が低いとみなされたのは、その媒体――最新型の携帯電話やｉＰｏｄ――が、ダサイ雑誌なんかより、ずっとクールだったからだ。

１９６０年代に生まれた私の世代の男子生徒たちにとっては、ポルノにクールな要素など１つもなかった。ポルノ雑誌を買うことは、客（必ず男）にとって冷や汗をかくような不安な経験だった。おそらくそれは何世紀ものあいだ、ずっと変わらずそうだったに違いない。17世紀の官僚、サミュエル・ピープスの日記にも、そう思わせる記述がある。ピープスは「地味な装丁の……浅はかで破廉恥な本」を購入し、読みおわりしだい破棄しようと心に決めていた[2]。私にはポルノ雑誌を買うほどの度胸はなかった。と言っても、他の人が買ったものを一度も〝読んだ〟ことがなかったわけではない。それでも、日用雑貨食料品店の最上段の棚から、さっと雑誌をつかみとっていた男たちの姿はよく覚えている。

実のところ、その記憶は、ノッティングヒルの私のフラットの近くにある、自意識過剰なほどシックな偽イタリアン・コーヒーバーで毎週カプチーノを買うたびによみがえってくる。25年前、そのカフェは薄汚れたちっぽけな雑貨屋で、セックスに飢えた運送業者や、わびしい年金受給者などがアダルト雑誌を仕入れるためにやってきていた。しかし今、カフェの一番上の棚にはヨーロッパの新聞が並べられている。それを読むのは、土曜日の朝にガールフレンドと一緒にやってくるフランス人やドイツ人の若い銀行家たちだ。だが皮肉なことに――テクノロジーのおかげで――そういった男たちはおそらく、ばつが悪そうにしていた1980年代の客よりも、ずっと多くのポルノを消費してきたことだろう。

とにかく、とんでもない量のポルノが溢れているのだ。2006年（入手可能な最新の詳細な統計調査が行われた年）には、420万のウェブサイトにポルノが含まれていた。これは当時の全ウェブサイトの12パーセントに当たる。毎月ダウンロードされていたポルノの数は15億件。あらゆるダウンロードの35パーセントがポルノに関係していた。取引に必要なのは、リスキーだが面目を失わずにすむクレジットカードだけ。そして無料動画の到来以来、まったく金を使わずに熱心なポルノ常習者になるのは、むずかしいことではなくなった。

21世紀初頭にポルノがこれほどまでに蔓延すると予想した者はいなかった。だが、たとえ前の世代が、このコンピューターポルノの洪水を予測できていたとしても、私たちを今日もっとも狼狽させているポルノの特徴を予想するのは不可能だっただろう。それは、ティーンエイジャーや子どもを含むことも少なくないハードコアの映像が広く人気を博していること、そしてユーザーの「単なる悪癖」が「依存症」に変わったことだ。

もはやヘンタイと後ろ指さされることなく「ハードコア」を見られる時代に

若かったとき、私は、新聞によく書きたてられていた〝ハードポルノ〟の現物を一度も見たことがなかった。粒子の荒いVHSのビデオで観たポルノ映像は、粗野で露骨なものだったが、それでも、暴力やフェティシズムや未成年のモデルなどは含まれていなかった。そういったものに入れ込む者たちは、邪悪な性格の持ち主や精神が錯乱した者だとみなされていた。

彼らは不可解な性癖を持っていると思われただけでなく、そうした趣味にふけるためのリスクも負わなければならなかった。そして衝動を感じる対象が特異なものであればあるほど、負うべきリスクも大きかった。SMポルノの場合は、セックスショップに足を運ぶか、さもなければ、パニックに陥ること覚悟で郵送を頼むしかなかった――もちろん、レザー愛好家のサークルにでも参加すれば、エロティックな小道具は簡単に手に入っただろうが、そうなると二重生活を送らなければならなくなった。小児性愛者に至ってはスパイのようにふるまい、極秘書類でもあるかのように、写真を受けわたししていた。

が、そんな世界は消滅してしまった。今では、違法な画像を掲載しているウェブサイトは10万を超えると推定されている。もっともおぞましい画像――幼児虐待に関するもの――は、検索エンジンにはひっかからない、いわゆる〝ディープウェブ〟と呼ばれるところに隠されている。これは、地図に載っていないサイバースペースで、入るには「Ｆｒｅｅｎｅｔ（フリーネット）」という特別なソフトウェアが必要だ。このソフトウェアをダウンロードした者の数は200万人を超えているが、非合法ポルノを観るためにそれを使っている者がどれだけいるかはわからない。というのも、最新のアップグレードでは、ユーザーの身元が隠されるだけでなく、フリーネットを使用していること自体が隠蔽されるようになったからだ。(3)

小児性愛者が深海魚のようにディープウェブを這いまわっているというイメージにはぞっとさせられるものがある。できれば、彼らのことは、私たち自身は絶対に訪れないインターネットの暗闇で活動している異常者として忘れてしまいたいのが正直なところだ。彼らを捕まえるのは、警察の仕事だとして。

だが、〝かろうじて合法〟な〝尻軽女《スラット》〟を好むポルノユーザーの急増については、警察はどう対処したらいいのだろう。2006年には、〝ティーン（teen）、セックス（sex）〟というキーワード検索の件数は1400万件に上った。ヒットしたサイトのほとんどは、訪問者をポルノサイトに誘導する。そうしたサイトのオーナーは、18歳以上のモデルを使っていると主張するだろう。それは本当かもしれないし、嘘かもしれない。彼らの関心事は、モデルが、法的に性交ができる承諾年齢以下に見えるかどうかでしかない。

ポルノの成長分野の1つは、〝PCP〟すなわち「擬似児童ポルノ」だ。こうしたウェブサイトは、ピッツバーグにあるポイント・パーク大学の心理学教授、シャーナ・オルフマンが言う〝児童化された女性〟をモデルに使う。モデルは18歳を超えているかもしれないが、その顔つきは童顔だ。化粧や小道具やデジタル特撮効果を駆使すれば、彼女たちは子どもみたいに見える。「ポルノ女優が、女生徒の制服を着て、ロリポップをなめ、テディベアを抱きながら、ディルドを使って自慰行為を演じていることも少なくない」とオルフマンは書く。(4)

冗談めいたニュアンスを漂わせようとしているにもかかわらず、ＰＣＰは、消費者を未成年者のポルノに惹きつける。他の無数のウェブサイトも同様だ。たとえば、ゲイを対象としたもっとも人気のある複数のポルノサイトは、18歳というより16歳ぐらいにしか見えない少年たちの姿を掲載している。彼らは、１９８０年代のゲイ雑誌を飾ったマレット・ヘアのティーンエイジャーたちよりも、ずっと幼く見える。しかし変化しているのは年齢だけではない。ポルノのトレンドは、暴力と残酷さの方向に、ズルズルと進んでいるのだ。

「今日の映像はあまりにもきわどくなったので、かつてハードコアだったものが、今では主流派になってしまった」と言うのは、女性に対するポルノの影響の研究における第一人者としてアメリカでもっともよく知られている心理学教授、ゲイル・ダインズだ。「媚びるような笑み、挑発的なポーズ、部分的に剃毛された女性性器といった世界に散発的にトリップするのではなく、現代の若者は、傷ついた肛門、膨れあがったヴァギナ、精液にまみれた顔、といった世界にブチ込まれる」(5)

そして彼女が指摘するように、こうしたものはディープウェブや、対価を支払った者だけが入れるペイウォールなどによって隠されている特殊な倒錯ポルノではなく、アダルトウェブサイトにログインするだけで、タダで観られる映像なのだ。

こうした素材の大部分は、〝際物《ゴンゾー》ポルノ〟というタイトルでくくられたカテゴリーに入れられる。これは、中産階級の孤独な人妻や精力絶倫の配管工といった、あきれるくらい説得力のない筋をカットした実用本位のポルノだ。訪問者は、身悶え、あえぎ、性器がクローズアップされるハードコアアクションの世界に投げ込まれる。

全面的な残忍化への移行――ソフトポルノからハードポルノへの軸足の移動――というこの嗜好の変化はどう説明したらいいのだろう?

テクノロジーの進化とポルノの巧妙化・ハード化

これまでポルノ業界は、新たなコミュニケーション媒体が発明されるたびに、すぐさまそれに飛びついてきた。印刷技術、写真技術、映画、ケーブルテレビ――こうした媒体はどれも、あっという間にポルノ素材を世の中に吐きだしてきたのだ。奇妙なことに、同じく技術革新の波に乗るのが得意なのは、聖書の預言である。印刷機、独立テレビ局、オンライン牧師は、主流派の各宗教が新たなメディアを活用するようになるずっと前から、終末論的内容をどんどん繰りだしていた。インターネットが流行りだしたとき、あるコミュニケーション学の教授は私によく言ったものだ。「これは、おなじみの組み合わせだね――預言とポルノの」

実のところポルノは、コミュニケーションの最新手段を利用してきただけにとどまらず、新しい手段の創造を積極的に推しすすめることにおいても大きく貢献してきた。たとえば「プレミアム・ケーブルテレビ」は、アダルトエンターテインメントの市場ニーズを満たすために開発されたものだ。ホテルチェーンは、ペイ・パー・ビュー方式のチャンネルに多額の投資を行った。ＶＨＳビデオがベータマックスに競り勝った理由の1つも、ポルノのホームレンタルで採用された方式がVHSだったからだ。その後ポルノは、CD-ROMとDVDの普及にも大きく手を貸すことになる。

当時は、2つのことが同時進行していた。その1つは、よりきわどい映画を投入することで急成長するマーケットをテストしようと、ポルノスタジオが製作物を多様化させていったこと。もう1つは、さまざまなタイプのポルノが単一のプラットフォームに統合されるようになったことだ。その結果、チャンネルを変えるか、ビデオ入力に切りかえるだけで、ふつうのポルノから超きわどいものまで、X指定スペクトルの端から端までのポルノが観られるようになった。

だから、インターネットによる性的な想像力の過剰刺激が、突然降ってわいたものであると思い込むのは誤りだ。とはいえ、インターネットのテクノロジーの多くは、人々を惹きつけてポルノを観させるために設計されたものである。ブロードバンドの開発も、アダルトエンターテインメント業界から多くのプレッシャーを受けた結果だ。アダルト業界はまた、マイクロペイメントとユーザーが動画をアップロードする技術についても先鞭をつけた。ポルノサイトで働いていたプログラマーは、めくるめくような選択肢を提供することによってユーザーを操作する方法を業界全体に教えた。ポルノギャラリーを動画やウェブカメラに結ぶリンクのネットワークはあまりにも複雑なので、ポルノサーファーは、ソフトコアからハードコアまでのスペクトルのどこにいるのかわからなくなってしまう。

しかしこの混乱は、わざと仕組まれたものだ。技術的トリックの1つは、観るつもりのなかったきわどい素材に訪問者を導き、無料コンテンツから有料のウェブサイトに切りかえさせることにある。ベンジャミン・ウォレスは、2011年の『ニューヨーク』誌で、ますます混迷の度を深めるポルノジャングルに入り込むとはどういうことかを説明している。

ポルノサーフィンをしようとするあなたは、ちょっとしたアダルトサイトに行こうと思ってグーグルを検索する――ごくふつうの、穏健派の、成人版コンテンツを探して。だが……バーン！　LSDをやったときみたいに、あなたは体外離脱して、トリプルXもどきの店に連れていかれる……。そして、ポップアップ広告とポップアンダー広告とポータルとペイサイトが混沌と入りまじり、狂ったようにクロスリンクされている鏡の部屋の中を、ものすごい勢いで落ちていく。そして……いや待てよ……なんでジャスミンっていう名の女の子が、今開いたばかりのブラウザウィンドウでぼくに話しかけているんだ？　まるでうっかりライブカメラのショーに金を払ってしまったみたいに？　……こうしてあなたは、自分の目に見えている以上のことが起きているのではないかと、深い猜疑心を抱きはじめる――つまり、ウェブサイトどうしの利益分配、不正売買、コンテンツ使用許可における複雑で目に見えない何らかの結びつきが働いているのではないかと。

もちろん、そのとおりだ(6)。

世界のもっとも強大な企業のほとんどは、ポルノ業界から収益を得ている。そのなかには、ポルノ映画を配給しているタイムワーナーケーブル社のように、そのことを隠さずオープンにするしかない企業もあれば、マイクロソフト社のように、自社のソフトウェアを購入するポルノ業界から利益を得ているにもかかわらず、それを積極的に明かそうとしない企業もある。ポルノ業界との結びつきを「不透明な資産報告書、米証券取引委員会への提出書類、煩雑な手続き」などに埋没させようとする企業も多い、とテクノロジーライターのブレイク・ロビンソンは言う。(7)

無秩序な市場で行われるユーザーの「目」と財布の奪いあい

テクノロジー業界全般について言えることだが、イノベーターたちは今、大企業を脇へ追いやろうとしている。ごく最近まで増大しつづけていた有料顧客プールという支配的な市場シェアをあてにする大企業のビジネスモデルを、チューブサイトが揺るがしているのだ。今や、ホームメイドの無料動画を配布するビジネスが巨満の富を生みだそうとしている。こうした企業は、ウェブサイトを作り、従来のポルノ製造業者と映画のライセンス契約を結び、アマチュアの動画をウェブに掲載する。コンテンツは製作しないため、マージンはアダルトスタジオの取り分よりずっと多い。

ゲイル・ダインズは、こうしたフリーマーケットこそ、ハードコアポルノが増えている理由を説明するものだと考えている。参入にほとんどコストがかからず、ユーザーを見つけてつなぎとめておくことに熾烈な競争が生まれているという現実が、際物《きわもの》への扉を開いていると言うのだ。「ユーザーの目と財布を狙うウェブベースの競争が、きわどい状況、暴力、そして偽児童ポルノを描くような作品の急増に拍車をかけていることは驚くに値しない」と彼女は言う。(8)

つまりダインズは、**無秩序な市場で急激なテクノロジーの変化が生じている以上、「許容範囲を**

超える」ものが生まれてくるのは必然的な結果だと示唆しているのだ。私たちは、こうしたことがエンターテインメント業界で現実になる状況を、これまでも何度も目にしてきた。選択肢が広がると消費者は飽きてくるため、製造業者はいっそうショッキングなものによって消費者の注意を惹こうとする。たとえば、１９６０年代から１９９０年代にかけて、ホラー映画が、どんどん血なまぐさいものになっていったのを思いだしてほしい。

だが、〝暴力的ビデオ《ビデオ・ナスティー》〟の最悪のものでさえ、一般的な視聴者のあいだに衝動的な反応を引きおこすことはなかった。たとえば、１９７９年公開のアメリカのホラー映画『ドリラー・キラー』や日本でも１９８３年に公開されたイタリアのホラー映画『食人族』などは、学生たちには安っぽいスリルを提供したものの、血みどろの際物ホラーにひそかに熱中していた大勢の中年男性の余暇時間を奪った、なんてことにはならなかった。

さらには、映画がテレビ画面からコンピューターのモニターに移ったからといって、人々がホラー映画に熱中するようなこともなかった。たしかにインターネットでは、ビデオ店では見つからないような残虐行為が観られる。しかし、ほとんどの人々にとって、こうしたものを観るのは一度でじゅうぶんだ。それは、精神に支障をきたした孤独な人間向けのニッチな市場なのだ。

だが、ポルノは違う。オンラインポルノの視聴者が示す反応の組み合わせは興味深い。簡単に渇望状態に達するものの、飽きるのも速いのだ。この組み合わせは依存症ではよく見られる。ポルノへの欲求はとどまることを知らないように見えても、その市場は移り気だ。それは、テクノロジーの面においてと同じくらい、生物学的な面でも、新たな刺激に超敏感に反応する。インターネットポルノは、登場した瞬間から、脳の作用に強い影響を与える能力を示してきた。

「エロトトキシン」説VSポルノ学習説。勝者は……

インターネットポルノは、人々を——とりわけ子を持つ親を——ひどい不安に陥れる。世間は簡単な答えと簡単な解決策を探している。とくにアメリカでは、ポルノの科学は政治的ニュアンスさえ帯び、文化戦争の真っただ中にいる当事者たちは、実験に基づいて導き出したポルノに関する主張を武器にすりかえてきた。

2004年11月、アメリカ上院は「ポルノ依存の科学」に関する委員会公聴会を開いた。その際、高名な反ポルノ活動家のジュディス・リースマン博士が、委員会でこう語った。

「今では私たちにはわかっています。ポルノグラフィックな視覚イメージが脳に焼きついて脳の仕組みを変えることにより、瞬時かつ自律的ではあるけれども長期間残る生化学的な記憶の道筋が築かれ、それが認知言語処理を無効にすることを通して、ほぼ間違いなく、アメリカ憲法修正第1条（言論の自由）をむしばんでいるという事実が。これは、いわゆる〝ソフトコア〟ポルノについても〝ハードコア〟ポルノについても言えます。そして、ひとたび新たな神経化学的経路が確立されてしまうと、それを取りのぞくのは困難か不可能になってしまうのです(9)」

リースマンは、ポルノが脳に放出させる化学物質の新たな名称さえひねりだした——〝エロトトキシン（ポルノ中毒物質）〟である。

これには、だれもが恐れおののいた。しかし、リースマンの仮説は、他の学識経験者たちに引き裂かれることになる。カリフォルニア大学サンタバーバラ校の心理学者、ダニエル・リンツ博士は、エロトトキシンなどというコンセプトは空想の産物だと一蹴した。彼は、ポルノが除去不可能な特別の〝生化学的な記憶の道筋〟を残すなどという証拠はまったくなく、インターネットポルノ依存症は、セックス依存症全般に言えるように、おそらく学習して身につけた行動で、身につけた癖は〝脱学習〟して捨てさることができると反論した。(10)『ワイアード』誌もリンツの意見に同意し、「インターネットポルノ——麻薬より有害だというのか?」という皮肉な見出しをつけて、公聴会の報告を掲載した。(11)

しかし、2004年以降に生じたインターネットポルノの蔓延は、この議論に関する双方の立場を貶《おとし》めてしまった。エロトトキシンの存在を実証した者はおらず、言論の自由を奪うという考えは、〝リーファーマッドネス〟(1930年代の同名映画から転じたもので大麻に対する誤った考えを指す)タイプの単なるデマのカテゴリーに属するものとみなされるようになった。その一方で、インターネットポルノの流通量は、上院公聴会以来、約2倍に増大した。

もしポルノ依存が学習によって身につけた行為であるというなら、数千万人もの人々は最近この知識を学習したことになる。だが、彼らはその癖を簡単に脱学習できているわけではない。セラピストたちは、ポルノ依存者をエロティックなウェブサイトから引きはなすのは、アルコール依存者に酒に手を出させないのと同じくらいむずかしいと知っている。ポルノ依存者は離脱症状を経験する。そして、きわどいポルノの磁石のような引力は、ますますその力を強めているのだ。

ポルノとドラッグの類似点

第3章で紹介した精神科医ノーマン・ドイジは、著書『脳は奇跡を起こす』で、ドーパミンが駆動する「欲しい（希求　wanting）」という衝動とエンドルフィンが駆動する「好き（嗜好　liking）」という衝動とを区別している（ドイジはそれぞれ「快楽を興奮（exciting）」させるもの、および「快楽を満足（satisfying）」させるもの、と呼んでいるが、結局は同じことだ）[12]。

すでに見てきたように、ドーパミンのレベルは、薬物依存者がキューに出会ったときに上昇する。私は最近、ＡＡの薬物依存版であるナルコティクス・アノニマスのミーティングで、元コカイン依存者がこう語るのを聞いた。「本当にハイになるのは、ドラッグを鼻から吸うときじゃない。ディーラーにブツを持ってきたと言われたときだ」。ポルノに病みつきになった者もこの感覚を知っている。求めていた画像を探す行為のほうが、それを使って自慰にふけるよりも刺激的な体験なのだ。ドイジは、インターネットポルノに病みつきになる人は、薬物とほぼ同じようなプロセスで依存に陥ると確信するに至った。ドーパミンが突然繰り返し放出されることにより、「欲しい」という衝動のスイッチが簡単に入るようになる一方で、「好き」という衝動を満足させるのはむずかしくなるというのである。

男性患者たちにこの現象が生じていることにドイジが初めて気づいたのは、１９９０年代の半ばから後半にかけて、ポルノがネットの世界に移住しはじめたときだった。「どの患者も、多かれ少なかれ、自分でも不安になったり嫌悪感さえ抱いたりするようなポルノへの嗜好を築いていた。そして、性的興奮のパターンが乱され、最終的には恋人との関係や性的能力に悪影響が生じていた」と彼は言う。患者たちに、何が起きていたのだろう？　ポルノは「性的対象のハーレムをエンドレスに」提供する、とドイジは言う。ハーレムというたとえは、ポルノ研究ではおなじみのものだが、無数の性的モデルが同時に提供されているインターネットポルノでは、とりわけふさわしい比喩だ。

この豊かな選択肢は、女性より男性に対して訴求力がある。動物界全体を通し、オスは性的な目新しさを求めるように進化してきた。オスは元来、一夫一婦制には向いていないのである。これはストレート（異性愛者）の男性に限らず、ゲイの男性にも当てはまる。ポルノのウェブサイトのインパクトがアダルト雑誌より強力な理由の1つは、それが男性の進化論的衝動をより直接的に引き出すからだ。

さらに、ドーパミンは目新しいものに非常によく反応する。そしてデジタルテクノロジーとは、まさに新たなイメージを創造する手段そのものだ。豊富な選択肢があるという意識が、欲求システムをいっそう活性化させていると、ドイジは説明する。

「ポルノの視聴者の脳には、目にした写真や動画に基づいて、新たな地図が作成される。これは、〝使わなければ失われる〟部分なので、地図が描かれると、私たちはそれを使いつづけたいと渇望する。ちょうど、1日じゅう座っていたときに、筋肉を動かしたくてたまらなくなるように、私たちの意識も刺激されたくてたまらなくなるのだ」

ドイジの患者たちは、パソコンの前に座る時間が長ければ長いほど、ポルノのイメージを脳の快楽中枢に結びつけていった。さらには「患者たちが気づかないうちに、ウェブサイトが脳を変えるようなテーマやせりふを導入すると、彼らが興奮する対象も変わった」と言う。

これはちょっと、ジュディス・リースマンのエロトトキシン仮説みたいに聞こえるかもしれない。だが、実は、それよりずっと複雑だ。ドイジは脳の神経可塑《かそ》性の専門家だ。つまり、遺伝子をオンとオフに切り替える嗜好や行為により解剖学的構造を変化させる脳の能力を研究している。脳の可塑性とは、それまで脳を興奮させてきたものを犠牲にしてその場所に新たなイメージを割り当てるという、競争の激しいプロセスだ。

インターネットポルノは、見る人の倒錯した好みをあばくだけなのだろうか。それとも、そういった好みの形成を助けてもいるのだろうか。ロンドンにある「ポートマンクリニック」で小児性愛者を含む性犯罪者の治療を行っているヘザー・ウッド博士は、私にこう語った。「インターネットが何もないところから、そういった性癖を作りだすと考えるのは誤りです。インターネットは、すでに何らかの形で存在する性癖をあおりたてるのです(13)」

ほとんどのセラピストは、オンラインの幻想は、幼児期の経験と何らかの関係があると考えている。ノーマン・ドイジが採用しているのは、フロイトのモデルだ。つまり、ポルノは、乳児期に無意識下で築かれた性の印象に結びつく、と考えているのである。たとえば、幼児期に母親の支配を強く感じて育った少年たちは、「無意識に残存する女性との同一視」という性癖を発達させる。そして、その性癖がレズビアンのポルノによってあばかれる可能性があるという。フロイト派の仮説の多くと同様に、この説も実証はむずかしく、想像力の飛躍が必要になる。しかし、インターネットポルノは、抑制された性的な要素どうしを「結びつける」というドイジの説明には説得力がある。「ポルノサイトは、多種多様のよくある倒錯趣味を作りだし、それらを混ぜ合わせて映像化している」とドイジは言う。「遅かれ早けれ、ポルノサイトのサーファーは、自分が持つ性的嗜好のさまざまなボタンを一度に全部押してくれる必殺コンビネーションを探しあてる。そのあと、そういった画像を繰り返し眺め、自慰にふけってドーパミンを脳内に放出させると、性的嗜好要素のネットワークが強化される……そのうち耐性が形成され、性的発散の快楽は、攻撃性の発散という快楽で補われなければならなくなる。そのため、性的イメージと攻撃的イメージはいよいよ混じり合うようになる。こうして、ハードコアポルノにＳＭのテーマが増えていくのだ」

「コカイン×ポルノ」の二重依存者ポールの破滅

この章を書くためのリサーチをしていたとき、私は、ここでポールと呼ぶことにする、ある男性を紹介された。ニューヨークにある有名な法律事務所で働いているポールは、年のころ30代。背が低く、禿《は》げていて、丸々と太り、何か訊かれるたびに両手を揉みしだくという不快な癖の持ち主だった。ロングアイランドにある敬虔なユダヤ人家庭に育ち、しばらくつきあって別れることになるガールフレンドに27歳で初めて出会ったときには、童貞だったという。なぜそんなことまでわかるかというと、ポールは、会話には立ちいらないほうがいい領域があるということを知らないらしく、実質的に見ず知らずの他人にも、喜んで自分のセックスライフを明かしていたからだ。

ともあれ、ポールはこのガールフレンドと1年前に別れていた。新しいパートナーを探す自信もなく、娼婦にも興味がなかった。その代わり病みつきになったのが、クラック・コカインである。クラック依存に陥るのは、高額所得者のニューヨーカーにとっては驚くほど簡単だ。このドラッグが黒人のスラム街をあとにしてから、すでにかなりの歳月が経つ。『ある若い依存者の肖像』（未邦訳）という回想記を書いた著作権代理人のビル・クレッグは、そのなかで、どのように悲惨なクラック依存に陥ってしまったのかを綴っている。人々の尊敬を集めていた弁護士に、純化コカインをやったことがあるかと訊かれ、〝ある〟と嘘をついて、パイプを吸ったのが運のつきだったという。(14)ポールのきっかけも似たようなものだった。デートしたいと思っていた離婚女性がクラックパイプを出してきたので、虚勢を張って、手を出してしまったのである。

ポールとこの女性は、そのあとセックスをした。「ある意味では、たいしていいセックスではなかったんだ」とポールは私に言った。「でも、別の意味では、この世のものとは思われないほどの経験だった。頭がぶっ飛ぶような、もっとも強烈なオーガズムをもたらしてくれたからね。ふつうのコカインに性的興奮作用があることは知っていたが、でもクラックは……あれは、まったくの別物だったよ」

ポールは、クラックを買うために、ニューヨークの物騒な地区に車で出かけていった。「今考えると、強盗にあったり、殺されたりしなかったのが不思議なくらいだね。でも、ほんとうのところは、スーツを着た小柄でデブのユダヤ人がフィックスをせがむのを、ディーラーは楽しんでいたみたいだった——もちろん、どっぷりせしめたのは間違いないが」

ブルックリンの高級アパートメントの自宅で毎日クラックを吸ったポールは、ハイになる感覚の強さが薄れていくことにすぐに気がついた。

それでも、欲情とオーガズムの感度は低下しなかった。そして、ガールフレンドがいなかったんで、その状況をフルに活用するために、インターネットポルノに、深く、深く、のめりこんでいったというわけだ。

甘美な予感に包まれる状況に、一度につき何時間も——何日も——とどまりつづけることができたよ。モニターは2台用意した。他のサイトで起きていることを見逃したくなかったからね。そして、バイブレーターを買った。実は、これも2個。インターネットポルノは完全にぼくの人生を乗っとり、友人関係を破壊し、キャリアを危うくした。だが、もちろん、ポルノを楽しむためには、クラックがなければならなかった。結局、ぼくはクラックから立ちなおるためにリハビリ施設に入り、それがインターネットポルノの終わりになった。性的衝動《リビドー》が消えてしまったんでね。

児童ポルノで逮捕された司祭① ——強迫的なコレクター

インターネットポルノは、一見ふつうの人たちを、当人すら想像できなかった暗闇に連れていく。この事実を実感したのは、私が育ったテムズ川沿いの街レディングで、かなり短期間のうちに、1

人どころか2人ものカトリック教区司祭が、児童ポルノをダウンロードした容疑で有罪判決を受けたときだった。

地元住民は、とても信じられないという反応を見せた。ローマカトリック教会で多発する小児性愛司祭のスキャンダルを考えると、レディングの住民の反応は、あまりにも世間知らずに思えるかもしれない。だが、『デイリー・テレグラフ』紙にアメリカで起きた聖職者のスキャンダルを書いた私でさえ、この2つの事件にはびっくりさせられたのだった。

司祭の1人は、レディングのカトリック教会の首席司祭だった。とても人気があり、出世するだろうという噂は聞いていたが、一度も実際に会ったことはなかった。もう1人については、何度か彼が執りおこなったミサに参列したことがあったので、少し面識があった。この司祭には、働きすぎの司祭につきものの、うわべだけのにぎやかな陽気さがあった。その説教は面白味に欠けていたが、中身はしっかりしていた。彼が飴より刺激的なものに病みつきになっていたとは、今でも想像できない。

裁判記録を見ると、被告側弁護士が主張したとおり、両方の司祭が本当にポルノに病みつきになっていたことは明らかだ。2人とも子どもの画像をダウンロードしている。地元紙のヘッドラインには、2人のあいだに道徳的な違いがあったとは書かれていなかった。

しかし、違いはあったのだ——と言っても、児童ポルノにまつわるどんな違法行為も小児性愛者による暴行と同じだとみなされる社会で、この点を強調するのはむずかしい。司祭の1人は、おぞましい幻想にふけっていた。だが、もう1人の司祭は、合法から非合法に変わる一線を、うっかり越えてしまっただけのように思われる。さらに、2つの事件を比較すると、ポルノは、かなり異なったルートを人に辿らせて、同じような犯罪を起こさせるように見えるのだ。

最初に逮捕された司祭は、47歳のマイケル・オケリー神父だった。地元の首席司祭で、私が学校に通っていた頃からなじみのある赤レンガのイタリア風教会「イングリッシュ・マーターズ・カソリック教会」の教区司祭も務めていた。

2001年10月21日。ミサに参列するために教会にやってきた礼拝者は、ポーツマス教区のクリスピアン・ホリス司教に迎えられた。現代のカトリック教会では、めったにお目にかからない高位の教区司教が教区教会に突然姿を現したとしたら、教区司祭に性犯罪の嫌疑がかけられている可能性が高いとみていい。オケリー神父は、その2日前に逮捕されていた。ホリス司教の言葉は、可能な限りぼかしたものだった。「マイケル神父は元気でいます。彼は大丈夫で、起きたことに折りあいをつけるためのプロセスを始めています」

しかし、司教が隠しとおせなかったのは――すでにメディアで報道されていたからだが――教区司祭館から警察によって児童ポルノが押収されたという事実だった。「これは堕落した出来事です。関係者全員が罰せられることになるでしょう」と司教は言わないわけにはいかなかった。裁判は2002年3月に行われ、オケリーは児童ポルノをダウンロードしたことを認めた。地元紙によると、その内容は、詳細を綴るのがはばかられるほど汚らわしいものだったという。「児童から乳幼児までが含まれていただけでなく、獣姦の画像まであった。治安判事たちは画像の一部を個室で見せられたが、その際には、警察の〝護衛〟が必要だった。さもなければ、厳密に言って、治安判事たち自身が犯罪行為をしていることになってしまっただろう」

証言台に立ったオケリーは、すぐさまインターネットに罪をかぶせようとした。「それまで気づいていなかった強い興味に、インターネットが火をつけてしまったんです。それは習慣になりました。でも、店の一番上の棚で雑誌を探すようなことをしたのではなく、自分の部屋で見ていたのです。日本のサイトは、子どもたちに対する興味をかきたてました。イメージはおぞましいものでしたが、自分を抑えられませんでした……リンクをどんどん辿ってしまったのです。怖かったのですが、それでも辿っていました[15]」

オケリーが本当に怖がっていたのか、それともただ、そう言っていただけなのかはわからない――だが、彼の弁護士は、オケリーの行動に光を当てるコメントを1つ述べている。この弁護士によると、オケリーは「コレクターのように行動していました。写真を何時間も見つづけるというより、ためこんでいたのです」。これは真実だろう。のちに9か月の懲役刑を下されることになるオケリーは、驚くことに、パソコンに3万枚もの写真を保存していた。しかもその多くのものがダブっていた。コレクションがそれだけあっても、じっくり見たのはごく一部だけだったに違いない。

子どもたちがレイプされている写真は、そのままではなく、しまいこまれていたが、それでもおぞましいことには変わらなかった。ともあれ、〝コレクター〟という言葉は、衝動強迫という文脈に照らして考えると興味深い。この言葉を目にしたとき、私は、買い物依存症を扱っているニューヨークの治療専門家、エイプリル・ベンソン博士の言葉を思いだした。彼女は私に「男性は、依存症的な行動を隠すために、何かを〝コレクション〟していると言うことがある」と言ったのだ。実際、物をためこむのは、強迫性障害（ＯＣＤ）によく見られる症状である。一般の人たちは、ＯＣＤのことを、繰り返し手を洗ったり、ガスの火を消したかどうかが心配で、いつも家に戻らずにはいられないというような行動をとることだと思っている。しかし実のところ、この障害には非常に多くの儀式を行うという特徴が含まれており、そういった儀式では、何らかの行為が特別の順番で行われ、何らかの物が特別なパターンで並べられる。患者はそういった行為によって不安感を押しとどめているのだ。

インターネットポルノは、こうした強迫性障害的な性向を明るみに出すことがある。「コレクター（collector）」と「懲役（jailed）」というキーワードを同時に検索エンジンにかければ、すぐにインターネットポルノを強迫的にためこむ話がヒットするだろう。イギリスのリンカンシャー州に住んでいた簿記係は、なんと50万枚というイギリス最大数の児童ポルノをダウンロードして懲役刑に処せられた。アメリカのピッツバーグでは、未成年の少女たちの無数の写真を収めた60台のハードディスクを警察に発見された男が服役している。この男の弁護士は、写真を強迫的にためこむことになった原因は、トゥレット障害にあると弁護しようとした。いずれにせよ、このスケールでポルノ画像を集めるのは、インターネットポルノにアクセスすることなしには不可能だっただろう。同じことは、オケリーのスキャンダルについても言える。

こうした事件が明るみに出たのは、ダウンロードした画像が非合法なものだったからだ。しかし、同じテクノロジーは男たちに、きわどいけれども、法律には違反していない画像を大量にためこむことを可能にしているという事実を忘れてはならない。

実際、強迫症的な人格を持ち、しかもオンラインポルノの誘惑に負けやすい人物が、この2つの性向を組み合わせずにいられるとは考えにくい。インターネットを使えば、ユーザーは何千ものファイルをスムーズにダウンロードしてカタログ化することができる。そして、それらのファイルを整理するのが、パソコンを所有している楽しみの一部であることはよくあることだ。そういった経験にセックスという側面を追加すれば、ポルノの収集は心奪われる娯楽になるだろう。

ポルノサイトはスロットマシンと同じ設計!?

ディーンという名の45歳になるアメリカ人の検査技師は、私にこんな話をした。

「ぼくは過去5年間、インターネットポルノにかなり病みつきになってきた。ノートパソコンの前で過ごす時間は、年々長くなっている。でも、マスかきそのものについて言えば、その回数は少なくなっているんだ。なぜって、写真の整理にあまりにも時間がかかるんでね。ソフトウェアのアップデートのたびに、はじめから整理しなおすんだ。美的趣味を満足させるために。だが、そのために写真を探す苦労といったら！　テレビを観たりするのとは違って、あっという間に時間が経ってしまう。いつも夜の11時半にログオンするんだが、次に時計を見ると午前3時になっている。言ってみれば、ボトルからほんの1杯しか飲んじゃいけないって自分に言いきかせるようなもんだ。実際、ちょっと酔った状態に似てるかもしれない。時間がスピードアップして感じられるからね。スロットマシンに縛りつけられたみたいな感じがすることもある」

ふだんの生活では、ディーンはOCDの症状を示さない。だが、ポルノの写真と動画をひっきりなしに並べなおしてフォルダに整理するというのは、強迫的な行動に聞こえる。それに、スロットマシンに関する言及は意味深だ。というのも、スロットマシンは、ユーザーを飽きさせないために、ランダムに当たりが出るようにする「変動比率強化スケジュール」に基づいて報酬を与えているからだ。つまりギャンブラーは、**その結果のランダムさに病みつきになってしまう**のである。

ヴァギナの毛を剃った何百人もの女性——彼がそそられる趣味——の写真のサムネイルをクリックしつづけていくとき、ディーンには、次の写真が自分の性的興奮をかきたてることになるかどうかはわからない（もちろん、それはウェブサイトのオーナーにもわからないが）。保存に値するほど興奮させられるのは、たとえば20枚に1枚しかないかもしれない。しかも、そういった写真はギャラリーにバラバラに散らばっているので、ディーンは疲れはてるまで、クリックしつづけることになる。「時間が経てば経つほど、ぼくの好みはうるさくなった——完璧なものを求めるようになったんだ。だから、数年前にはすごく興奮したような写真も今ではパスしている」

徐々に好みがうるさくなるのは、今日のポルノユーザーの特徴だ。私たちがここで話題にしているのは、単純なスロットマシンのメカニズムではない。もっといい比喩は、コンピューターゲームだろう。実際、ゲームの多くは、変動比率強化スケジュールを利用しているが、それに加えて、緊張感のレベルも操作している——たとえば、ちょっとした緊張状態を作り、その間隔をどんどん短くしていく、といったふうに。前章で見てきたように、ゲーマーの興奮状態は次のレベルに上がるたびに徐々に強くなっていく。各レベルは前のレベルより刺激が強いが、それと同時に、緊張感は一時的に和らぐ。

インターネットポルノにも、同じような効果が得られる要素があるのだろうか？　私は、あると思う。そして、どんどんきわどい素材を求めるようになっていく理由の1つは、そこにあるのだ、とも。

不幸せな結婚生活を送っていて、なんとなく若い女性に惹かれると思いながらポルノサーフィンをするような男性は、コンピューターゲームに相当するものにハマってしまう可能性がある。前の画像よりもリスキーなリンクをクリックするたびに、彼は新しいレベルの経験に足を踏みいれていく。そして、遠からぬうちに、思春期の少女たちの写真という禁断の一線を飛びこえてしまったことに気づくのだ。

しかし、この男性は慎重に仕組まれたキューを追いかけているというわけではない。オンラインポルノの混沌とした世界は、それほど整然と働いているわけではないからだ。それでも、身体的な疲労感を抱くまで自分を追い込むゲーマーやポルノサーファーたちは、似たような強迫衝動に反応しているのかもしれない。これらはいずれも、ポルノ依存が脳内の神経回路を新たに配線しなおし、目新しいパートナーに対する欲情を過剰刺激するという説と相容れないわけではない。とはいえ、ある種のケースでは、ＯＣＤに似た行動を引きおこす依存の力が、ポルノ依存をさらに強めていると言えるだろう。

これこそ、グロテスクなポルノのコレクションを築いたオケリー神父や他のポルノ依存者に起きたことなのかもしれない。こうした有害な画像を、リスクをおかしてノートパソコンに山のように保存しておきながら、それを見る暇もないというような状況を考えてみてほしい。いったい、遺伝スイッチのどんなコンビネーションが、こんな結果を生みだしたのだろう？　私たちにはその答えがわからない。しかし、性とモラルのこれほどの混乱は、デジタルテクノロジー抜きには生まれなかったことは確かだ。

児童ポルノで逮捕された司祭②――孤独感からうっかりダウンロード

すでに述べたように、私は違法ポルノの所持で逮捕された2人目の司祭に会ったことがある。彼の名は明らかにはしない。というのは、裁判の記録を読んだところ、うっかり児童ポルノをダウンロードしてしまった可能性があるように思えたからだ。この司祭はゲイで、性交中の若い男性の写真を探していた。そして憑かれたように検索するプロセスで、未成年の少年の写真を3枚（数百枚のうち）保存したのだった。司祭の職を停止させられるのは当然だった。だが、治安判事たちは彼を監獄送りにはしなかった。おそらくは、ボーイッシュな外見のゲイの若者たちを意味する〝トゥインクス（twinks）〟という単語を、司祭館の共有パソコンに入力して検索するという、信じられないほどの無頓着さに配慮したうえでのことだったのだろう。法廷では、被告側弁護士は、こう言って彼を弁護した――被告は非常に孤独だった。禁欲生活を誓ったホモセクシャルの被告にとって、オンラインポルノは唯一利用できる性的快楽への近道として抗しがたいものだったのだ、と。

私はカトリック司祭を大勢知っている。そして事実、多くの者が絶望的な孤独感を抱いていることも知っている。そのうちのだれも、未成年者に対する罪を犯すような人間には思えないが、インターネットポルノ界の渡り方を知っている者も、2、3いるのは確かだ。ある司祭は、かつて私にこう打ちあけた。「イエスのみこころの祝日に敬意を表して、パソコンのポルノのブックマークを削除することにしたよ」と。それは単なるジョークではなかった。彼は祝日をきっかけにして、嫌になるほど病みつきになり罪の意識を抱いていた悪癖に、区切りをつけようとしていたのだった。私の友人、ショーン・ミドルトンは、成功している精神分析医で、カトリックの司祭でもある。私は彼に、司祭が孤独を抱えていると、オンラインポルノにふけりやすくなるようなことがあるか、と尋ねた。「ああ、もちろんだ」と彼は答えた。

神父たちが司祭館で共同生活をしていたときには、プライバシーはあまりなかったろう。でも今では、だれもいない部屋がたくさんある大きな家でポツンと暮らしている。そういった空のスペースはむなしさを増幅するんだ。とはいえ、ポルノへの傾倒は非常にゆっくりと生じるかもしれない。何かがうまくいかなかった日などというのがきっかけになることもある。

たとえば、ある日、結婚式を執りおこなったとしよう。それは自分の孤独感を際立たせる。正直言って、復讐心まで抱く。20年前だったら、そんなふうに感じた司祭は、溺れるように酒を飲んだり、アンティークの収集を始めたり、外国旅行に出かけたりしただろう。そういった気分から逃れる手段があるなら、何でもしようとしてね。だが今では、ノートパソコンさえあれば、あらゆる世界が手に入る。

他の孤独な男たちにこのシナリオを当てはめるのに、あまり細部を変える必要はない。離婚した教師も、昔だったら酒を飲んだろうが、今ならポルノのサーフィンを始めるかもしれない。他の依存症と同様に、インターネットポルノは孤独につけこむ。さらには、他の依存症と同様に、解毒剤のふりをすることがある。酔っぱらいも薬物依存者も、他の乱用者と仲よくなる。だが、そういった友情は、ほとんど知らない者と依存症の経験を共有しているだけということが少なくない。依存症は、心理的・身体的な孤立化への道だ。AAミーティングでは、再三再四、こんなアルコール依存者の話を聞かされる——まず友人たちを捨て、次に他の酔っぱらいどうしのつきあいを捨て、最終的に酒が唯一の同伴者になり、居間や寝室で1人で飲むようになると。もちろん、そういった場所は、ポルノ依存者がほとんどの時間を過ごすところでもある。

ヘンタイ性ですら「自分らしさ」に

しかし、インターネットポルノは他の依存対象より複雑で、独特の特徴をそなえているように見える。というのは、単独行動するポルノのユーザーは、しじゅう新しい人に〝出会って〟いるからだ。それは静止画像の人物かもしれないし、動画の登場人物やライブストリームの参加者かもしれない。自分のために性的パフォーマンスをする女性と直接話すこともあるだろう。そして、たとえば3D映画といったテクノロジーの大きな進化は、コンピューターが生みだしたイメージによって——別の人間の手によってではなく——オーガズムに達しようとしている現実を覆いかくしてくれる。

ポルノがオンライン化した瞬間から、掲示板やチャットルームが登場し、そうしたものの一部は、低所得者向けの出会い系サイトやその広告として機能した。人々は実世界のパートナーを探すために、そのような場所を利用した。その結果は――とりわけ、ボーイフレンドを求めてそういったサイトをうろついた軽率な女性たちにとっては――散々なものであることが多かったにもかかわらず、こうしたケースがインターネットポルノ依存というタイトルのもとにくくられて語られることはほとんどない。そして、それよりもっとよく見られたのは、特定の性的嗜好を持つポルノサイトのサーファーたちがあるサイトに集結して、同じような嗜好を持つ人々と意見を交換し、それによって妄想をたくましくするという現象だった。

社会学者はときおり、突飛な宗教的あるいは政治的教義が道理にかなったものであるように見せかけるための社会的支援のネットワークのことを「信憑性構造」と呼ぶことがある。一般的に言って、通念から逸脱している度合いが高ければ高いほど、そのような支援はより多く必要になる。緑色のクラゲを崇拝する人々が、その信仰を守りつづけるチャンスを手にしたいなら、信者は固く結束する必要があるのだ。

これと似たようなことは、常軌を逸したポルノにも言える。インターネットが到来する前、異常な性的嗜好を持つ人たちは、満足できる素材探しに苦労していた。だが今では、どれほど変わったフェティシズムだろうと、欲情を刺激するイメージ――さらには自分の性的嗜好を共有する人たち――を探すことは可能だ。

つまり、〝あなたのフィックスは、あなたらしさの一部である〟ということなのだ。プライオリクリニックに勤務するロンドン在住の心理学者、ウィル・ネイピアは、私にこう語った。

「ぼくらは今、ある特定の文化が芽生えようとするところを目にしているんだ。その文化では、自分の性的嗜好は、自ら発見するもの。それが可能になったのは、いよいよ細部まで描写されて区分され、いっそう専門化していくポルノが手に入るようになったからだ。自分の性的嗜好はデジタル技術でつなぎ合わされ、ライフスタイルの一部になる。それが自分のアイデンティティーに関わってくると、果たして自分は自分をだましていないか、ということが問題になる。こうして、自分に正直になることと、たまたま自分が抱いたあらゆる衝動を満足させることとが混同されてしまうんだ」

リアルな女性に興奮できない若者たち

人々はどの程度まで、オンラインポルノで膨らまされた幻想を現実のものにしようとするのだろう。ネイピアは、「アイデンティティー・ポリティクス（特定のグループが一致団結して社会や政治を動かそうとすること）」とデジタル刺激という組み合わせは、人々にライフスタイルを探すように促すという。「オンラインポルノを観て、自分には相手に放尿されると興奮する性的嗜好があるとわかったとしよう。その場合、そういったことをしてもらえるところが見つからなかったら、その人は本質的に満たされないことになる」

それは、そうだろう。しかし、ポルノから現実世界のセックスに移るときに満たされない思いをするのは、満足させることがむずかしいフェティシズムを持つ者だけではない。概してポルノのヘビーユーザーは、リアルな相手に性的興奮を感じるのがむずかしくなり、早期勃起不全障害に襲われるという。

数十人におよぶ男性のポルノユーザーに取材を行った『ニューヨーク』誌のデイヴィー・ロスバートは、繰り返し現れるテーマを発見した。ステファンという43歳の作曲家は、妻とセックスしたとき、「ポルノで観たシーンを頭の中で再現しなければならなかった。何かが失われてしまったんだ。ぼくは自分の頭の中から出られなくなってしまった」と話した。建築を学んでいる27歳の学生ロンは、彼のポルノの習慣がガールフレンドとの関係を変えてしまっていると言った。「彼女への興味を失いつつあるんだと思う。まるで、ポルノ女優たちが、ガールフレンドに対する肉体的な欲望を邪魔しつづけているみたいなんだ。そして、おかしなことだが、彼女に対する恋愛感情もね」(16)。ここで問題になっているのは、男たちがポルノで膨らませた幻想を現実世界の行動に移していることではない。むしろ、行動に移そうとしながら、満足感が得られなくなっていることだ。

インターネットポルノへの依存が、女性の性生活に支障を与えだすのは、この時点だ。強迫的にポルノを観る女性の数は比較的少ない。その理由はおそらく、女性の脳は、複数の性的パートナーを持つという見込みに、男性より反応しないからだろう。しかし、男性パートナーが習慣的なポルノユーザーである場合、女性の性生活にはいくつもの面で支障が生じてくる。デジタル世界の女性が嗜好ボタンの特定のコンビネーションを押してくれることを期待する男性は、リアルな女性がそれらのボタンを押してくれなければ勃起できない。だが、当然のことながら、リアルな女性は、そんなことをしたくはないだろう。

さらに女性は、ポルノによって男性が形づくった身体的な期待に沿うようにプレッシャーをかけられる。メディアでは、ポルノ女優のように見せるために豊胸手術をしたり、「ブラジリアンワックス脱毛」をしたりする成人女性の話がひきもきらない。しかし、それらよりずっと気がかりなのは、10代の少年たちにポルノチックな幻想を抱かせるために、少女たちがサイバースペースの〝ティーン・スラット〟をまねようとすることだ。

実際、女性のなかには、男性を満足させるのがますますむずかしくなってきたと感じている者がいる。とりわけ、30歳以下の女性たちがそうだ。しかしそれは彼女たちのせいではない。自分をデジタル化できない女性たちには、ポルノに夢中になったパートナーのニーズを満足させる方法などないのだ。

なぜかって？　はっきり言うと、彼女たちのボーイフレンドは、もう人間とセックスをしたいとは思っていないからだ。彼らの脳は、幻想に条件づけされてしまっている。人間とのセックスはもはや、パソコンの前でやるマスターベーションとオーガズムがもたらすようなドーパミンとエンドルフィンをもたらしてはくれない。男性にとっても女性にとっても、これこそ、インターネットポルノ依存の必然的な結末だ。私に言わせれば、これは世間で取沙汰されている〝セックス依存〟現象——多くの場合、見境のないセックスを今風にカッコよく言いかえただけ——などより、ずっと心配な傾向だ。

1980年代にはフェミニストたちが、男性はもはや不要になりつつあるとよく言ったものだった。男性は、子どもがほしい女性にとって受精するためには必要だが、一家の稼ぎ手、守り手としての役割は、不要とは言わずとも、女性がとって代わることができると。だが現在、デジタルテクノロジーは、この天秤を反対側に荒々しく傾けている。

イギリスでは、14歳から17歳の少年たちの4分の1以上が、毎週ポルノサーフィンをしている。少年たちは、少女たちがフェラチオをしたり、アナルセックスをしたりする姿を観ているのだ。こうした少年たちを依存者だと指摘するのは、あまり意味がないだろう。思春期の少年たちの性欲が手に負えないものであることは、異常でもなんでもないからだ。しかし、少年たちが見ているのは、彼らよりずっと年上の男たちを病みつきにさせるための画像だ。そしてこのことが、いっそう少年たちの性を攻撃的なものにしていることは間違いない。

オンラインで会話を交わす10代の少年たちは、アダルトサイトで覚えた性的なボキャブラリーを使う。このことは、少年たちが実際に少女とデートしはじめたときに、痛ましい混乱と困惑を生じさせることになる。セックスをポルノに結びつけた少年たちは、求愛の行為が理解できなかったり、理解できていてもそれを省略しようとしたりするのだ。

セックスに関するカウンセリングを行っている「ブルック・アドバイザリー・センター」の最高責任者サイモン・ブレイクは、若者たちは、ポルノが生みだした期待感と現実の折りあいをつけるのに苦労していると言う。「センターに来る若者は、こんなことを訊いてくるんだ。体毛を全部剃らなければならないっていうのは、本当ですか、とか、相手を叫ばせる必要があるんですか、どうやったらそうできるんですか、とかね」[17]

「供給主導型」の依存症ビジネスがもたらす悪循環

そもそも、なぜ10代の少年たちはハードコアポルノを観るのか。その簡単な答えは、それが可能だからだ。前述したロバート――2000年に全寮制の男子校に入学した、今では出版社に勤めている若者――は、生徒たちがよりスマートなテクノロジーを手にしたために生じたポルノの消費革命を目にした。彼の後輩たちは今、タブレット端末やスマートフォンによって、いっそうスムーズに粗野なセックスを観ている。少年たちがクリスマスのプレゼントにiPadをねだったのは、アナルを犯される尻軽女《スラット》を観るためではなかった。だが、少年たちがそんな吐き気をもよおすようなシーンを観るのは、クリスマスにiPadをもらったからだ。

つまり、これは、18世紀の「ジン狂い《クレイズ》」をはじめとする、その他**多くの依存症と同じように、根本的に供給主導型の現象なのである。**しかし、大量発生したアルコール依存症の場合は、供給ラインと症状が比較的簡単に見きわめられたのにひきかえ、21世紀のポルノ依存症は、それをはぐくんでいる社会的・技術的ネットワークと複雑にもつれあっている。依存症の本質的なプロセスが人を物に置きかえることだとすれば、この自己破壊的な置きかえをこれほど多様な方法で可能にする衝動はポルノのほかにないだろう。

その発明以来、ポルノは常に人（通常は女性）を性的イメージ――つまり、物――に変えてきた。

そして今ではコンピューターのおかげで、こういった「イメージ」として、リアルな人間がリアルなセックスをリアルタイムで行っている様子を映しだせるようになった。実際に消費者が見ているのは、パソコンやスマホのモニターの表面でしかないのだが、消費者はその事実もじゅうぶんに理解している。むしろ、それこそ望んでいることなのだ。かつて〝エロ雑誌《ダーティー・マグ》〟を購入していた男たちは、現実の女性と向き合うことに代わる、みじめな代替品として雑誌を利用していた。媒体自体が欲望の対象になるようなことはなかった。それにひきかえオンラインポルノのサーファーは、テクノロジーに対して支配欲と保護したいという気持ちの入りまじった、奇妙に親密な感情を抱いていることがよくある。

　ポルノ依存者にとって、ＩＴ機器のアップグレードは新たな性的興奮を提供してくれる機会になりうる。タブレット端末は、退屈を紛らわしてくれる完璧なポルノマシンだ。ポルノを観るという行為は、まさにテクノロジーのスマートさによって、汚らわしさが薄められる。ｉＭａｃの優美な輪郭、メチャクチャに速いブロードバンド、賢いアプリ……。こうしたクールな物を所有する興奮は、ポルノが放出させるドーパミンという報酬を増大させているのかもしれない。それらはみな、ハイの一部なのだ。

　この病みつきになる経験は、それを監視する私たちの能力を超えて、急速に進化している。それがもたらす害を食い止めることについては言わずもがなだ。オンラインポルノを観るのは、今や、食事と同じくらい避けられない行為になっている――インターネットの活用によって。ブラウザのタブに登録しておけば、Ｘｔｕｂｅへは、ひとっとびだ。

事態をいっそう複雑にしているのが、この無限に融通の利くポルノは、強迫衝動を解きはなつのが得意だという事実である。ポルノのヘビーユーザーにそなわる収集癖は、自分の世界に秩序をもたらそうとする試みを反映したものだ。こうした者たちの孤立感は、単なるセックスへの飢餓感を上まわっている――ちょうど、摂食障害のある人が感じているむなしさが、単に肉体的な空腹感を超えているのと同じように。ポルノにそれほど苦悩させられてはいない人も、かなりの時間を浪費させられていることは痛感しているだろう。

男たちにとって、求愛の儀式を経る必要なしに、セックスがもたらす快楽の化学物質をこれほど簡単に手に入れられる状況は、いまだかつてなかった。哲学者のアラン・ド・ボトンは、2012年1月の『スペクテイター』誌の記事でこう書いている。最近、グロスタシャー州で、あるディナーパーティーに出席したところ「同席していた男性の3人が、長びくインターネットポルノ依存から最近抜けだしたところだと打ちあけた。それは、だれもが予想するようなマイルドな好奇心などというものではなく、最新のアップデートを観るために家に帰りたくてたまらなくなり、毎晩午前3時まで寝ないで画面を見続けるようなタイプの依存症だった」(18)。

こうしたことがどんな結果をもたらすことになるのか、私たちには知る手段がない。できるのは、ただ想像することだけだ。保守党の国会議員クレア・ペリーは、2010年11月に開かれた下院議会で次のように指摘した。「10歳児の3分の1はインターネットでポルノを観たことがあり、14歳から16歳の子どもの5人に4人は、家庭にあるパソコンで露骨な写真や映像に定期的にアクセスしていると認めています」(19)

本章の冒頭で述べたように、依存症専門家をもっともパニックに陥らせかねないのがポルノ依存であるのも当然だと言えるだろう。

第10章

われらを誘惑から救いたまえ

——依存の「解毒」ですら商売になる時代で

元売人で、依存症専門の心理学者ジャフィ

アディ・ジャフィ博士の瞳は青い。金髪には丁寧にくしが入れられ、わざと伸ばした無精ひげは完璧な長さに揃えられている。ジャケットは流行のスタイルをハンドメイドで仕上げたもの。その下にはいているのは、色あせたジーンズ。とても依存症専門の心理学者には見えないが、彼の現在の職業は、まさにそれだ。ウェストウッドにあるブティックカフェの1つでエスプレッソをすすっている姿を見たら、近くのハリウッドから来た映画関連会社の重役だと思うかもしれない。あるいは、もっと空想力の豊かな人だったら、人当たりのよい、人脈豊かな麻薬密売人だと思うかも。そう、彼のかつての職業は、まさにそれだった。

ジャフィは以前、レコーディングスタジオを隠れみのにして、ハイグレードの結晶と粉と錠剤を売っていた――ビバリーヒルズのSWAT（スワット）が突入してくるまでは。そのあと服役してリハビリを受け、大学に戻り、心理学の学者として自らの人生を立てなおしたのだった。まだ30代前半と若いが、彼は今、薬物乱用の分野で、アメリカ一影響力のある知識人と目されている。人々は彼の話に耳を傾ける。何と言っても、彼自身が認めるように1年間に何十万個ものエクスタシーを売買していた臨床研究者など、まず他にいないからだ。それどころかジャフィは、何キロ分ものメタンフェタミンや〝きわめて上質のコーク〟まで扱っていた。

「いわばスノッブなドラッグディーラーだったんだ」と彼は言う。

ジャフィは率直で、ビジネスライクで、皮肉屋だ。未だにタランティーノの映画に出てくる人物のようなところがある。麻薬の売人をやっていたとき、彼の機嫌を損ねたいと思う人はいなかったろう。当局の手入れを受けたとき、ジャフィは他のディーラーたちの名前を決して明かさなかった。そうするぐらいなら服役することを選んだのだった。

彼のドラッグ人生が始まったのは、ニューヨークで学生として暮らしていたときに万引きをして捕まり、弁護士を雇う金を稼ぐために大麻を売ってからだったという。何を盗んだのかという私の問いに、ジャフィは「コンドームだ」と低い声で答えた。私は当惑して繰り返した。「今、なんと?」。彼は「聞こえただろう」とだけ言った。

ジャフィはニューヨークからカリフォルニアに移り、レイブパーティーに入れ込んでいた女の子とつきあいはじめた。彼女は毎週エクスタシーをやっていた。

ぼくはそんな生活がすごく気に入っていた。パーティーは本当に楽しかったし、友人はみないいやつで、自分のレコーディングスタジオも持てた。ドラッグをまた売りはじめたんだが、今度は錠剤だった。最初は友人に売っていた。でも、一度ドラッグを売りはじめると、どこからか人が聞きつけて、売ってくれと言ってくる――ぼくは断るのがへただった。

こうして、最初はエクスタシーの錠剤を隔週数十個ほど売りさばいていたのが、1か月に100個売るようになり、それがまた数百個になると、利益が出るようになった。そのあと覚醒剤《スピード》を知り、それを売るようになってから、事業が飛躍的に拡大したんだ〔ジャフィは麻薬カルテルと取り引きしはじめた」。

商売を手伝ってくれる人も何人か雇った。そして、スピードが届くと、眠ってしまって商売のチャンスを逃さないように、自分たちでそれをやった。あのレコーディングスタジオは、まさにドラッグ用のKマートだったね。儲けも年に20万ドルから30万ドルに増えた。顧客の数は５００人を超え、ポケットに小遣いとして1万ドルを入れて歩きまわったものだ。

それにもちろん、ぼくはどんなドラッグでも、望むだけやることができた――クリスタル・メスをいつもやっていたんだが、なぜか、クリスタル・メス撲滅キャンペーンに映っている哀れな人たちのようにはならないですんだ。エクスタシーもほぼ毎日のようにやっていたが、最後には、錠剤の形で飲むこともなくなった。何十万個もの錠剤を売買していると、巨大な袋の底に粉がすごくたまる。だから、それをタバコやメスに混ぜて吸っていたんだ。まともな売人ならみんなすることだが、ぼくもスタジオに監視カメラをつけていた。今そのテープを見てみると、ほとんどいつもパイプを握りっぱなしだ。


麻薬供給者《ドクター・フィールグッド》としての日々が終わりを迎えたのは、バイク事故を起こし、ジャケットの裏地に半ポンド（約２３０グラム）のコカインを隠していたのが警察に見つかったときだった。病院で目覚めたときには、ベッドに鎖で縛りつけられていたという。留置場では薬を断ったが、その週末に釈放されたあと、ただちにまたやりはじめてしまった。当局に協力して他のディーラーの名前を明かすようにという誘いを何度か断ると、ついに武器を携えたスワットチームがドアを蹴やぶって突入し、連行されたジャフィは、13件の重罪で裁判にかけられることになった。

1年間かけて裁判で戦うあいだ、彼は薬物を断った。そして結局、ほんの1年間服役するだけですんだ。しかし、刑務所で解毒したにもかかわらず、釈放後にまたドラッグを始めてしまう。その後、リハビリ施設での苦い失敗を経験したあと、ついに「生涯にわたる自己破壊行動」をきっぱり断とうと、意識的に決断したのだった。

残されていた現実的な選択肢は大学に戻ることしかなかった。「履歴書に9件もの重罪が記載されていたのだから、ショッピングモールで働く仕事すら手に入れることはできなかっただろうね」と彼は言う。すんなりいったわけではなかったが、努力を重ねて、ついにＵＣＬＡから入学を許可され、そこで薬物依存の心理研究において博士号を取得することになった。

ジャフィには、脳の化学構造に関する彼独自の考えがあり、そのために、第一線の依存症専門家とのあいだに火花が散るような論争を繰りひろげている。だが、そうした専門家と違い、ジャフィは、当の専門家たちが説いている薬物を実際に大量に喫煙し、飲み込み、吸い込むとどうなるかを正確に知っているのだ。

ドラッグの合法化で問題は解決できるのか？

私はジャフィと、薬物の合法化について少し話しあった。正直に言うと、私はこのトピックに飽き飽きしている。なぜなら、古臭いトピックだとしか思えないからだ——ドラッグを合法化すれば、人々がドラッグに手を出さなくなると各国政府が信じていた大昔の時代の話だとしか。

たとえばポルトガルは、ドラッグを全面的に非犯罪化したことを自画自賛しており、〝問題のある〟依存者の数が1998年以来大幅に減ったと主張する。たしかに、ヘロイン依存者を犯罪者としてではなく、患者として扱ったおかげで、彼らの健康は向上したかもしれない。しかし、この寛容政策の裏では、依存症の治療を受ける人々が増え、その数は、2万3500人から3万5000人へと3分の1も増加した。ヘロインユーザーを支援している慈善団体の職員でさえ、ヘロインに手を出すのが簡単になりすぎていると心配している(1)。

ドラッグの非犯罪化や合法化は、供給ラインを変えて闇市場を駆逐する。しかし、向精神薬が以前と同じくらい簡単に手に入るようになるなら、それに依存する人々の数が減るとはとても思えない。

近頃では、探す努力を少しでも惜しまなければ、たいていの麻薬は簡単に手に入る。そして、危険ドラッグ《リーガル・ハイ》がマーケットに溢れるなか、合法薬物と非合法薬物を区別することは、いよいよ無意味になってきている。同じことは、ヘロインやコカインといった習慣性のあるハードドラッグと、大麻のような習慣性のないソフトドラッグに関する法的分類についても言える。政治家たちは、どんな長期的影響があるのかまったくわからない新たな薬物を分類するように迫られているのだ。たとえば、ハードドラッグに匹敵する陶酔感をもたらしてくれるが、習慣性の一番低いクラスCのソフトドラッグほどしか毒性がないといった錠剤は、どこに分類すればいいのか？　ついでに言えば、ふつうに処方されている薬に、ドラッグとして乱用される高い危険性があることがわかったらどうする？　さらに、ブルガリアや上海にある違法な薬物研究所が、刺激的な新しいパーティードラッグを発明するたびに、合法と違法の境界線を動かさなければならなくなるだろう（このことは、かつてのハードポルノとソフトポルノの区分が無意味になったことと比較すると面白いが、ポルノの場合、混乱の余地はずっと少ない。すでに見てきたように、今ではハードポルノが標準になってしまったからだ）。「ドラッグの問題を〝打ちまかす〟ことができるなどという考えは、見当違いもはなはだしい」とジャフィは言う。

たとえば、ぼくらは、アメリカにおける処方箋薬乱用の実態に、ようやく気づいたばかりだ。人々はそういった薬を求めている。ぼくの顧客の中にも処方箋薬を求める人が常にいた――どうやって処方箋薬を手に入れたかと言うと、薬局に勤めていた男がエクスタシーと交換してくれたんだ。

医師も処方箋薬の売買に加担している。今では当局が厳しく取りしまっているが、かつてフロリダの医師たちは、アメリカじゅうの笑い者だった。ミニモールにクリニックがあり、顧客がクリニックに入ると、右側に医者がいて処方箋を書き、それを左側のカウンターに持っていくと、すぐに薬を出してくれるというありさまだったんだからね。

薬物の合法化を主張する人々が認めようとしないのは、もっとも乱用されているドラッグが、すでにもっとも簡単に手に入るドラッグになっているという事実だ。子どもたちはまず、母親のバイコディンを使うことから始める。あるいは、学校の友達がリタリンをくれる。その結果は、

10年前には考えもしなかった薬物乱用の大流行だ。

依存を理解するための3つのカテゴリー

ジャフィは、依存者をリハビリ施設に収容することに情熱を傾けている。と言っても、従来からあるどんな施設でもいいというわけではない。それぞれ異なる依存症が直面している固有の問題を科学的に理解し、それに基づく治療法を提供するリハビリ施設でなければならないという。2011年2月、彼はインターネット新聞『ハフィントンポスト』に、繁盛している薬物リハビリ産業について、歯に衣着せぬ記事を掲載した。「今、薬物依存からの回復というアイデアは簡単に金になりすぎている」と彼は書いた。回復のためのシステムは、無能で、独善的で、患者を搾取するクリニックによって貶められているというのだ。

「リハビリ施設に入ってはじめて、そこで行われているのが、12のステップを法外な値段で提供しているプログラムだったと気づく、というようなことが頻繁に起きているんだ。こんな状況は許されるべきではない。ぼくらには今、認知行動療法や動機づけ強化療法といったツールがあり、それらに効果があることは実証ずみだ。患者に提供する治療法の一部に、こうした療法を確実に含めることが重要だ」[2]

ジャフィは、人口における依存行動の分布を示す簡単なモデルを念頭に置いている。このモデルは、依存行動が連続的なスペクトルであることを認めているだけでなく、圧倒的な「欲しい」という衝動があるために社会から浮いてしまっている人々についても考慮している。彼はそういった人たちが陥っている状態を〝病気〟という言葉で表す。私は、この言葉を使わない。だが、結局のところ、この違いは単なる言葉のあやだ。というのも、ジャフィは、依存症を病気として診断するには無理があることに気づいているし、彼も私も、12のステップが言うように「依存症は治らない」とは考えていないからだ。

ジャフィが描くモデルはピラミッドの形をしている。その3分の1の底辺にいるのはふつうの人々で、そういった人々の依存的衝動を刺激するのは、不可能ではないが簡単ではない。その上に来るのは、無防備な人々で、ストレスに対する自然な反応としてフィックスを求める。ピラミッドの頂点に来るのは依存者だ。「欲しい」という衝動の経路が、あんぐりと大きな口を開けている彼らは、チョコレート菓子からSM行為まで、どんなものにでも依存してしまう可能性がある。

このピラミッドは科学的なモデルではない。本書で示すことができたと願っていることだが、脳の報酬メカニズムについては、まだじゅうぶんにわかっていないため、どんな人がピラミッドの頂点に来ることになるのかを予想するのは不可能なのだ。たとえ、極端な依存的行動に共通する生物学的原因があるとしても、科学者たちはまだそれを発見していない。たとえば、強迫性障害の症状を示す依存者がいるかと思うと、示さない依存者もいる。このことから、それぞれの依存グループの脳の神経経路は異なるやり方で阻害されているという推論を下したとしても、大きく外れることはないだろう。しかし、わかっているのは、そのあたりまでだ。生物学的要因と環境面の要因のどちらが大きいかというような推論は、例によって当て推量でしかない。

いかに病みつきにさせられるか？——競いあう企業と無防備な消費者

私は本書で、ドーパミンについてさまざまなことを語ってきた。というのも、ドーパミンの機能に関して新たにわかったことは、強迫観念にかられて生じるように見える依存的な行動を理解する手段になりうるからだ。しかし依然として、脳の特定の異常が依存症を引きおこすという証拠は存在しない。(3)

むしろ、あがっている証拠は正反対のことを指し示している。つまり、習慣性のある物質や経験の入手しやすさに影響を受ける依存的な行動は、ときおり脳の異常を引きおこすことがあるのだ。たとえば、脳の画像検査技術の発達により、コカインを大量に使用すると、脳内で信号を伝達している軸索《じくさく》（それが集まったものが「白質」）に深刻な損傷を与えることがわかってきている。(4) しかし、この損傷が観察されたとしても、その人がどの程度コカインに依存していたのかについて結論を下すことはできない。

私たちに言えるのは、社会の発達の加速化が、ジャフィのピラミッド模型の内部の仕切りを下方に押しさげているということだけだ。**より多くの者が、依存者予備軍の層、すなわち無防備な消費者という中間層に身を置くようになってきている。**より多くの者が、深刻な依存的行動に陥る危険性に、未だかつてないほどさらされているのだ。潜在的に有害な誘惑を無視するには、以前より意志の力を振りしぼらなければならない。にもかかわらず、人々は自分が依存症の方向にシフトしていることにさえ気づかないことがある。そして、ようやくそれに気づいたときには、唖然とするというありさまなのだ。

こう考えてみよう。この状況は、だれか、あるいは何かが、こっそりとあなたの自制心の限界をずらしてしまったようなものだと。たとえば、あなたは、地元のプリムローズヒルにある店に、ジャンボサイズのチョコレート菓子「リーシーズ・ピーナッツバターカップ」を販売してくれと頼んだりしていないのに、それはレジの横にちゃんと置かれている。この菓子は高純度のコカインと同じくらい、あとを引く（らしい）。こうしてあなたは、誘惑に負けてしまう。

またあなたは、お気に入りのパブがいつから冷やした白ワインを巨大なグラスで提供するようになったかはっきり覚えていない。でも、そのおかげで、前はカウンターに3回か4回行ってグラスワインを注文する必要があったのに、今ではたったの2回行くだけで酔えるようになった。

さらにあなたは、セクシーな巨乳のベラルーシ人女性、ターニャをパソコン画面の下部に示されるポップアップウィンドウに招待したりはしていない。〝ワイルドなティーン・スラット〟の説明ボタンをクリックすると、彼女の寝室のカメラにつながるなんて、ぜんぜん知らなかった。というかそんなこと、どうしてわかるというんだ？

ピラミッドの内部では、それまでバラバラに存在していたテクノロジーが混じりあいはじめ、容認できる行動の境界線を引きなおしている。フィックスを手にしたいという欲望につけ入る技は、急速にさまざまな分野を横断するものになりつつあるのだ。

その理由は、ゲーム、ギャンブル、ポルノ、ファストフード、そして製薬業界の専門家たちが、それぞれ互いの成功例を研究し、盗める技術をくすねあっていることにある。今日の家庭用電子機器は、猛烈なテストの成果であり、家電業界よりずっと不健全な業界の製品を大々的に盗作した成果なのだ。メーカーはドーパミンを放出させるガジェットを、ライバル社の製品よりずっと病みつきになるものにしようと、しのぎを削っている。

「昨今のウェブサイトはみな、訪問者にキューを送るように作られている」とジャフィは言う。「なぜそれを知っているかというと、ウェブをもっとハマるものにする手伝いをしてくれないかと頼まれたことがあるからだ。個人的な知り合いに、一連のギャンブルサイトのマーケティング担当部長がいるんだが、彼はビンゴやスロットといったギャンブルゲームに訪問者を誘い込むために、キューやトリガーを使いたがっていた。彼が知りたがっていたのは、ふだんこういったゲームをやらない人たちに、ゲームを試させる方法、そして、一度ウェブサイトに引き込んだら、長い時間金を使いつづけさせる方法だった。彼は、ぼくが依存症の専門家だと知っていたので、製品をいっそう病みつきになるものにするために、ぼくの専門知識を買おうとしたんだ。ぼくは断った。依存者を生みだすようなことは、もうしていないと言ってね」

もしその場に居合わせていたら、このマーケティング担当部長の言葉は動かぬ証拠になっただろう。まだアメリカでオンラインギャンブルが違法ではなかったとき、オンラインのカジノ業界は、ギャンブル依存者を生みだそうなどとはしていないと言い張っていた。

だが、ジャフィの話は、オンラインカジノ企業が、製品をもっとハマるものにするために大学の心理学者を買収しようとしていた事実を明らかにする。これまで、どれほど多くの依存症専門家が同じ目的でビデオゲームのメーカーからアプローチされてきただろう――そしてそのうちどれだけの者が、顧問料をもらって専門知識を売ることに同意してきただろう。それがわかったら面白い。そもそも依存症治療の世界には悪徳業者が蔓延していることを考えると、その数はかなりのものになるに違いない。

危険ドラッグは氷山の一角――グローバル化がもたらした貧困より重い「病」

これまで本書では、イギリスとアメリカに広がる依存的行動を中心に取りあげてきた。しかし、グローバリゼーションのおかげで、こうした問題のバリエーションは、世界じゅうに広がりつつある。開発途上国にとっては、貧困と病という大昔からの敵よりも、依存症とそれを刺激する犯罪との闘いのほうが優先課題になる時代が近づきつつあるのだ。

近代化されたあらゆる社会で、ジャフィのピラミッドの内部境界線が引き下げられていることは、だれの目にも明らかだろう。かつて依存症とは無関係だった人々も、今や危険にさらされている。すでに危険にさらされていた人は、今ではハードコアの依存症に陥っている。そしてすでに頂点に立っている人は？　彼らは、どこでも、何についても、気の向くままに陶酔感が得られるようになっているのだ。

過去25年間、私たちは、ある種の習慣性物質や慣習が地理的に広がるのを防いでいた政治や文化の壁が、突然取りはらわれる光景を目《ま》のあたりにしてきた。たとえば、ベルリンの壁の崩壊は、麻薬売人にとって、数百年におよぶ麻薬取引の歴史のなかでも前代未聞の贈り物だったろう。

ミーシャ・グレニーは、その恐るべき書『世界犯罪機構（W.C.O.）』（光文社　2009年）で、東欧の新興財閥《オリガーキー》やマフィアが共産主義の独裁者にとって代わり、麻薬密売人が新興市場をアンフェタミン、エクスタシー、コカイン、そしてヘロインで満たすようになった経緯を説明している。もともと東欧圏では化学者が足りなかったことは一度もなかったのだが、今や、彼らのスキルは活用され、さらに磨かれるようになっている。

コロンビアの麻薬カルテルは、ある時点で、コロンビア最高の化学者をブルガリアに密入国させたという。この化学者に託された使命は、コカイン製造技術をブルガリア人たちに指導すること。未精製の薬物自体は、積荷――とりわけマッシュポテト――に隠して、黒海の港に持ち込んだ。こうして、共産主義政権下で訓練を受けていた優秀な化学エンジニアたちが、コロンビア人の指導のもとに、急速に成長している東欧とロシアの市場向けにコカインを精製するようになった。(5)

とりわけロシアでの薬物需要は非常に高い。そこではアマチュア化学者たちも横行していて、悲惨な結果をまねいている。コデインを主成分とする頭痛薬から作られる「クロコダイル」という合成麻薬には、すさまじい毒性があり、最終的には皮膚がワニ皮のような鱗状になる。そして灰色に変色した肉がはがれおち、ヘビーユーザーは、実質的に体を腐らせて死んでいく。驚くことに、そんな薬にも需要があるのだ。すでに毎年3万人もの人がヘロイン依存症で命を落としているというのに。(6)

ハイテクを駆使した組織犯罪が新しい取引ルートを開拓したために、法執行機関は古い地図を破りすてなければならなくなった。たとえば、アメリカ国務省によると、エクスタシー密輸の国際拠点は、今やイスラエルであり、そこにいる麻薬密売人たちは、あらゆる主要都市にいるギャングと血縁関係を結んでいるという(7)。

ハイテクのグローバリゼーションにより、薬物はいっそう安全かつ迅速に輸送できるようになった。売人たちはコンピューターの使用で在庫をより効率的に管理できるようになり、国際金融市場はますます高度化し、資金洗浄の範囲はいよいよ広がった。今まで見てきたように、デジタルテクノロジーは危険ドラッグの売り上げを大きく押しあげてきたが、その一方で、コカインとヘロインのコストを抑えることにも貢献することになった。これらの薬物の価格は1990年と比べると、ほぼ半減している(8)。

価格が下がったもう1つの理由は、未曽有の規模で生じている人口の移動にある。麻薬ディーラーが新たな市場に移動し、競争が激化したのだ。一例をあげると、民主化後の南アフリカ共和国に数十万人のナイジェリア人が移り住んだことは、薬物乱用に無防備だった現地の人々に悲惨な結果をもたらすことになった。ナイジェリア人のギャングたちが薬物消費の拡大に暗躍したのである。

かつて、人種隔離されていた南アフリカ共和国の各コミュニティは、それぞれ独自の薬物を摂取していた。黒人は自家栽培の大麻を吸い、混血のカラードは、マンドラックスの錠剤を砕いて粉にしたものに大麻を混ぜた〝ボタン〟を吸っていた。若い白人がやっていたのはヘロインかコカイン。自分とは違うコミュニティの薬物をやることは、タブーを犯すのと同じように、不適切なことだとみなされていた。しかし、こういったことすべては、移住してきた起業家にとって、まったく意味をなさなかったのである。「ナイジェリア人の麻薬密売者たちは、市場多様化の機が熟していることに、当初から気づいていた。そして、それぞれのコミュニティに新たな薬物を紹介しはじめた」とグレニーは書く。「これは、〝ダガ（大麻）〟を、カラードと白人がもっと容易に手に入れられるようにし、〝ボタン〟を、カラードが住む地区や黒人居住区という伝統的な地域の外にも広めることを意味した。黒人と白人とカラードの若者たちが、ナイジェリア人の売人を通して知り合うこともよくあった」そうだ[9]。

南アフリカ共和国のような現象は、突然やってくる出稼ぎ労働者という形をとって、世界の多くの場所で繰り返されている。こうした労働者たちは、地元にありがたい経済効果をもたらす一方で、現地の人がしきりに味見をしてみたくなる、酔わせる薬物も持ち込む。

そうかと思うと、この作用が逆方向に働くこともある。シベリアでは中国人の出稼ぎ労働者が大勢働いている。中国人労働者たちは同地でロシアの安いウォッカの味を知り、それを携えて故郷に戻る。最近私は、中国東北部出身のジャーナリストに話を聞く機会を得た。それによると、彼の故郷は〝シベリア型飲酒パターン〟に壊滅的な打撃を受けたという。それまでウォッカは珍しい酒だった。「ところが今や、何でできているかさえわからない、このぞっとする安い酒が村のどの店の棚にも置かれていて、村人たちにひどいダメージを与えている。つい先頃も、親友がこの酒で命を落としたばかりだ」と彼は言った。

マフィアと若者の思惑が一致して、マーケットが生まれる

組織犯罪は、だてに〝組織〟という名前がついているわけではない。麻薬の密売と人の密入国は今では同じ犯罪集団により行われている。不法移民は、麻薬の運び屋にされているのだ(10)。２０１０年６月、アリゾナ州の共和党知事ジャン・ブリューワーは、「アリゾナ州に侵入してくる不法移民の多くは、麻薬カルテル組織に指図され操られている」と主張した(11)。知事のこのコメントは、偽善的な憤慨を呼びおこすことになったが、現実から大きく離れていたとは言いがたい。

南米、アフリカ、東欧、旧ソ連、アフガニスタン、そして東アジアでは、それぞれの地域の中央政府が、驚くほど多くの政府の仕事を地元のマフィアに請けおわせている。運の悪いことに、そういった地域はまた、大量の人口が地方から都市に流入しつづけているところでもある。

このような急激な人口構造の変化がもたらす危険は明らかだ。当然のことながら、故郷のコミュニティから引きはなされた人々は、化学的なフィックスに癒しを求めようとしがちである。歴史は、そうした不幸せなエピソードに満ちている。祖先の故郷から何千キロも引きはなされたアメリカ先住民のあいだにアルコール依存症が広がったことは有名だ。

今でも、こうした現象は、多かれ少なかれ世界じゅうで起きている。イギリスも例外ではない。イギリスには移民たちによって、薬物乱用と薬物売買の習慣が持ち込まれてきた。西欧のほとんどの都市がそうであるように、ロンドンでも、薬物のオープンマーケットはイギリス人以外の民族に

支配されているという強力な証拠があがっている。(12) しかし、南アフリカ共和国と同じように、薬物はコミュニティ間で取り引きされて多文化の薬物市場を生み出し、〝インターネット薬局〟から郵送される薬物も常時多量に流れこんできている。

こうした状況には組織犯罪が関わっているにもかかわらず、多くの若者は見慣れない薬物を、見慣れないエスニックフードと同じようにみなす。もはや若者たちは、不慣れなものを怖がったりはしないのだ――タイなどでギャップイヤーを過ごすようになった今では。

遠い外国への旅行は、学生や知的職業についている若者の、向精神薬に対する態度を一変させてしまった。若者たちは発展途上国で、こうした薬物が生活の自然なリズムの一部として消費されているのを目にする――というより、夢見がちな若者の常として、薬物摂取は自然の営みだと思い込もうとする。彼らにとって薬物は、見慣れないスパイシーな料理と同じように、見るたびに選択肢が増えていく快楽のメニューに属しているのだ。そして、自分たちには、そんなメニューから自由に選ぶ権利があって当然だと思っている。

自分には快楽を手にする権利があるという若者の意識は、それを提供する側――組織だろうがフリーランスだろうが――の思惑とぴったり一致する。酔わせる薬物の世界をめぐる動きは、かつてないほど複雑で効率的になってきた。しかしそれでも若者たちには、遅すぎるくらいなのだ。彼らにとって選択肢が無限にあることは、ダウンロードする音楽の選択肢が無限にあるのと同じくらい自然なこと。そして、目新しいフィックスは、人生の欠かせない一部になっている。

欧米の若者がこれほど豊富な快楽の選択肢を手にするようになったのは、ほんのここ数年のことだ。これが将来、中年の依存者たちを生みだすことになるのか――もしそうだとしたら、どんな薬物、物、経験にもっとも病みつきになるのか――が判明するのは、これからである。そういった薬物や経験は、現時点では、まだ発明さえされていないものかもしれない。それでも否定できないのは、1980年代から1990年代にかけて生まれた若者が、その両親の世代に比べて桁違いの量の気分転換ツールを手にしているという事実だ。そして、おそらく、彼らの子どもたちの目の前には、さらに多くの選択肢が並べられることになるだろう。

依存の治療でさえビジネスに――膨れあがるリハビリ産業

しかし、この入手可能性の加速化は、世代ごとの変化といったタイムスパンで起きているのではない――もっとずっと高速だ。過去5年間を見ただけでも、消費家電の急激な洗練化は、10年前だったら考えることさえできなかった新たな執着や依存を生みだしている。いずれにせよ、欧米諸国にいるあらゆる者は、欲望の加速化と向きあわなければならない。

もちろん、経済的制約から、そうした欲望の一部しか追えない人がたくさんいることも確かだ。それでも、私たちのほとんどは、抵抗できるとは限らない強烈な誘惑に常に見舞われている。こうした誘惑をコントロールするには、心理的資源を多量に消費しなければならない。思考が支配され、時間が奪われることもあるだろう。さばききれないほど多くの選択肢を突きつけられたスーパーマーケットにいる買い物客の緊張病的な行動を見るだけで、その事実は明らかだ。

とはいえ、私たちのなかには、幸せなゾンビになる人たちもいる。とどのつまり、選択肢がありすぎることより悪いことなど、いくらだってある。いにしえから連綿と続いてきた社会的な絆を、カスタマイズされた物や経験で置きかえるのは、必ずしも歓迎されざることではない。

正直なところ、遠い親戚を儀礼的に訪ねるために、貴重な休暇をしょっちゅう費やさなければならないような大家族型の暮らしに戻りたいと本心から言える人は、どれほどいるだろう。それより私たちは、小さな家族や融通の利く友人と、ＤＶＤのボックスセットを一気見する、といったマイルドな病みつき行為を楽しみたいのだ。面白いことに、中産階級のビデオ鑑賞者は、テレビドラマのエピソードを観ることを〝静脈注射する《メインライニング》〟と表現する――たとえば、デンマークで製作され、世界じゅうでヒットしたカルトドラマ『THE KILLING／キリング』を観るようなときに。

誘惑が手に負えない問題になるには、しばらく時間がかかるため、そうなる前に誘惑とたわむれる時間はたっぷりある。実際、私たちは、自分のお気に入りのフィックスを自慢しさえする。なぜかと言うと、それには、人に知ってもらいたい自分に関する情報が含まれているからだ。２０１１年の秋にイギリスで『キリング』を〝静脈注射〟するのはクールな行為だった。とりわけ、それをｉＰａｄを使って寝室で観て、翌日、職場の会話になにげなく紛れこませるのを忘れないようにすれば。

本書では、さまざまな快楽が脳を過剰に刺激して問題を引きおこす様子を見てきた。そうした問題については、楽しいとは言えない方法で対処しなければならない。依存は軽度から重度まで、徐々にレベルが増すスペクトルだ。だから、マイルドな病みつき行為が自己破壊的なものに変わる瞬間を突きとめるのは容易ではない――たとえ、後になって振りかえったときでも。驚くのは、誘惑がコントロールできなくなっても、その嗜好によって自分を定義しつづける人々がいることだ。場合によっては、ひどく陰惨な欲望の障害でさえ、自分のアイデンティティーとして名誉のバッジになることがある（AAのランチタイムミーティングで出会ったピッパは、自ら招いた苦悩を殉教者の苦悩にすりかえる名人だった）。世間は、依存症とは自ら招いた産物ではなく、運悪く身につけてしまったものだと教えることによって、このすりかえを楽にしてくれる。

アメリカでは、アルコールあるいは薬物のリハビリ施設に入所することは、反抗的な若者にとっては通過儀礼、大人たちにとっては、ほとんど何の汚点も残さない病欠の一形態のようなものになってしまった――とりわけ企業は社員が受けている治療の内容を隠そうと全力を尽くす。リハビリ施設にチェックインするセレブがひきもきらないという事実は、そうした施設が魅力的な場所であるかのようにさえ思わせる。

２０１０年には、２６０万人のアメリカ人がリハビリ施設で治療を受けた。そのうち95万８０００人はアルコール依存症のみ、88万１０００人は違法薬物の乱用のみ、そして62万５０００人は、アルコール依存症と違法薬物乱用双方の治療のためだった。基準を緩めて、あらゆる薬物乱用の治療を含めるようにすれば――たとえばプライベートな医者にかかった外来患者なども含めれば――リハビリ患者の合計数は４６０万人にまで膨れあがる。どおりで、アメリカの〝リハビリ産業〟の推定価値が年間90億ドルにも達するわけだ[13]。ここに、内情を明かす、ある数値がある。２０１２年に、〝リハビリ（rehab）〟という単語は、もっとも高価なグーグルキーワードのトップ20に位置づけられたのだ。つまり、ヘルスケア企業各社は、〝リハビリ〟という単語が検索エンジンに入力されたときに検索結果の上位に自社の名前が来るように、巨額を入札して競いあっているのである。[14]

一方イギリスの企業でも、ますます多くの重役たちが、こっそりとリハビリ施設に送られるようになった。2011年には、情報自由法のもとで行われた調査により、イギリス国営放送BBCは、コスト削減戦略によるストレスで疲れはてた社員を治療するために、リハビリ施設「プライオリ」に1万9000ポンドを支払ったことを明かさなければならなくなった。しかし、BBCが社員の治療のためにリハビリ施設に支払った実際の合計額は、そんなものでは済まないと考えられている。[15]プライオリはまた、飲酒とコカイン依存を抱えた金融セクターの社員のために、シティやカナリー・ウォーフに精神科医を派遣するサービスも提供している。[16]

もちろん企業は、過去数十年間にわたって、重役たちを依存症から立ちなおらせるために、こっそり治療費を支払いつづけてきた。現在の状況が以前と違うところは、〝治療〟に対するリラックスした態度だ――今では、依存から立ちなおるためにかける時間は従業員のキャリアの自然な一部だとみなされているのである。依存症克服のための治療費は、経済のグローバル化にともなってやらざるを得なくなった「疲労困憊するまで長時間働くこと」を受け入れた従業員に対し、雇い主が支払う心づもりでいる代償なのだ。

はびこる無力感と21世紀の「免罪符」

しかし、すべてがスムーズにいくと期待すべきではない。依存症に関わる物事がスムーズにいくことなどないのだから。私たちはすでに、リハビリ施設で治療を受けた依存者の再発率は、自力で治した者より高いことを見てきた。それには、次のような理由があると主張することもできる――施設に入ったときの状態がもともとひどく悪かったから、あるいは、治療が逆効果だったから、と。しかし、何度も繰り返しリハビリ施設に入所するのは、よく知られた光景だ。雇用者や保険会社は、通常、1回分の治療費しか支払ってくれない。薬物依存で破産した私の友人は、薬物のコストと同じくらい治療に金を吸いとられた、となげく。

思いだしてほしい。たいていの場合、回復プログラムには、12のステップが組み込まれているという事実を。それは強力な手段ではあるが、いつも生産的に働くとは限らない。一時的に危機に陥っているだけの人に対して、ありもしない不治の病を生涯にわたって抱えつづけることになると思わせかねないのだ。一部の人々にとって、それは無力感を学習するレシピになる。そして、それほど良心的ではない〝エキスパート〟ケアの提供者にとっては、あと1回、あともう1回、と自分の――あるいは両親の――貯金をはたいて依存者が治療を受けにやってくるたびに金が転がり込む、実入りのいいリピータービジネスのレシピなのだ。

無力感の問題は、依存者だけでなく、一般の人々にも関わってくる。政府は、国民の精神および身体の健康を気遣っているとこれ見よがしに喧伝《けんでん》して、無数の社会操作を行っていることを正当化しようとする。これは必ずしもうまくいくとは限らないが、それでも、欲望がコントロールできなくなることへの、一般大衆の不安をかきたてることには成功している。そしておかしなことに、私たちも、そんなふうに口うるさく言われることについては、まんざらでもないのだ。私たちは、政府に税金を払わされることは大嫌いだが、自分の健康に政府が注意を払うことには腹を立てない。なぜなら、それは、私たちが誘惑を退けるのに苦労しているという事実を認めてくれるものだからだ。ある程度まで、それは免罪符の役割を果たしてくれるのである。

精神と肉体を健康に保つことが、これほどまでに私たちの存在意義の中心的課題になった今、新たなタイプの「アイデンティティー・ポリティクス」が浮上してきた。とりわけ社会の多文化化が進むなか、これは、階級や人種といった従来のアイデンティティーにとって代わるものになるかもしれない。

最近私は、〝汎《パン》フェローシップ〟と呼ばれるミーティングに数回参加した。これは、ロンドン西部にある12のステップのグループが開催しているミーティングで、依存の種類は限定していない。私は、そのアイデアがとてもスムーズに実行に移されていることに驚いた。スピーカーたちは、そもそも自分をそのミーティングに行くように仕向けた〝依存〟の種類にとらわれずに、食欲や感情に対する互いの戦いから勇気を得ているように見えた。交差依存が蔓延している様子は、印象深くさえあった（「セアラと言います。アルコール依存とコカイン依存があって、摂食障害も抱えています」）。

だが、それと同じくらい驚かされたのは、そこに集まっていた人々の多様性だ。参加者の顔ぶれは、ふつうの職場や教会の参列者などより、ずっと多岐にわたっていた。それを見て私はつくづく思った――依存症は本当に、機会均等を実践している雇用者だと。しかもそれには社会をかきまわす力があり、その威力について、私たちはようやく気づきはじめたばかりだ。

こうした変化が起きていることは、昼間のテレビのトークショーだけでなく、マンハッタンやケンジントンで開かれるディナーの席でも見てとれる。人々は、社会的な背景や民族的な背景に基づいて自分を定義するよりも、どんな「依存症管理戦略」を使っているかによって自らを語るようになりはじめている。学習して身につけた無力感は、必ずしも楽しいものだとは言えない。だが、少なくとも話題を提供してくれるものであることは確かだ。

キリスト教もペルーのカルトも——「依存から救う」をネタに勢力を伸ばす宗教家たち

現代の依存症には、社会運動のようなニュアンスがある——関わっている人々の数が厖大で、進む方向もはっきりしているからだ。現代の世の中で政治的イデオロギーが流行らなくなった理由は多々あるが、そのうちの1つは、人々が自分の体に関するジレンマに取り組むのに精いっぱいになり、社会問題を考える余裕などなくなってしまったからだ。依存症克服プログラムのさまざまな〝小部屋〟で出くわす人々の自己陶酔のレベルは、それ以外の無数の男女の認知スタイルと、さほど変わらない。

そして私には、今日もっとも繁栄している宗教運動が、自己の欲望に対する人々の不安につけこんだり、依存症に関わるアイデンティティー・ポリティクスを利用したりしている——場合によってはその両方——のは、偶然だとは思えないのだ。

依存症には、南米のジャングルといった辺ぴなところでも、宗教心を育む能力がある。１９９

年に、私はペルーの農民カルトと鮮烈な出会いをした。このカルトは、2000年に驚くべきことが起きると予想していた。カルトを率いていたのは、エセキエルという名の無学な靴職人で、彼は自らを救世主と呼んでいた。このカルト「神と新たな契約を結んだ古代イスラエル人たち」が待っていたのは、最後のインカ帝国皇帝アタワルパが、アマゾンのジャングルで眠りから目覚めるとき。アタワルパが目覚めたら、空にそびえるインカ帝国の都市マチュピチュの、くらくらするほど薄い空気の中に、ソロモンの神殿が現れるというのである。信者〝イスラエリタス〟たちは、昔のハリウッド製の歴史大作映画で観たのだろうと思われる、旧約聖書に出てくるユダヤ人たちをまねた服をまとっていた。

私とアメリカ人の写真家ヴィクター・バラバンが、ボートを調達してアマゾン川を160キロ下り、カルトの居住地アルタ・モンテに出かけたのは、ある雑誌の取材のためだった。迎えてくれたのは、映画『十戒』でチャールトン・ヘストンが着ていたような服に身を包んだ、しわくちゃの小柄な老人たち。彼らはたいまつをともしてジャングルを抜け、屋根をふいたばかりの神殿に私たちを案内した。信者たちは、私たちのために道をあけ、深々と頭を垂れた。

私がそこへ行った理由は、カルトが主張していた驚くべき黙示録的預言について尋ねるためだった。が、彼らが話したがったのは、そのことではなかった。信者たちは、薬物とアルコールの依存症から立ちなおった話をしたがったのである。ほぼ全員がアンデスの元農民で、地域経済が破綻したあとにリマに出てきて、ほぼみな依存症に陥ったという。興味深いことに、カルト共同体で唯一英語を話した男は、マイアミで麻薬密売人をしていたときに英語を覚えたそうだ。「白いストレッチリムジンに乗ってたんだ。純化コカインに手を出すまではね」と彼は言った。しかし、カルトによって依存症から救われ、今では妻と2人の娘がいるという。

「神と新たな契約を結んだ古代イスラエル人たち」には、最近変化が生じた。エセキエルが死去したのである（死からよみがえるという約束はまだ果たしていない）。それでもこのカルトは、その奇抜さにもかかわらず、成功している南米の宗教運動にほぼ共通するレシピ――アルコールと薬物からの解放――のために、今でもペルーで存在感を保ちつづけている。

ほぼ同じことが、世界じゅうで急激に成長している教会についても言える。今まで私が訪れたアフリカや西インド諸島のペンテコステ派教会で、信者やその家族を薬物と酒類から守ることに多大な時間と努力を費やしていない教会は1つとしてなかった。それは、教会がどこにあろうが――ナイジェリアだろうが、ジャマイカだろうが、イギリスだろうが――同じである。

一方アメリカではどうか。もっとも成功している教会は、信者の欲望――そしてそれに対する信者の不安感――に細心の注意を払う。私たちはメディアによって、キリスト教根本主義者や福音主義派のキリスト教徒は時代遅れだと考えるように促されている。しかし現実には、彼らの自己救済のやり方は、自己を執拗に強調する世俗世界のやり方を大きく取り入れたものなのだ。信者は、教会付属の売店で、「イエスさまとの個人的な関係」を直接媒介してくれるというDVD、ビデオゲーム、衛星放送受信契約などのフィックスを購入することができる。では、飲酒、薬物、または処方箋薬の問題については？　それなら、クリスチャン・リハビリ施設を利用したらいい。膨らんできた胴回りが恥ずかしい？　それなら、クリスチャン痩身クラブに参加したらいい（このクラブのメンバーは、砂糖衣にイエスの姿が描かれている、人気の「イエスさまカップケーキ」には手を出さないように勧められているのだろう)。

12のステップはもともと、キリスト教の「道徳再武装」として始まったもので、『ビッグ・ブック』の「自分を超えた大きな力《ハイヤー・パワー》」をイエスと読みかえれば、容易に福音派のキリスト教に戻すことができる。1991年にアメリカで創設された、12のステップに基づく依存症回復プログラム「クリスチャン・トラック・プログラム」は、3500もの教会から承認を受けている。それに加えて、キリスト教系の治療センターではこのプログラムが使われ、世俗のリハビリ施設でも、ちょうど飛行機でユダヤ人向けのコーシャー料理が選べるように、治療法の選択肢の1つになっている。

だが、気をつけなければならない。聖書に基づいていると言っても、治療費が通常より安いわけではないのだ。アリゾナにあるキャップストーン治療センターは、問題を抱えている14歳から24歳までの若い男性に、キリスト教に基づく施設居住型の治療を提供している。そこで扱っているのは、「薬物依存、薬物乱用、セックス依存、トラウマ、家庭争議、および、喪失、心の傷、怒り、虐待、うつ、自尊心欠如、反逆、反抗的態度を含むプライベートな問題」だ。

で、その費用は？　前払い金は1万7500ドル。加えて、1万4850ドルを2回払わなければならない。キャップストーンの神学理論は、プロテスタント福音派の本道を行くもので、治療哲学もそれと同様に独断的だ。入所する若者の親は、依存症は元に戻すことができない脳の障害で、「糖尿病のようなもの」だと伝えられる。(17) これは、完全に誤解を招く主張だと、私は言いたい——とはいえ、もしそんなに法外な金額を支払わされるのなら、本当に強力な敵と戦っていると言われたほうが、気休めにはなるだろうが。

一方ロンドンでは、中産階級向けのカリスマ的宗教集会が、大いに人気を博している。参加者は、かつて薬物をやっていて、牧師による巧みな指導がなければ容易に再び手をそめてしまうかもしれないと恐れる若い男女だ。数年前、私はロンドンでもっとも人気のある、イギリス国教会のカリスマ礼拝に参加した。その礼拝は本質的に、ロックの歌と巧みな話術という、ハイになれる霊的経験がちりばめられたものだった。戻ってきたキリスト教徒《ボーンアゲイン・クリスチャン》のヒップスターたちにドーパミンの波を引きおこすには完璧なレシピである。

ここで、予測を立ててみたい。自分の欲望を抑えることに問題をきたす人々を助けることができない既存宗教は、どんなものであっても、これから数十年のうちに、市場から蹴落とされることになるだろう。同様に、健康の回復、端麗な容姿の獲得、欲望のコントロールを霊的体験の中心に据えることができる団体には、信者の増大が見こまれる。

宗教活動は、これからも教義によって自らを定義する道を選ぼうとするかもしれない。しかし現実的には、その宗教が成長できるかどうかは、人々の自己陶酔的な不安感に応える形で教義を構築できるかどうかにかかっている。それを達成するために、信者の不安を否定するのか、それとも信者の不安を利用するのかは、興味を惹かれる点だ。とは言っても、その区別がほとんどつかない場合も少なくない。

われらを食い物にするビジネスとテクノロジーに対抗するすべはあるか？

　昔から、急激な社会の変化は人々に終末論的な考えを抱かせてきた。だが、それは驚くに値しない。なぜなら、宗教がかったものだろうが世俗のものだろうが、ほぼすべての終末論的預言には、最後の日が訪れる前にさまざまな出来事が制御不能になるほど加速するという話が含まれているからだ。こうした考えについては、すでに他の本で詳しく検討してきた。だから、依存症という非常に異なるテーマを取りあげている本書で、この世の終わりが近づいているというようなデマにわざわざ陥るようなことはよそう。

　変化のスピードが速まるのは、多くの点でありがたいことだ。20世紀後半には、数千年にわたって人類を苦しめてきた飢餓や感染症による死亡率が大きく低下した。また、増加を続ける肥満も、医学の向上によって、以前よりその危険度を下げている。イギリスでは、10年足らずの間に、心臓発作が半減した。その理由は、ある程度までは、〝邪悪な〟大手製薬会社《ビッグファーマ》が開発したコレステロール低下薬のスタチン製剤、禁煙を促す法案、そして病院の治療がよりよい情報に基づいて行われるようになったことなどのおかげだ[18]。

　しかし、こうした向上はありがたいものではあるものの、私たちはそういったものに、ひそかに私たちの自由を侵す余地を与えてしまっているのではないかと自問する必要がある。たとえば、日々の経験を人為的に高める問題について、私たちは真剣に注意を払っているだろうか？　イギリスの難関校の一部では、すでに〝幸福の教室《ハピネス・クラス》〟が設けられている。そうした学校の生徒の多くは、ADHDという診断をもらい、化学的にも幸福感が高められることになるだろう。アイビーリーグの学生たちがライバルにわずかではあるが重要な差をつけるために、マーブルチョコのようにアデロール錠を口に放りこんでいる姿を思いだしてほしい。世界における自国の教育と経済の地位に異常に執着する独裁国家があったとしたら、そうした国は、自国の子どもたちの喉に注意欠陥障害の治療薬を強制的に流しこんだりしないだろうか？

すでに見てきたように、こうした薬は、知性を強化するだけでなく、長期的な脳の損傷を引きおこす可能性がある。その半面、すばやい認知的フィックスを提供して、生産性を高めてくれるかもしれない。将来、この〝すばらしい新世界〟を受け入れないという自己犠牲的な決断を、リベラルな民主主義国家は果たして下せるだろうか？（オルダス・ハクスリーが描いた〝ネガティブ・ユートピア〟と呼んだ世界では、だれもが国家支給のソーマという薬を飲んでいる。これは、完璧な精神的快楽にひたる時間を生みだしてくれる薬だ。それ以外のとき、人々はたいていショッピングか娯楽的なセックスをしている。1人でいるのは、恥ずべき行為なのだ）

1つ確かなことがある。最近、先進国の仲間入りをした特定の国々は、そういったことをするのに良心の呵責《かしゃく》など感じないという事実だ。その点は、見つけられる限りもっとも能率的なビジネスパートナー――つまり、もっとも長い時間起きつづけて働けるように、上司によって覚醒剤漬けにされた従業員のいる企業――に製品の生産をアウトソーシングしようとする多国籍企業も同じだ。やっかいなことに、テクノロジーの進歩が加速すれば、依存症を引きおこす薬物や経験が生みだされる速度も加速する。このジレンマを、2010年に発表したオンラインの記事のなかでうまく表現したのが、シリコンバレーの投資家でブロガーのポール・グレアムだ。彼は短いエッセイ「依存の加速」で、私たちを依存症にするプロセスを止めたければ、病気を治療するための実験も停止しなければならないと指摘する。なぜなら、それらは同じ研究から生まれるものだからだ。

　グレアムはこう書いている。「テクノロジーの進歩とは、ぼくらが望むことを、物にもっとさせることだ。欲しいと思っている物が、ぼくらが欲しいと思いたい物と同じなら、テクノロジーの進歩はよいことだとみなされる。もし何らかの新しいテクニックが、太陽電池をいっそう効率化するとしたら、それは完璧によい物に見えるだろう。ぼくらが欲しいと思いたくない物について、テクノロジーが進歩するときは――たとえば、アヘンをヘロインに変える技術の進歩のようなときには――それは悪い物に見える。だが、働いているのは同じプロセスなんだ」[19]

　世界は40年前より依存症に陥りやすいところになっているとグレアムは言う。食べ物も酒もドラッグもテレビもコンピューターも、みな以前よりずっと魅力的になった。その結果、**私たちは物を過度に好きになるという癖に陥ってしまった**と言うのだ。「ぼくが知る限り、過度に好きになることを意味する言葉はない。それにもっとも近いのは〝病みつき《アディクティブ》〟という言葉の口語的な使い方だろう」。将来、病みつき状態になるのを避けたいと望む者には「1人で身悶えするような」運命が待ちうけている、とグレアムは予測する。私たちの人となりは、いよいよ、誘惑をどれだけ拒否できるかによって定義されるようになりつつあるのだ。

　グレアムは、ここで何か重要なことを発見しようとしている――だが、彼の説は、「何かを過度に好きになる」という部分を、「何かを過度に欲する」と言いかえたほうがうまく働くだろう。現代の世界で加速しているのは「快楽の経験」ではなく「欲望の経験」なのだから。欲望の経験は、消費することから得られる快感が蒸発してしまったあとでさえ、私たちをじらしつづける環境のキューによって加速する。

物を過度に欲する癖を手短に表現するものとして、"病みつき《アディクティブ》"という言葉をあてるのはまさに適切だと言えるだろう。実際、この依存症を意味する不明瞭で口語的な表現は、建前上、科学的とされている依存症の定義――(実際には存在しない)病気が生みだす生物学的な状態――などより、ずっと現実的だ。

病みつきになる癖に陥るリスクは、理論上だれにでもある。なぜなら、欲望を刺激するのは、私たちの脳の原始的かつ無防備な部分だからだ。たいていの人におなじみなのは、自分が欲望をコントロールしているという感覚ではなく、その逆だろう。欲望は、格闘しなければならないものなのである。そして、この格闘は、私たちの祖先の暮らしが貧困や病気との格闘によって形づくられたように、現代の人々の人生を形づくっている。

「廃人」リスクが高まる社会で、己の欲望と向き合うために

現代の消費者経済は、ある程度まで人々の意志力の弱さにつけこんで築かれている面がある。しかしそういった経済は、人々を食いものにする一方で、人々に報いももたらしている。というのは、

私たちもそういった経済の一部であり、他の人々が誘惑に対して無防備であることに、生計がかかっているからだ。これは価値観の問題などではなく、あからさまな事実である。選択肢の増加、自由市場の拡大、そして貪欲さを引き出す刺激はしっかりと絡みあい、ほとんど見分けがつかなくなってしまった。

欲望を利用することから私たちを引きはなすのは、現実的に不可能だ――それは、あらゆる社会の発展に欠かせないものなのだから。しかしその一方で私たちは、潜在的な依存的本能を引き出すような環境を、自ら作りあげてしまったという事実にも気づかなければならない。

この本能を引き出すプロセスはあまりにも執拗なものになっているので、そうしたことが起きていることに気づくことさえ、ほとんどない。チョコレートバーを買おうが家を買おうが、欲望を増強させる物の引力は、ますます強大になっている。たとえば、世界の金融サービス市場における近年のイノベーションは、すべて掛け売りへの依存を深めることを目的としたものだと主張することだってできるだろう。これは、どんな街角の麻薬密売人にもおなじみの販売手法だ。

ときおり、社会全体が、金を使うことと消費財に〝病みつき〟になってしまっている、という主張を耳にすることがある。だがこれは、あまりにも曖昧な表現で、有益とは言えない。それよりもっとよい表現は、「依存に陥りやすい人格《アディクティブ・パーソナリティー》」――短期間の感覚的な報酬になぐさめを見出す人々にとっては、おなじみの言葉――は、現代の混乱した市民にとって、急速に基本的な人格になりつつある、というものだろう。

とはいえ、人格を測定して分類することが簡単にできると言っているわけではない。そんな試みの結果が説得力を持つことはほとんどないからだ。依存症に陥りがちな人を見きわめるようなことは、まだまったく不可能で、将来それが可能になるかどうかもわからない。しかし、私が本書で読者に伝えたかったのは、私たちが現在向かっている方向――欲望による支配――は、人間の肉体の進化と社会の進化の根本的なミスマッチのせいで、コントロール不能に陥る傾向が高いという事実だ。

幸運なことに、強力な欲望が私たちをロボトミー患者のようにすることはない。結局のところ、依存症は自ら選んだ障害であり、私たちは、無力になるまで悪い選択肢を選びつづけるように運命づけられているわけではないからだ。問題は、そういった悪い選択肢が何であるかを、見きわめられるかどうかである。

１９９４年の春にそれを見きわめるのは、私にとって、さほどむずかしいことではなかった。アルコールにじゅうぶんすぎるほど依存していた私にとって、絶対禁酒は、牢獄から解放されるのと同じことだったからだ。だが、強迫的な行動パターンをとるようになった人々のほとんどは、当時の私ほど絶望的な状況にいるわけではないだろうし、拒絶することにより自分の人生が変わるような単一の薬物や経験を見きわめることもできないだろう。むしろ、自分の欲望を刺激している健康的あるいは無害な衝動のなかから、病みつきになっている複数の衝動を特定して引きはなすことに苦労しているに違いない。それは簡単にできることではない。

もしかしたら私たちは、狩猟採集民だった祖先の身をかつて守っていた警戒感を取りもどすことが必要なのかもしれない。私たちの「欲しい」という衝動を操作しようとするテクノロジーのトリックが早く見抜ければ見抜けるほど、それらを拒絶できる可能性も高くなる。
とは言っても、もちろん、私たちがそう欲すれば、の話だが。

謝辞

本書の執筆を励ましてくれたすばらしいエージェント、サイモン・トレウィンに、心からの感謝を捧げる。ハーパーコリンズ社の編集担当がヘレナ・ニコルズだったのも、実に運がよかった——しまりのない主張やつじつまの合わない記述を、これほど鋭く見抜いてくれる編集者と仕事をしたのは初めての経験だった。『デイリー・テレグラフ』紙の同僚、ウィル・ヘヴンとアンドルー・ブラウンは、いつ終わるとも知れない書き直しに辛抱強くつきあってくれ、的外れな間違いを犯すことから何度も私を救ってくれた。アメリカでは、旧友のティム・パーキンスが惜しみない精神的支援を与えてくれた。アディ・ジャフィ博士——その驚くべき経歴については最後の章に詳しい——には、薬物売買と学術研究とを結びつけるうえでお世話になった。そして、私の親愛なる師《メンター》、南カリフォルニア大学のスティーヴン・オリアリー教授は、またもや私を温かくもてなしてくれ、考えを明確にする手伝いをしてくださった。

2010.

11. Ginger Rough, ' Brewer: Most illegal immigrants smuggling drugs', *Arizona Republic*, 25 June 25, 2010, http://www.azcentral.com/news/articles/2010/06/25/20100625arizona-governor-says-most-illegal-immigrants-smuggle-drugs.html#ixzz1l2e6tImb
12. Kevin Marsh, Laura Wilson, and Rachel Kenehan, 'The impact of globalization on the UK market for illicit drugs', CESifo, 2008.
13. Results from the 2010 National Survey on Drug Use and Health: Summary of National Findings, U.S. Department of Health and Human Services, http://oas.samhsa.gov/NSDUH/2k10NSDUH/2k10Results.htm#7.3
14. 'Revealed: Google's Top 20 Most Expensive Keywords', PPC Blog, http://ppcblog.com/most-expensive-keywords/
15. Katherine Rushton, 'BBC spends £19,000 treating stressed out staff at The Priory', *Daily Telegraph*, 11 February 2012, http://www.telegraph.co.uk/culture/tvandradio/bbc/9074284/BBC-spends-19000-treating-stressed-out-staff-at-The-Priory.html
16. Simon Goodley, 'Markets meltdown leads to surge in City addictions', *Guardian*, 9 September 2011, http://www.guardian.co.uk/business/2011/sep/09/addiction-drugs-alcohol-city-london
17. http://www.capstonetreatmentcenter.com/getting_started/problem.html
18. http://www.dailymail.co.uk/health/article-2091879/Heart-attack-deaths-halve-years-fewer-smokers-better-care.html
19. Paul Graham, 'The Acceleration of Addictiveness', July 2010, http://www.paulgraham.com/addiction.html

15. 'Shame of the priest addicted to porn', 14 March 2002,
http://www.getreading.co.uk/news/s/3043_shame_of_the_priest_addicted_to_porn
16. Davy Rothbart, 'He's Just Not That Into Anyone', *New York* magazine, 7 February 2011.
17. Eleanor Mills, 'OMG: Porn in Cyberspace', *Sunday Times*, 19 December 2010.
18. Alain de Botton, 'Diary', *Spectator*, 28 January 2012.
19. *Hansard*, 23 November 2010,
http://www.publications.parliament.uk/pa/cm201011/cmhansrd/cm101123/debtext/101123-0003.htm

第10章　われらを誘惑から救いたまえ

1. Peter Beaumont, 'What Britain could learn from Portugal's drugs policy', *Observer*, 5 September 2011,
http://www.guardian.co.uk/world/2010/sep/05/portugal-drugs-debate
2. Adi Jaffe, 'Drug Rehab Treatment: America's Broken System', *Huffington Post*, 11 February 2011,
http://www.huffingtonpost.com/adi-jaffe-phd/drug-rehab-treatment-_b_819683.html
3. Stanton Peele, 'Nora Volkow Explains (Not Really) Why People Don't Become Addicted', *Psychology Today*, 7 February 2012,
http://www.psychologytoday.com/blog/addiction-in-society/201202/nora-volkow-explains-not-really-why-people-dont-become-addicted
4. Adi Jaffe, 'The brain after cocaine – white matter damage and addiction treatment', 23 June 2010,
http://www.allaboutaddiction.com/addiction/brain-cocaine-white-matter-damage-addiction-treatment
5. Misha Glenny, *McMafia: Seriously Organised Crime*, Vintage, 2009, pp. 56–8.（邦訳：ミーシャ・グレニー『世界犯罪機構（W.C.O.）』中谷和男訳、光文社、2009年）
6. Shaun Walker, 'Krokodil: The drug that eats junkies', *Independent*, 22 June 2011,
http://www.independent.co.uk/news/world/europe/krokodil-the-drug-that-eats-junkies-2300787.html
7. Glenny, op. cit., p. 140.（邦訳：『世界犯罪機構（W.C.O.）』）
8. Claudia Costa Storti and Paul De Grauwe, 'Globalization and the Price Decline of Illicit Drugs', CESifo Working Paper No. 1990, May 2007, www.SSRN.com
9. Glenny, op. cit., pp. 216–17.（邦訳：『世界犯罪機構（W.C.O.）』）
10. Jeffrey Kaye, *Moving Millions: How Coyote Capitalism Fuels Global Immigration*, Wiley,

http://www.wowdetox.com/view.php?number=55599 （現在は閲覧できない）
15. Amy Muise, Emily Christofides, and Serge Desmarais, 'More Information than You Ever Wanted: Does Facebook Bring Out the Green-Eyed Monster of Jealousy?', *CyberPsychology & Behavior*, Vol. 12, No. 4, August 2009, pp. 441–444
16. Tom Bissell, 'Video games: the addiction', *Observer*, 21 March 2010, http://www.guardian.co.uk/theobserver/2010/mar/21/tom-bissell-video-game-cocaine-addiction
17. http://online.wsj.com/article/SB10001424052970203806504577181351486558984.html
18. http://www.dailymail.co.uk/femail/article-2080398/Facebook-cited-THIRD-divorces.html

第9章 「無料ポルノ革命」の衝撃

1. Benjamin Wallace, 'The Geek-Kings of Smut', *New York magazine*, 7 February 2011.
2. Samuel Pepys's diary, 8 February 1668, *The Shorter Pepys*, Penguin Books, 1993, p. 873. （邦訳：サミュエル・ピープス『サミュエル・ピープスの日記』臼田昭訳、国文社、1987年）
3. Andy Beckett, *Guardian*, 26 November 2009, http://www.guardian.co.uk/technology/2009/nov/26/dark-side-internet-freenet
4. Sharna Olfman, *The Sexualization of Childhood*, Greenwood, 2009, p. 126.
5. Gail Dines, *Pornland: How Porn has Hijacked our Sexuality*, Beacon, 2010, p. xvii.
6. Benjamin Wallace, op. cit.
7. Blake Robinson, 'Pornography and Socially Responsible Investing', *Public Discourse*, 27 October 2010, http://www.thepublicdiscourse.com/2010/10/1910
8. Gail Dines, op. cit., p. 49.
9. Judith Reisman, '2004 Testimony: The Science Behind Pornography Addiction', http://www.drjudithreisman.com/archives/2011/06/2004_testimony.html
10. Daniel Linz, statement submitted to US Senate Committee on Commerce, Science, and Transportation, 2004.
11. Ryan Singel, 'Internet Porn – Worse Than Crack?', *Wired*, http://archive.wired.com/science/discoveries/news/2004/11/65772
12. Norman Doidge, *The Brain that Changes Itself: Stories of Personal Triumph from the Frontiers of Brain Science*, Penguin, 2007, p. 108. （邦訳：『脳は奇跡を起こす』）
13. 2011年10月に著者が行った取材。
14. Bill Clegg, *Portrait of an Addict as a Young Man*, Jonathan Cape, 2010.

第8章　ゲームという新時代のギャンブル

1. 'Internet Addiction?', Tokyo Housewife Blog,
http://tokyohousewife-ashley.blogspot.jp/2011/12/internet-addiction.html
2. Julia Keefer, 'Cyber Housewives Addicted to the Internet: How it Negatively Affects Spousal Relationships in Web-Friendly American Households Today',
http://www.nyu.edu/classes/keefer/twenty/lee2.html
3. 'Taiwan man dies playing video games at internet cafe: police', AFP, 6 February 2012,
http://www.smh.com.au/digital-life/games/taiwan-man-dies-playing-video-games-at-internet-cafe- police-20120206-1r0ck.html
4. I. Nelson Rose, 'The Unlawful Internet Gambling Enforcement Act of 2006 Analyzed', *Gaming Law Review*, 10(6), December 2006, pp. 537–541.
http://www.liebertonline.com/doi/abs/10.1089/glr.2006.10.537
5. Interview with Milo Yiannopoulos, January 2012.
6. Ryan van Cleave, *Unplugged: My Journey into the Dark World of Video Game Addiction*, HCI, 2010.
7. Tamara Lush, 'At war with World of Warcraft: an addict tells his story', *Guardian*, 29 August 2011,
http://www.guardian.co.uk/technology/2011/aug/29/world-of-warcraft-video-game-addict
8. 'Call of Duty sets five-day sales record', AFP, 19 November 2011,
http://www.dawn.com/news/674417/call-of-duty-sets-five-day-sales-record
9. 'The World of Warcraft rehab clinic', 7 January 2009, *SK Gaming*,
http://www.sk-gaming.com/content/21188-The_World_of_Warcraft_rehab_clinic
10. Marcus Yam, 'Rehab Center Help Kicks WoW Habit for $14,000', *Tom's Hardware*, 8 September 2009,
http://www.tomshardware.com/news/wow-world-warcraft-addition-rehab,8613.html
11. 'Rehab available in U.S. for Web addicts', AP, 7 September 2009,
http://www.statesman.com/business/content/business/stories/technology/2009/09/07/0907internetaddiction.html　（現在は閲覧できない）
12. Brenna Hillier, 'Psychological study evaluates Angry Birds addiction', VG247, 13 September 2011,
http://www.vg247.com/2011/09/13/psychological-study-evaluates-angry-birds-addiction/
13. WOW DETOX,
http://www.wowdetox.com/view.php?number=55590　（現在は閲覧できない）
14. WOW DETOX,

http://www.casacolumbia.org/newsroom/op-eds/wasting-best-and-brightest-alcohol-and-drug-abuse-college-campuses

15. Harvey B. Milkman and Stanley G. Sunderwirth, *Craving for Ecstasy and Natural Highs: A Positive Approach to Mood Alteration*, SAGE, 2010, p. 170.

第7章　処方箋薬がこれほどいい加減とは！

1. Mikaela Conley, 'Adderall drug shortage will continue in 2012, government officials say', ABC News, 3 January 2012,
http://abcnews.go.com/blogs/health/2012/01/03/adderall-drug-shortage-will-continue-in-2012-government-officials-say/
2. 'Demi Moore Took Adderall Too Before Her Seizure!', PerezHilton.com, 26 January 2012,
http://perezhilton.com/2012-01-26-demi-moore-adderall-seizure#.TyfH3WBmzIY
3. 'L. Alan Sroufe, Ritalin Gone Wrong', *New York Times,* 28 January 2012,
http://www.nytimes.com/2012/01/29/opinion/sunday/childrens-add-drugs-dont-work-long-term.html?pagewanted=all
4. J.D. Colliver et al., 'Misuse of Prescription Drugs: Data from the 2002, 2003, and 2004 National Surveys on Drug Use and Health', Office of Applied Statistics, 2006.
5. http://www.justanswer.com/criminal-law/1p6c6-recently-arrested-adderall-pills-without-prescription.html
6. Russell Newcombe, 'Zopiclone: Assessment of the consumption and consequences of zopiclone (Zimovane) among drug-takers in a north-east town', Lifeline Publications, 2009.
7. Paul Gerrard and Robert Malcolm, 'Mechanisms of modafinil: A review of current research', *Neuropsychiatric Disease and Treatment,* Vol. 2007:3 (3), August 2007, pp. 349–364.
8. Jonah Lehrer, 'Trials and Errors', *Wired*, UK edition, February 2012.
9. 'MoD's secret pep pill to keep forces awake', *Scotsman*, 27 February 2005,
http://www.scotsman.com/news/health/mod_s_secret_pep_pill_to_keep_forces_awake_1_1387967
10. http://www.thedailybeast.com/articles/2012/01/25/faking-adhd-gets-you-into-harvard.html
11. Margaret Talbot, 'Brain Gain', *The New Yorker*, 27 April 2009,
http://www.newyorker.com/reporting/2009/04/27/090427fa_fact_talbot
12. Ibid.（同記事）

18. David A. Kessler, op. cit., p. 177. （邦訳：『過食にさようなら――止まらない食欲をコントロールする』）

第6章　どこに行っても安く、大量に酒が手に入る世界で

1. Murray Wardrop, 'Police release CCTV footage of drunk woman rolling under train in Barnsley station', *Daily Telegraph*, 22 December 2011.
2. Sarah Nathan, 'The Take That effect: How middle-aged fans go mad when the ageing boy band comes to town', 17 June 2011, *Daily Mail*, http://www.dailymail.co.uk/femail/article-2004447/The-Take-That-effect-How-middle-aged-fans-react-ageing-boy-band-comes-town.html
3. John Carvel and Mary O'Hara, 'Binge drinking Britain: surge in women consuming harmful amounts of alcohol', *Guardian*, 6 May 2009.
4. Tracy Clark-Flory, 'The rise of binge drinking women', *Salon*, 9 December 2010, http://www.salon.com/2010/12/09/binge_drinking_2/
5. National Women's Law Center, National Report Card 2010, http://hrc.nwlc.org/states/national-report-card
6. National Health Service, Statistics on Alcohol, England 2010, http://www.ic.nhs.uk/pubs/alcohol10
7. Tracy Clark-Flory, op. cit.
8. Danielle M. Dick et al., 'Rutgers Alcohol Problem Index Scores at Age 18 Predict Alcohol Dependence Diagnoses 7 Years Later', *Alcoholism: Clinical and Experimental Research*, Vol. 35, Issue 5, May 2011.
9. Jamie Bartlett and Matt Grist, *Under the influence: What we know about binge-drinking*, Demos, 2011, p. 19.
10. Institute of Alcohol Studies, 'Trends in the Affordability of Alcohol in Europe', http://www.ias.org.uk/resources/papers/occasional/uk-affordability-trends.pdf
11. Michael Gossop, *Living With Drugs*, Sixth Edition, Ashgate, 2007, p. 77.
12. Alicia Wong and Sufian Suderman, 'Binge drinking "emerging issue in Singapore" says HPB', *Today*, 17 December 2008, http://www.channelnewsasia.com/stories/singaporelocalnews/view/396865/1/.html （2014年7月現在、当該ページは閲覧できないが、以下のページにアーカイブされている。http://archive.today/PJsy3）
13. http://www.moviegoods.com/spring_break/ （現在は閲覧できない）
14. 'Wasting the Best and the Brightest: Substance Abuse at America's Colleges and Universities', National Center on Addiction and Substance Abuse at Columbia University, 2007,

Atlantic, 2 December 2011,
http://www.theatlantic.com/life/archive/2011/12/fast-food's-dirty-little-secret-it's-the-middle-class-buying-burgers/249308/
3. Robert H. Lustig, Laura A. Schmidt and Claire D. Brindis 'Public health: The toxic truth about sugar', *Nature*, 482, February 2012, pp. 27–29.
4. Michael Gossop, *Living with Drugs*, Sixth Edition, Ashgate, 2007, pp. 199–200.
5. Nicole M. Avena, Pedro Rada, and Bartley G. Hoebel, 'Evidence for sugar addiction: Behavioral and neurochemical effects of intermittent, excessive sugar intake', *Neuroscience and Biobehavioral Reviews*, 32, 2008, pp. 20–39.
6. 'Krispy Kreme 3Q Net Up 97% On Higher Revenue, Same-Store Sales', *Wall Street Journal*,
http://online.wsj.com/article/BT-CO-20111130-716535.html
7. India Knight, 'Here's our chance to run poor shopping out of town', *Sunday Times*, 18 December 2011.
8. http://www.marksandspencer.com/Our-Food-Policies-About-Our-Food-MS-Foodhall-Food-Wine/b/56421031 （現在は閲覧できない）
9. David A. Kessler, *The End of Overeating: Taking control of our insatiable appetite*, Penguin, 2009, pp. 26–27.（邦訳：デイヴィッド・A・ケスラー『過食にさようなら——止まらない食欲をコントロールする』伝田晴美訳、エクスナレッジ、2009年）
10. Ibid., p. 147.（同書）
11. Ibid., p. 127.（同書）
12. Martin R. Yeomans, 'Learning and Hedonic Contributions to Human Obesity', *Obesity: Causes, Mechanisms, Prevention, and Treatment*, ed. Elliott M. Blass, Sinauer Associates, 2008.
13. T.J. Gilbert et al., 'Obesity among Navajo adolescents: relationship to dietary intake and blood pressure', *American Journal of Diseases of Children*, 146 (1992), pp. 289–295.
14. Peter C. Whybrow, *American Mania: When More Is Not Enough*, W.W. Norton, 2006, pp. 141–147.
15. Ibid., p. 144.（同書）
16. Calum MacLeod, 'Obesity of China's kids stuns officials', *USA Today*, 1 September 2007,
http://www.usatoday.com/news/world/2007-01-08-chinese-obesity_x.htm
17. Andrew Jack, 'Brazil's unwanted growth', *Financial Times magazine*, 8 April 2011, http://www.ft.com/cms/s/2/6e0319c2-5fee-11e0-a718-00144feab49a.html#axzz1hBC54Aaf

http://www.who.int/mediacentre/factsheets/fs312/en/
6. Jessica Warner, *Craze: Gin and Debauchery in an Age of Reason*, Random House, 2003, p. 22.
7. Elise Skinner, 'The Gin Craze: Drink, Crime & Women in 18th Century London', Cultural Shifts, 17 November 2007,
http://culturalshifts.com/archives/168（2014年7月現在、当該ページは閲覧できないが、以下のページにアーカイブされている。http://archive.today/xObJ）
8. Nicholas Christakis and James Fowler, *Connected: The Amazing Power of Social Networks and How They Shape Our Lives*, Harper Press, 2011, p. 22.（邦訳：ニコラス・A・クリスタキス、ジェイムズ・H・ファウラー『つながり――社会的ネットワークの驚くべき力』鬼澤忍訳、講談社、2010年）
9. Malcolm Gladwell, *The Tipping Point: How Little Things Can Make a Big Difference*, Little, Brown, 2000, p. 160.（邦訳：マルコム・グラッドウェル『急に売れ始めるにはワケがある――ネットワーク理論が明らかにする口コミの法則』高橋啓訳、ソフトバンククリエイティブ、2007年）
10. Gene M. Heyman, *Addiction: A Disorder of Choice*, Harvard University Press, 2009, p. 26.
11. Jacob Avery, 'Complicating Addiction: What is the role of Micro-Sociology?', paper presented to the American Sociological Association, 2008.
12. 'Casino Rituals', Ace-Ten Blackjack Resources,
http://www.ace-ten.com/casinos/rituals
13. 'Yes, Bayer Promoted Heroin for Children', Business Insider, 17 November 2011,
http://www.businessinsider.com/yes-bayer-promoted-heroin-for-children-here-are-the-ads-that-prove-it-2011-11?op=1
14. Stuart Walton, *Out of It: A Cultural History of Intoxication*, Penguin Books, 2002, p. 113.
15. Gary S. Becker, Kevin M. Murphy and Michael Grossman, 'The Market for Illegal Goods: The Case of Drugs', *Journal of Political Economy*, Vol. 114, February 2006, pp. 38–60.
16. Gabor Maté, *In the Realm of Hungry Ghosts: Close Encounters with Addiction*, North Atlantic Books, 2010, p. 111.

第5章　スイーツはもはやコカインだ！

1. Statistics on obesity, physical activity and diet, NHS Health and Social Care Information, 2011.
2. Jane Black, 'Fast Food's Dirty Little Secret: It's the Middle Class Buying Burgers', *The*

http://www.sciencedaily.com/releases/2010/01/100113122251.htm
7. Norman Doidge, *The Brain that Changes Itself: Stories of Personal Triumph from the Frontiers of Brain Science*, Penguin, 2007, p. 107.（邦訳：ノーマン・ドイジ『脳は奇跡を起こす』竹迫仁子訳、講談社インターナショナル、2008年）
8. Harvey B. Milkman and Stanley G. Sunderwirth, *Craving for Ecstasy and Natural Highs: A Positive Approach to Mood Alteration*, SAGE, 2010, p. 38.
9. L. Stinus et al., 'Nucleus accumbens and amygdala are possible substrates for the averse stimulus effects of opiate withdrawal', *Neuroscience*, 37, Issue 3, 1990, pp. 767–773.
10. William Burroughs, *Naked Lunch*, Penguin, 1972, p. xiii.（邦訳：ウィリアム・バロウズ『裸のランチ』鮎川信夫訳、河出書房新社、1992年）
11. Morten L. Kringelbach, *The Pleasure Center*, Oxford University Press, 2009, p. 57.
12. Dirk Hansen, 'The Nucleus Accumbens, Addiction Inbox',
http://addiction-dirkh.blogspot.com/2010/02/nucleus-accumbens.html
13. Harvey B. Milkman and Stanley G. Sunderwirth, op. cit., p. 122.
14. Norman Doidge, op. cit., p. 114.（邦訳：『脳は奇跡を起こす』）
15. Joseph Frascella et al., 'Shared brain vulnerabilities open the way for nonsubstance addictions: Carving addiction at a new joint', *Annals of the New York Academy of Sciences*, Vol. 1187, February 2010.
16. Gene M. Heyman, op. cit., p. 143.
17. David Eagleman, *Incognito: The Secret Lives of the Brain*, Canongate, 2011, p. 107.（邦訳：デイヴィッド・イーグルマン『意識は傍観者である：脳の知られざる営み』大田直子訳、早川書房、2012年）
18. S. Barak Caine et al., 'Role of Dopamine D2-like Receptors in Cocaine Self-Administration: Studies with D2 Receptor Mutant Mice and Novel D2 Receptor Antagonists', *Journal of Neuroscience*, 22 (7), 2002, pp. 2977–2988.

第4章　お買い物とヘロインとお酒の共通点とは？

1. Christine Bradley, 'Why do you want an ugly duckling?',
http://realtyjoin.com/christineinatl/2011/03/29/why-do-you-want-an-ugly-duckling/
2. Morten L. Kringelbach, *The Pleasure Center*, Oxford University Press, 2009, p. 5.
3. Gad Saad, *The Consuming Instinct: What Juicy Burgers, Ferraris, Pornography, and Gift Giving Reveal about Human Nature*, Prometheus Books, 2011.
4. Kenneth Burke, *Language as Symbolic Action*, University of California Press, 1966, p. 16.
5. World Health Organization, fact sheet on diabetes, August 2011,

heyman/
11. The surveys were the Epidemiological Catchment Area Study 1980–84, the National Comorbidity Survey 1990–92, the National Comorbidity Survey 2001–03 and the National Institute on Alcohol Abuse and Alcoholism study of substance abuse 2001–02.
12. Gene M. Heyman, *Addiction: A Disorder of Choice*, Harvard University Press, 2009, pp. 69–74.
13. Alfred W. McCoy, *The Politics of Heroin: CIA Complicity in the Global Drug Trade*, 1991,
http://www.scribd.com/doc/50124993/Alfred-W-McCoy-The-Politics-of-Heroin-CIA-Complicity-in-the-Global-Drug-Trade-1991#page=158
14. Peter Brush, 'Higher and Higher: American Drug Use in Vietnam', *Vietnam* magazine, 15, No. 4, December 2002.
15. Lee Robins, 'Vietnam veterans' rapid recovery from heroin addiction: A fluke or normal expectation?', *Addiction*, 88, 1993, pp. 1041–1954.
16. Michael Gossop, *Living with Drugs*, Sixth Edition, Ashgate, 2007, p. 33.
17. Ibid., p. 33.
18. Peter Brush, op. cit.

第3章　なぜ自分を破滅に導く習慣をやめられないのか？

1. Patrick McNamara, 'Is there a Parkinsonian Personality?', About. com,
http://parkinsons.about.com/od/faqs/f/parisons_personality.htm
2. Kent C. Berridge, '"Liking" and "wanting" food rewards: Brain substrates and roles in eating disorders', *Physiology & Behaviour,* 97, 2009, pp. 537–50.
3. 'Why wanting and liking something simultaneously is overwhelming', University of Michigan news service, 1 March 2007,
http://ns.umich.edu/new/releases/3165
4. Anna Rose Childress, 'What Can Human Brain Imaging Tell Us about Vulnerability to Addiction and to Relapse?', *Rethinking Substance Abuse*, ed. William R. Miller and Kathleen M. Carroll, Guilford Press, 2006, pp. 46–47.
5. 'Parkinson's treatment linked to gambling addiction', *Sunday Times* (Perth), 2 April 2011,
http://www.perthnow.com.au/news/western-australia/parkinsons-treatment-linked-to-gambling-addiction/story-e6frg13u-1226032505575
6. 'Parkinson's Patients Shed Light On Role On Reward Bias in Compulsive Behaviors', *Science Daily*, 16 Jan 2010,

London, 11 November 2010.

15. John House, M.D., 'House vs. House: Vicodin Addiction and Hearing Loss', ABC News, 20 September 2008, http://abcnews.go.com/Health/PainNews/story?id=5841784
16. Ann Oldenburg, 'Friends star Matthew Perry's Addiction to Vicodin is latest Hollywood vice', *USA Today*, 8 March 2001, http://www.opiates.com/media/vicodin-addiction-usatoday.html
17. Frazier Moore, Associated Press, 'Viewers feel Dr House's pain', 12 May 2005, http://today.msnbc.msn.com/id/7832799/ns/today-entertainment/t/viewers-feel-dr-houses-pain/
18. Terra Naomi, The Vicodin Song, http://www.youtube.com/watch?v=rlWH9uICH-Q

第2章　依存症は本当に〝病気〟なのか？

1. Ernest Kuntz, *Not-God: A History of Alcoholics Anonymous*, Hazelden, 1979, p. 22.
2. Brendan I. Koerner, 'Secret of AA: After 75 Years, We Don't Know How It Works', *Wired*, July 2010, http://www.wired.com/magazine/2010/06/ff_alcoholics_anonymous/all/1
3. ASAM, Public Policy Statement: 'Short Definition of Addiction', 12 April 2011, http://www.asam.org/
4. Jacob Avery, 'Complicating Addiction: What is the role of Micro-Sociology?', paper presented to the American Sociological Association, 2008.
5. Stanton Peele, 'The Top Ten Problems with the "New" Medical Approach to Addiction', http://www.peele.net/blog/110711.html
6. Stanton Peele, 'Hail the Revelation', *Guardian*, 18 October 2006, http://www.guardian.co.uk/commentisfree/2006/oct/18/drugsandalcohol.society
7. Jennifer Mattesa with Jed Bickman, 'A New View of Addiction Stirs up a Scientific Storm', The Fix, 16 August 2011, http://www.thefix.com/content/addiction-gets-medical-makeover8004
8. John Booth Davies, *The Myth of Addiction*, second edition, Routledge, 1997, pp. 47–48.
9. Peggy J. Ott et al., *Sourcebook on Substance Abuse: Etiology, epidemiology, assessment, and treatment*, Allyn & Bacon, 1999, p. 255.
10. Daniel Akst, Interview with Gene M. Heyman: 'Is Addiction a Choice?', *Boston Globe*, 9 August 2009, http://www.boston.com/bostonglobe/ideas/articles/2009/08/09/qa_with_gene_m_

注記

第1章　社会は私たちを「廃人」にしたがっている

1. Jerry Cacciotti and Patrick Clinton, '12th Annual Pharm Exec 50', PharmExec.com, 1 May 2011.
2. Craig Nakken, *The Addictive Personality: Understanding the Addictive Process and Compulsive Behaviour*, Hazelden, 1996, pp. 11–13.（邦訳：クレイグ・ナッケン『「やめられない心」依存症の正体』玉置悟訳、講談社、2012年）
3. Judson A. Brewer and Marc N. Potenza, 'The Neurobiology and Genetics of Impulse Control Disorders: Relationships to Drug Addictions', *Biochemical Pharmacology*, 75: 1, 2008, pp. 63–75.
4. Emma Forrest, 'Cupcake Wars', *Daily Telegraph*, 14 April 2005.
5. http://www.whyeat.net/forum/threads/15092-I-baked-my-b-f-I-am-sorry-cupcakes
6. Abigail Natenshon, 'Bulimia Nervosa: Symptoms, causes, recovery', http://treatingeatingdisorders.com/bulimia.aspx
7. http://www.facebook.com/sprinkles
8. Lisa Baertlein and Mary Slosson, 'The Crumbs cupcake trade: boom or bubble', Reuters, 30 June 2011, http://www.reuters.com/article/2011/06/30/us-ipo-crumbs-idUSTRE75T4WF20110630
9. Carlo Colantuoni, Pedro Rada, Joseph McCarthy, Caroline Patten, Nicole M. Avena, Andrew Chadeayne, Bartley G. Hoebel, 'Evidence that Intermittent, Excessive Sugar Intake Causes Endogenous Opioid Dependence', *Obesity Research* 10, 2002.
10. Dan Hope, 'iPhone Addictive, Survey Reveals', Live Science, 8 March 2010, http://www.livescience.com/6175-iphone-addictive-survey-reveals.html
11. Jesse Young, 'Apple's attention to detail', Flood Magazine, 14 October 2010, http://floodmagazine.com/2010/10/14/apples-attention-to-detail/ （現在は閲覧できない）
12. Dan Bloom, 'iPhone Addiction Disorder hits Taiwan', TechEye.net, 17 November 2010, http://www.techeye.net/science/iphone-addiction-disorder-hits-taiwan
13. Sarah Lacy, 'Angry Birds Tops 200 Million Downloads', Techcrunch.com, 18 May 2011, http://techcrunch.com/2011/05/18/angry-birds-tops-200-million-downloads-more-than-double-its-crazy-forecast-tctv/
14. Peter Vesterbacka, Interview with Milo Yiannopoulos at Virtual Goods Summit,

［著者］
デイミアン・トンプソン（Damian Thompson）
1962年、英国レディング生まれ。オックスフォード大学を卒業した後、ロンドン・スクール・オブ・エコノミクス（LSE）で博士号取得（宗教社会学）。元『カソリック・ヘラルド』紙編集長。現在は『デイリー・テレグラフ』紙のレギュラーライター、およびテレグラフ・メディアグループの敏腕ブログエディター。
18歳から32歳までアルコール依存症に陥っていたが、以来、20年間にわたって禁酒している。
著書に『終末思想に夢中な人たち』（翔泳社）、『すすんでダマされる人たち』（日経BP社）など。

［訳者］
中里京子（なかざと・きょうこ）
翻訳家。1955年、東京生まれ。早稲田大学教育学部社会科卒業。20年以上実務翻訳に携わった後、出版翻訳の世界に。訳書に『ハチはなぜ大量死したのか』、『地球最後の日のための種子』（ともに文藝春秋）、『不死細胞ヒーラ』（講談社）、『個人インフルエンサーの影響力』（日本経済新聞出版社）、『ブライアン・コックス 宇宙への旅』（共訳、創元社）、『食べられないために』（みすず書房）など。不妊・生殖補助医療に関する国際学会の事務局も担当している。

依存症ビジネス
――「廃人」製造社会の真実

2014年10月9日　第1刷発行
2015年5月22日　第4刷発行

著　者――デイミアン・トンプソン
訳　者――中里京子
発行所――ダイヤモンド社
〒150-8409　東京都渋谷区神宮前6-12-17
http://www.diamond.co.jp/
電話／03･5778･7236（編集）　03･5778･7240（販売）
装丁・本文レイアウト―松昭教（bookwall）
カバーイラスト―佐藤香苗
校正――――鷗来堂
製作進行――ダイヤモンド・グラフィック社
印刷――――八光印刷（本文）・加藤文明社（カバー）
製本――――ブックアート
編集担当――廣畑達也

ISBN 978-4-478-02292-4